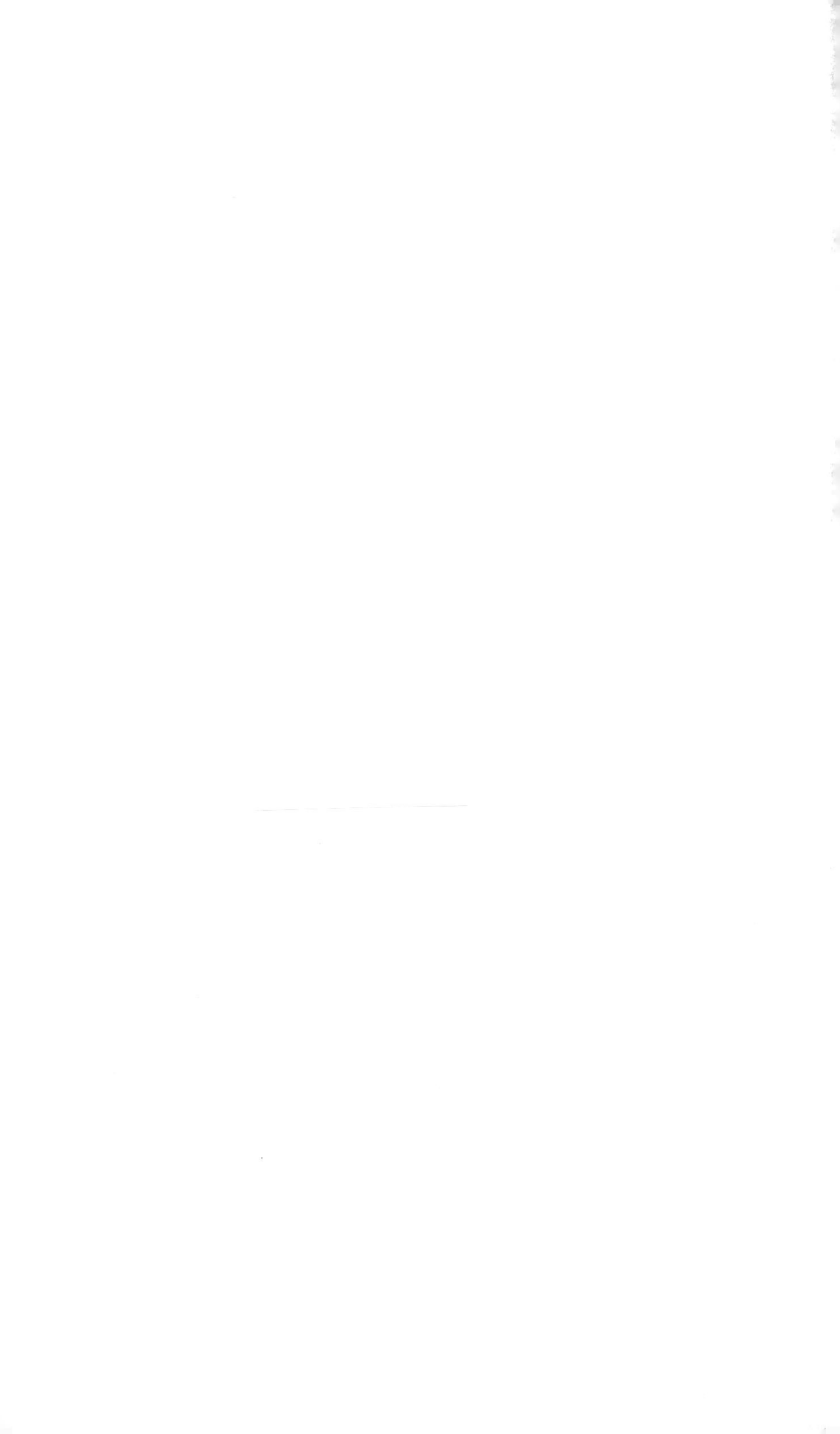

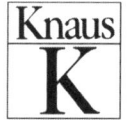

Livia Görner

Die Wahrheit übers Kinderkriegen

Eine Hebamme klärt auf

Knaus

Hinweis
Die in diesem Buch erwähnten Fallbeispiele aus meiner Berufspraxis
haben sich zwar so oder sehr ähnlich abgespielt
wie beschrieben, die darin vorkommenden Namen, Personen und
Umstände (Ort, Zeit) wurden jedoch von mir so verändert,
dass sie niemand wiedererkennen kann, nicht einmal die Beteiligten
selbst. Alle von mir betreuten Frauen und Familien –
ob prominent oder nicht – konnten und können auf meine
Schweigepflicht als Hebamme vertrauen.
Doch auf mein Gedächtnis ist ebenfalls Verlass. Sonst wären
die folgenden Seiten weiß geblieben. L. G.

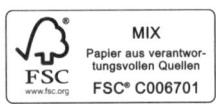

MIX
Papier aus verantwor-
tungsvollen Quellen
FSC® C006701

FSC
www.fsc.org

Verlagsgruppe Random House FSC® N001967
Das für dieses Buch verwendete
FSC®-zertifizierte Papier *Munken Premium*
liefert Arctic Paper Munkedals AB, Schweden.

1. Auflage
Copyright © der Originalausgabe 2014
beim Albrecht Knaus Verlag, München,
in der Verlagsgruppe Random House GmbH
Redaktion: Margret Trebbe-Plath
Gesetzt aus der Aldus von
Buch-Werkstatt GmbH, Bad Aibling
Druck und Einband: CPI – Ebner & Spiegel, Ulm
Printed in Germany
ISBN 978-3-8135-0591-7

www.knaus-verlag.de

Für meine Töchter Wiebke und Luise
und ihre Kinder Clara und Tobias

Inhalt

Familienbesuch

Kein Beruf erlaubt einen tieferen Einblick ins deutsche Familienleben als meiner. Ich bin Hebamme und arbeite selbständig. Seit 25 Jahren leite ich nicht nur Geburten im Kreißsaal, sondern betreue alle mir anvertrauten Frauen oft schon Monate vorher und lange Zeit danach bei ihnen zu Hause. Ich sitze mit der Schwangeren am Küchentisch und später bei der Wöchnerin am Bettrand, und wir besprechen ausführlich alle Fragen zu Schwangerschaft, Geburt und Familie.

Zu mir kommen Frauen aus allen Schichten, von »bildungsfern« bis großbürgerlich; ich habe Müttern aus mehr als 30 Ländern bei ihren Geburten beigestanden, auch vielen Einwanderern der zweiten und dritten Generation. Ich treffe Frauen in glücklichen Ehen und unglücklichen Beziehungen, solche, die in traditionellen Rollen leben, und andere, die feministisch geprägt sind, beruflich sehr erfolgreiche Frauen wie auch solche, die mit Hartz IV überleben sollen.

Alles, was werdende Mütter und Väter bewegt – mir vertrauen sie es an: geheime Ängste, intime Nöte, Träume vom Glück. Sie erzählen spontan und ehrlich, wie gut oder schlecht es ihnen geht. So bekomme ich Monat für Monat einen regelrechten Querschnitt unserer Gesellschaft zu sehen – in Echtzeit, mit O-Ton und ungeschminkt. Ich höre den Eltern immer aufmerksam zu, bevor ich ihnen meine Ratschläge gebe.

Schon beim ersten Treffen dreht sich das Gespräch nie allein um Fragen der Schwangerschaft und den medizinischen Status von Mutter und Kind. Es geht regelmäßig auch um die Lebenssituation von Familien im heutigen Deutschland. Die Frauen erzählen mir von ihren Wünschen und den Erwartungen, die sie von ihrem Leben mit Kind haben, von ihrer Partnerschaft und ihrer Zukunft. Sie haben viele Fragen, manche Sorgen. Ich bin ihre Vertraute und ihre Verbündete, doch weder ihre zweite Mutter noch ihre Zauberfee.

Bei meinen Hausbesuchen und in meiner Sprechstunde wird gern viel gelacht – aber auch nicht selten geweint. Denn intensiver als vor, während und nach einer Geburt können Paare kaum fühlen. Schließlich ändert sich ihr Leben gerade total. Hoffnungen und Bedenken stürmen auf sie ein. Ein Kind zu bekommen, ist für eine Frau und ihren Partner nicht nur ein unvergessliches Erlebnis, es kann für manche Paare zur herausfordernden Krise werden, die es zu meistern gilt. Genau dafür bin ich da, Tag und Nacht erreichbar für sie und ihr Kind. Nur noch rund 2000 Hebammen arbeiten hierzulande so wie ich.

Ein Traumberuf?

»Hebamme? Ist das nicht der schönste Beruf der Welt?« Diese Frage wird mir immer wieder gestellt, wenn ich sage, womit ich meine Brötchen verdiene. Und dann muss ich doch jedes Mal kurz überlegen, bevor ich lächelnd zustimme. Natürlich erlebe ich im Kreißsaal jede Woche Momente des Glücks und teile die Freude der Eltern, dass bei der Geburt »alles gut gegangen« ist und »Mutter und Kind wohlauf« sind, wie es so schön heißt. Aber trotz aller großen Gefühle: Meine Arbeit war noch nie ein Spaziergang.

Hebamme, das ist nicht nur der älteste Frauenberuf von allen, sondern auch einer der härtesten. Trotz des großen medizinischen Fortschritts, der die Geburtsrisiken gegenüber früheren Zeiten stark verringert hat. Der Alltag einer modernen deutschen Hebamme lässt sich zwar nicht mehr vergleichen mit der oft heroischen Mühsal ihrer Vorgängerinnen, die vor 50 oder 100 Jahren beschwerliche Wege zu den Gebärenden überwinden mussten – bei jedem Wetter, zu jeder Uhrzeit und oft genug zu Fuß. Die noch mit viel Aberglauben, mit Dorfpfaffen und allerlei verächtlichen Vorurteilen zu kämpfen hatten. Vieles hat sich seither geändert. Doch wer dieses alte Handwerk ausüben will, braucht heute wie damals: eine solide Ausbildung, viel Geduld und Ausdauer – und eine sehr belastbare Art von Menschenliebe.

Feste Arbeitszeiten kenne ich nicht. Die Biologie richtet sich auch im digitalen Zeitalter keineswegs nach unseren Freizeitwünschen: Schwangere entbinden eben nicht alle brav zwischen 8 und 17 Uhr, der Kreißsaal macht auch an Heiligabend nicht zu. Kinder sind nämlich schon bei der Geburt unpünktlich: Tage vor oder nach dem berechneten »Termin« kommen sie zur Welt, um drei Uhr nachts oder erst nach stundenlangen Wehen. Es wurden an manchen Tagen auch schon mehrere »meiner« Kinder fast zur gleichen Zeit geboren. Als Beleghebamme bin ich eigentlich immer im Einsatz – oder in Bereitschaft.

Nur ganz selten entferne ich mich deshalb weiter als eine Autostunde von meiner Entbindungsstation in einem großen Hamburger Krankenhaus; ein freies Wochenende ist für mich purer Zufall. An Tagen zwischen den Geburten, die von zwei bis zu auch mal 20 Stunden (in seltenen Ausnahmefällen) dauern können, bin ich in der halben Stadt unterwegs, besuche die Schwangeren zu Hause oder schaue nach den Müttern und ihren Neugeborenen, die bereits bei mir entbunden haben. Ich beklage mich nicht, ich habe das so gewollt.

Mein Terminkalender für das nächste Jahr füllt sich naturgemäß schon sechs Monate im Voraus mit vorgemerkten Daten für Gespräche und Geburten. Meine Aufgaben sind so vielfältig wie in kaum einem anderen Beruf: Ich werde gebraucht als Ernährungs- und Still-Beraterin, als Psychologin und Haushaltsmanagerin, als Krankenschwester und Kummerkasten. Manche Frauen erzählen mir ihre Eheprobleme. Anderen muss ich erst einmal zeigen, wie man einen Grießbrei und eine Hühnersuppe kocht. Ich bin praktisch veranlagt.

Dennoch hat mein Engagement auch Grenzen: Ich bin keine Psychotherapeutin – und auch kein Ersatz für die »beste Freundin«. Aber ich vermittle den Frauen Selbstbewusstsein und Kraft, so gut ich kann.

Viele glauben, ich müsste doch jeden Tag ganz große Glücksgefühle haben, weil ich so viele Kinder heil auf die Welt bringen konnte und weil die frisch gebackenen Eltern ihre intensiven Emotionen auch auf mich übertrügen. Für die Eltern ist das natürlich ein gewaltiges Ereignis, doch zum Genießen des schönen Augenblicks bleibt mir bei der Arbeit selten genug Zeit.

Wie alles begann

Zu meinem Traumberuf kam ich tatsächlich wie die sprichwörtliche »Jungfrau zum Kind«. Ich bin in der damaligen DDR aufgewachsen, als drittes von vier Kindern im tiefsten Mecklenburg. Meine Mutter stammt aus der Hansestadt Wismar, mein Vater war Italiener. Wir lebten in den späten sechziger Jahren noch in einer intakten dörflichen Gemeinschaft, wie man sie heute suchen muss. Wir besaßen einen kleinen Hof mit eigener Landwirtschaft, versorgten uns komplett selbst mit Obst und Gemüse. Es gab immer viele Kinder in unserem Dorf. Geburten waren etwas vollkommen Alltägliches und trotzdem ein Fest. Und die Türklingel am Haus der Dorfhebamme hing extra hoch – für Kinderstreiche unerreichbar.

Mein Leben als Mädchen folgte noch dem Rhythmus der Jahreszeiten: Im Frühling bestellten wir unseren Garten, im Sommer sprangen wir in den glasklaren Badesee, im Herbst halfen wir, die Kartoffeln zu ernten, im Winter liefen wir Schlittschuh und spielten Eishockey mit selbst geschnitzten Schlägern. Unsere Schulwege waren lang, ich war viel zu Fuß oder mit dem Rad unterwegs, auch bei Regen, Schnee und Gegenwind. Dieser Zeit verdanke ich wohl meine immer noch recht robuste Gesundheit.

Schon früh wurde ich in der Familie mit kleinen und größeren Pflichten betraut. Da mein geliebter Vater Ricardo starb, als ich erst 13 Jahre alt war, musste ich meiner Mutter schon bald im Haushalt helfen, oft das Essen für meine drei Geschwister kochen und abends nicht selten noch in unserem großen Garten arbeiten. Ich habe also viel fürs Leben gelernt und früher als andere Jugendliche Verantwortung getragen. Arbeit ist für mich keine Last, sondern der einzige Weg, die eigene Lage zu verbessern; Erfolg gibt es nicht ohne Anstrengung.

Mit 15 ging ich nach Wismar aufs Gymnasium und blieb dort bis zum Abitur. Danach wollte ich erst einmal ein Praktikum im Krankenhaus machen, und so fuhr ich eines Tages nach Rostock, um mich dort in der Universitätsklinik zu bewerben. Aber der Zufall wollte es wohl, dass an jenem Tag Eleonore am Empfang saß, eine jener alten, resoluten Hebammen, eine Autorität von der Sorte, der man kaum zu widersprechen wagte. Sie verwickelte mich junges Ding sofort in ein langes, faszinierendes Gespräch.

Sie erzählte mir von früher, von den zwanziger Jahren, als die Hebammen die ersten Frauen waren, die sich motorisierten, weil sie keine Lust mehr hatten, mitten in der Nacht bei jedem Wetter mit dem Fahrrad zu den Geburten auf abgelegenen Bauernhöfen zu fahren. Sie erzählte mir viel von dieser aufregenden Tätigkeit für emanzipierte und entschlossene Frauen. Hebammen hätten schon immer eine verschworene Gemeinschaft gebildet. Zum Abschied gab sie mir den Rat: »Ach, Mädchen, wat willste denn Medizin studieren? Da trägste doch bloß dem Chefarzt bei der Visite die Akten hinterher. Ich sage dir: Du bist richtig, werd Hebamme, komm zu uns!«

Eleonores freundliche Einladung empfand ich als große Ehre. Sie gab mir nur drei Tage Zeit zum Überlegen – ich dachte nicht so lange nach. Sondern bewarb mich, hatte eine Woche später die Zulassung und fing ein paar Monate danach als Schülerin in der 120 Jahre alten Hebammenschule der Universitätsfrauenklinik in Rostock an. Damals wie heute eine Institution! Ich erhielt dort eine sehr fundierte, medizinisch und praktisch ausgerichtete Ausbildung. Meine Lehrer waren durchweg Oberärzte und Professoren, was ja heute nicht mehr der Fall ist, jetzt übernehmen in aller Regel die so genannten Lehrhebammen die Ausbildung der Geburtshelferinnen.

In meiner ersten Vorlesung erklärte uns der Professor: »Ihr Handwerk, das werden wir Ihnen beibringen; aber Sie werden lernen müssen, Geduld zu haben.« Man muss diese Tugend immer wieder üben und dabei dennoch in der Lage sein, sehr schnell und beinahe schon instinktiv lebenswichtige Entscheidungen zu treffen, wenn die Geburt einen anderen Verlauf nimmt als erwartet. Auch dieses so überaus wichtige Krisenmanagement lässt sich mit der Zeit erlernen.

Ich war erst 18 und schon selbst junge Mutter, als ich in Rostock anfing. Und es wurde eine harte Schule. Häufig hatten wir Nachtschichten im Krankenhaus und mussten dennoch um acht Uhr früh in den Unterricht; Prüfungen dauerten oft sechs Stunden ohne Pause. Das musste man durchhalten. So durften wir erst nach eineinhalb Jahren in den Kreißsaal, mussten zunächst lernen, uns um die Schwangeren und die jungen Wöchnerinnen zu kümmern. Ich konnte aber ausnahmsweise schon nach einem Jahr bei den Geburten assistieren.

Nach 1986 arbeitete ich ein paar Jahre in einem kleinen Mecklenburger Stadtkrankenhaus, dessen Ausstattung längst nicht so modern und üppig war wie in Rostock. Da musste ich mich als Hebamme bald alleine durchbeißen, was aber auch keine schlechte Erfahrung war. Hausgeburten habe ich nicht gemacht, dafür weite Wege. 1987 bekam ich selbst mein zweites Kind. In den so genannten Wendejahren 1989/90 absolvierte ich inmitten zunehmender Turbulenzen und Auflösungserscheinungen in Rostock eine zweite Ausbildung zur OP-Schwester.

Seit 1992 arbeite ich im Raum Hamburg, erst als fest angestellte Hebamme in verschiedenen Krankenhäusern, schließlich als selbständige Beleghebamme. Ich wollte meine eigene Chefin sein, unabhängig von Schicht- und Urlaubsplänen. Ich habe seit Jahren einen Vertrag mit einer großen Hamburger Klinik, der mir erlaubt, jederzeit im Kreißsaal Betten für das Entbinden »meiner« Frauen zu belegen.

Das Buch

Ich habe bisher so viele unterschiedliche Frauen betreuen dürfen, dass ich täglich dankbar bin für diese außergewöhnliche Chance, meinen Horizont ständig zu erweitern. Und immer wieder haben mich »meine« Frauen gefragt, wann ich denn meine gesammelten Erfahrungen aufschreibe, wann sie das denn lesen können. Jetzt habe ich es endlich getan, in Etappen, wenn ich Zeit dazu hatte. Ich schreibe also sozusagen im Auftrag »meiner« Frauen. Unendlich viel habe ich von ihnen über das Leben gelernt. Sie haben mir in all den Jahren erst die Einblicke und Einsichten ermöglicht, von denen ich spreche.

Mich kann mittlerweile nicht mehr viel erschüttern: Ich habe so gut wie jede Situation erlebt, die man in meinem Beruf mitten im und am Beginn des neuen Lebens überhaupt nur erleben kann. Ich kann Frauen praxisnahe, realistische Antworten geben auf so gut wie alle Fragen, die sie mir stellen (nur wie sie ihre Kinder nennen wollen, das müssen sie selber klären). Je mehr sie Bescheid wissen, umso besser läuft es später bei der Geburt. Und ich erzähle ihnen keine Märchen, verheimliche keine Risiken. Ich kenne inzwischen sämtliche Aspekte der medizinischen Geburtshilfe und beschreibe dieses Metier in meinem Buch aus der Sicht einer erfahrenen, modern denkenden Hebamme – und Mutter zweier Töchter.

Ich berichte von meiner täglichen Arbeit als Hebamme in Deutschland. Meine Ansichten stützen sich also zum größten Teil auf eigene Berufserfahrungen – im Kreißsaal sowie bei meinen unzähligen Hausbesuchen. Das dokumentiere ich mit vielen Begegnungen, die ich tatsächlich hatte: komische, ernste, tragische und unvergessliche Erlebnisse. Ich wollte bewusst kein weiteres trockenes Nachschlagewerk oder gar eine sentimentale Bettlektüre für werdende Mütter und Väter verfassen. Vielmehr sollen meine kritischen Ansichten zu Theorie und Praxis der Geburtshilfe zum Nachdenken anregen und ein Anstoß zu konkreten Verbesserungen sein. Mein Buch klärt darüber auf, wie Geburten in Deutschland heute verlaufen, was im wirklichen Leben passiert, nicht in der Fantasie der Familienplaner. Mit ihm möchte ich meinen Beitrag zu den vielen Debatten rund um die Kinderfrage leisten.

Denn es bleibt ein seltsamer Widerspruch: Kinder zu bekommen war in Deutschland noch nie so sicher (medizinisch gesehen) wie heute und erscheint vielen gleichzeitig so unsicher (sozial betrachtet). Ich möchte den Frauen und Familien mit meinem Buch Mut machen und ihnen helfen, ihre Interessen zu erkennen und engagiert durchzusetzen. Mein Wunsch ist es, ihr nicht selten nur schwach entwickeltes Selbstvertrauen zu stärken – so, wie ich es tagtäglich in meinen Gesprächen versuche.

Noch gibt es sie, die letzten klassischen Hebammen. Sie geben alles, damit Mutter und Kind gesund und glücklich nach Hause kommen. Ich bin eine von ihnen.

KAPITEL 1

Hebamme gestern
und heute

Die Frau saß allein auf einer Bank in der Eingangshalle. Sie jammerte und schrie nicht – sie brachte nur noch einen Satz über die Lippen: »Jetzt kommt mein Kind!« Da sah ich schon, wie sich ihre Hose wölbte, ich musste das Beinkleid jetzt sofort mit der nächstbesten Schere aufschneiden. Die holte ich mir beim Pförtner und schrie ihn an, im Kreißsaal im dritten Stock Hilfe zu holen. Der schaute nur auf meinen weißen Kittel und dachte gar nicht dran: »Du bist doch Hebamme, du schaffst das schon!«, rief er aufmunternd. Männer! Inzwischen lag die Gebärende in ihren letzten Presswehen auf dem Boden. Fünf Minuten später hatte ich mein erstes Kind auf die Welt gebracht – allein, ohne Arzt und nicht einmal im Kreißsaal. Erst jetzt bemerkte ich, dass ich bei meiner Feuerprobe Zuschauer gehabt hatte: Direkt vor der Klinik lag eine Straßenbahnhaltestelle – die Leute hatten die Geburt durch die Scheibe mitverfolgen können und drückten sich natürlich die Nasen platt.

Das geschah in Rostock im Mai 1984. Ich war damals 19 Jahre und mächtig stolz darauf, dass im Geburtenbuch eingetragen wurde, die Hebammenschülerin Livia habe diese »Entbindung durchgeführt«. Der Mutter und ihrem Kind ging es von Anfang an wunderbar – ein schönes Erfolgserlebnis, das ich nie im Leben vergessen werde. Seitdem habe ich an die

4000 Kinder ans Licht der Welt befördert. Und nicht nur mein Leben hat sich total verändert. Auch Deutschland, dieses kinderärmste Land Europas, das sich um seine Geburtenrate so große Sorgen macht.

Kinderkriegen in Deutschland

Im Rekordjahr 1964 – dem letzten vor dem »Pillenknick« – wurden in Deutschland noch mehr als 1,35 Millionen Kinder geboren, seitdem jedes Jahr weniger, von kleinen Ausreißern nach oben einmal abgesehen. 2011 kamen gerade einmal 663 000 neue Bundesbürger zur Welt, nicht halb so viele wie 50 Jahre davor, 2012 immerhin wieder etwa 10 000 mehr. Auf lange Sicht ist der negative Megatrend des Bevölkerungsschwunds nach Ansicht der Statistiker nicht mehr zu stoppen. Denn weniger Geburten in der Gegenwart bedeuten logischerweise auch weniger Mütter – ein paar Jahrzehnte später. Sind die heute geborenen Mädchen erst einmal erwachsen und bekommen wie die Frauen heute auch nur 1,4 Kinder im Durchschnitt (statt des errechneten »Baby-Solls« von 2,1 Kindern pro Mutter), wird die Zahl der Geburten weiter sinken. Weil aber zugleich die starken Jahrgänge der deutschen Babyboomer (1955–1969) jetzt nach und nach ins Rentenalter kommen, werden künftig jedes Jahr mehr Deutsche sterben als auf die Welt kommen. So hat es das Statistische Bundesamt in Wiesbaden ausgerechnet, und diese ungünstige demografische Zukunftsprognose wird früher oder später zu einem riesengroßen Problem der öffentlichen Kassen und zur sozialen Belastung aller.

Die deutsche »Schicksalsfrage«, ob die Geburtenzahlen in

den Kreißsälen zwischen Kiel und Passau um ein paar Tausend Babys im Jahr steigen oder sinken und was die jeweils gerade praktizierte Familienpolitik dazu beiträgt oder auch nicht, berührt mich und meine Kolleginnen aber nur am Rande. Wir können bei der Arbeit nicht jeden Tag darüber nachdenken und werden als Hebammen an den Zahlen auch nichts ändern können – das ist nicht unsere Aufgabe.

Natürlich fällt uns auf, dass die Frauen, die zu uns kommen, im Durchschnitt viel später ihr erstes Kind bekommen als früher. Wir kennen auch die typisch deutsche Endlosdebatte darüber, dass Frauen sich angeblich zwischen Kind und Karriere entscheiden müssen, als ginge es um eine Glaubensfrage. Mal fehlt ihnen der richtige Arbeitsplatz, mal der passende Mann, irgendetwas versperrt immer den Weg zur Familiengründung. Es hat viele komplexe Ursachen, dass die Geburtenrate in Deutschland so viel niedriger ist als früher.

Die materielle und rechtliche Situation der Frauen in Deutschland hat sich im Vergleich zur Zeit ihrer Großmütter und Urgroßmütter deutlich verbessert. Ob nämlich eine werdende Mutter bei der »freudigen Nachricht« jubelte oder in Tränen ausbrach, war noch vor zwei, drei Generationen selten so absehbar wie im Hollywood-Film. Denn ob ein Baby ins jeweilige Leben passte, war für die meisten Menschen zwar schon immer eine existenzielle Frage, nur wurden die Frauen früher nicht gefragt. Und die Last hatten immer zuallererst sie zu tragen.

1961 kam dann »die Pille« auf den Markt – in Westdeutschland zuerst, vier Jahre später auch in der DDR –, und zum ersten Mal in der Menschheitsgeschichte konnten Frauen nun selbst entscheiden, ob und wann sie Kinder bekommen wollten. Dass ihre Emanzipation ohne das Verhütungstablettchen nicht vorstellbar gewesen wäre, bezweifle ich; sie hätte nur andere Wege genommen. Doch es lässt sich nicht bestreiten: Seit dieser revolutionären Erfindung aus Amerika ist Schwangerschaft kein Schicksal mehr. Aber es ist eine Phase im Leben der Frau, in der Weichen gestellt werden. Und die Qual der freien Wahl macht vielen Eltern heute mehr zu schaffen als ihren Vorfahren, für die Kinderlosigkeit noch ein makelbehaftetes Statusproblem war. Heute schützen sich 60 Prozent der deutschen Frauen zwischen 20 und 44 vor einer unerwünschten Schwangerschaft. Familienplanung ist möglich, von Anfang an. Doch ganz frei sind sie in dieser Entscheidung eben auch nicht.

Die Stellung der Frau und Mutter in der westlichen Gesellschaft ist nicht mehr vergleichbar mit derjenigen aus den Zeiten um 1900 oder 1950. Unwiederbringlich vorbei sind Gebärgehorsam und Mutterkreuz oder die schlimmen Jahrhunderte, als der Tod im Wochenbett die Geißel so vieler Familien war. Auch bei Ehe und Scheidung besitzt die deutsche Frau inzwischen gleiche Rechte wie der Mann. An die Stelle einstiger sozialer Härten und gesundheitlicher Risiken sind jedoch andere, subtilere Zwänge und Unsicherheiten getreten. Kind oder Karriere? Familie oder Freiheit? Die Frau muss sich entscheiden, das ist ihre große Chance. Früher war es Schicksal, Mutter zu werden. Wenn eine Frau heute ein Baby erwartet, kann sie das glücklich machen oder unglücklich. Eine staatliche Garantie für ein schönes Familienleben gibt es aber ebenso wenig wie für die Treue der Männer.

Einer der wichtigsten Gründe, warum deutsche Frauen im so genannten gebärfähigen Alter heute Angst vorm Kinderkriegen haben, ist meiner Meinung nach der folgende: Sie bekommen vor und nach der Entbindung nicht mehr die gleiche umfassende soziale Hilfe und Unterstützung von der Familie wie noch ihre Großmütter. Eine Hebamme kann diese gesellschaftlichen Defizite nicht ausgleichen, sie kann nur helfen, praktische Lösungen im Einzelfall zu finden.

Den jungen Frauen werden heute leider die Kenntnisse und die Lebenserfahrung, die Mütter früher von Generation zu Generation weitergegeben und ausgetauscht haben, kaum noch vermittelt. Es bedarf sicherlich großer soziologischer Studien, um zu erklären, warum das so gekommen ist. Ich vermute als eine von mehreren Ursachen dieser abgebrochenen Kette der Wissensweitergabe: Ihre eigenen Mütter gehörten vor 30, 40 Jahren zu der ersten Generation in Deutschland, die mehrheitlich bereits unter sehr klinischen Bedingungen entbunden hat, komplett in der Obhut der Krankenhäuser.

Schon die Mütter der heutigen Mütter haben also diese nützlichen Kenntnisse oft gar nicht mehr gelernt. So schnell geht das Wissen kluger Frauen verloren, was früher geholfen hat und das Leben leichter machte. Diese Entwicklung ist in der Tat bedenklich. Manche Soziologen sprechen gar von einer »Enttraditionalisierung« der Geburt. Dazu kommt die immer größere Mobilität im Berufsleben, die auch früher große Familien räumlich auseinandertreibt. In die offenen Wissenslücken der einsamen Schwangeren dringen dann online Experten und Ratgeber jeder Art und Qualität.

Die eigene Mutter scheint heute als Beraterin so gut wie keine Rolle mehr zu spielen. Ich glaube, viele Frauen trauen sich nicht oder finden es peinlich, ihre Mutter nach intimen Dingen zu fragen; oder sie nehmen deren Angebote einfach nicht gern an. Das ist eine vollkommen neue Situation. Früher spielte die Mutter der Schwangeren in jeder Familie eine wichtige Rolle. Ich habe immer wieder die Erfahrung gemacht: Wo der Zusammenhalt der Sippe noch groß ist und insbesondere die weiblichen Verwandten einander helfen und sich gegenseitig unterstützen, verlaufen die Geburten viel unkomplizierter.

Dabei muss es nicht unbedingt die ältere Schwester, die Tante oder die eigene Mutter sein, auch die beste Freundin kann die Schwangere unterstützen, besonders, wenn sie über eigene Geburtserfahrung verfügt. Frauen, die so begleitet werden, entbinden viel entspannter. Und auch im Wochenbett haben sie weniger Stress, weil sie einen Rückhalt genießen, ein soziales Netz um sich haben. Diejenigen, die alles alleine machen wollen oder müssen, haben weitaus größere Probleme.

Und doch besprechen sich viele Schwangere heute lieber mit ihrem Mann, der noch weniger Ahnung von solchen Dingen hat. Es sei denn, er kommt vielleicht selbst aus einer kinderreichen Familie und musste schon als Junge oder Jugendlicher Aufgaben übernehmen, die mit Babys und kleinen Geschwistern zu tun hatten. Am längsten halten sich diese wertvollen Geburtserfahrungen und Ratschläge von früher noch im ländlichen Raum. Überall dort, wo die intakte Großfamilie überlebt hat.

Hexe, Heilige und Vertrauensperson

Die Hebammen mussten zu allen Zeiten mit einem zwiespältigen gesellschaftlichen Image leben. Im alten Griechenland waren die *maia* genannten Geburtshelferinnen sehr geachtet, wie zum Beispiel die Mutter des Philosophen Sokrates. Noch im 19. Jahrhundert war es in den adligen und großbürgerlichen Familien Europas eine Frage des Prestiges, sich eine eigene Hebamme leisten zu können. Hebammen galten als

Respektspersonen und begleiteten eine Familie häufig über zwei bis drei Generationen hinweg bei den damals üblichen zahlreichen Geburten. Ehefrauen besaßen kaum Rechte, aber viele Pflichten, und mussten nicht selten ein Dutzend Kinder gebären, von denen viele aus unterschiedlichen Gründen nicht überlebten. Die Schuld daran bekam selten die Hebamme, die ein hohes Ansehen genoss und das intime Vertrauen der Mutter in einer prüden Epoche.

Daneben haftete den Hebammen schon von Anbeginn ein negativ geprägter, zweifelhafter Ruf an – nicht nur, weil sie sich die Hände mit allen möglichen unreinen Körperflüssigkeiten schmutzig machten, sondern auch, weil sie wegen ihrer autonomen Arbeitsweise den geistlichen und weltlichen Herren suspekt waren. Frauen mit Geschichtsbewusstsein denken noch mit Schrecken an die Hexenverbrennungen während der katholischen Inquisition, als vor allem die Hebammen als »weise Frauen« dafür büßen mussten, dass sie angeblich nicht Gottes Willen taten, sondern mit »heidnischen« Heilmethoden versuchten, den Frauen und Kindern solidarisch zu helfen und deren Leben zu retten. Man hatte keinerlei Skrupel, der Hebamme die Schuld dafür zu geben, wenn ein Kind oder die Mutter bei der Geburt zu Tode kam, manchmal aber auch, wenn sie dank ihrer Kunst überlebten! Ihre Heilmethoden wurden in die Nähe satanischer Riten gerückt, sie galt als Hexe und wurde mit dem Tode bestraft. Ihr oft uraltes, in mündlicher Überlieferung weitergegebenes Wissen wurde von Kirche, Staat und Ärzteschaft immer wieder als Bedrohung wahrgenommen, noch weit bis ins 20. Jahrhundert hinein.

Auch die von den Katholiken besonders verteufelte Empfängnisverhütung war zu allen Zeiten eine exklusive Domäne der Hebammen, die es nicht hinnahmen, dass Frauen als reine

Gebärmaschinen missbraucht wurden, ohne jede Rücksicht auf Leib und Leben. Sie klärten Frauen schon früh darüber auf, wie sie die Zahl ihrer Schwangerschaften und die Pausen dazwischen wenigstens ansatzweise kontrollieren konnten. Es kam auch vor, dass Hebammen sich den Männern in den Weg stellten und darauf bestanden, der Mutter nach einer Geburt eine Schonfrist bis zur nächsten Schwangerschaft zuzugestehen. Sie kämpften als Erste für die Rechte der Frauen und verteidigten sie nicht selten gegen die eigene Verwandtschaft oder gegen Väter, die das Kind nicht als das ihre anerkennen wollten.

Die Geburtshilfe lag also viele Jahrhunderte lang allein in der Hand der Hebammen. Erst vor 250 Jahren, als Ärzte anfingen, das Feld der Geburten für sich zu entdecken, wurden in Deutschland die ersten so genannten Gebäranstalten gegründet, vor allem zu Ausbildungszwecken für das Hebammenwesen. Doch die hygienischen Verhältnisse in diesen Häusern waren miserabel, und viele Gebärende fielen ihnen zum Opfer; in manchen deutschen Städten starb noch fast jede dritte Frau unter der Geburt oder im Wochenbett. Erst Mitte des 19. Jahrhunderts erkannte der Wiener Arzt Ignaz Semmelweis das Problem und sorgte endlich auch unter seinen Kollegen für Hygiene: Da infolge seiner Erkenntnisse die Herren Mediziner dazu übergingen, sich regelmäßig die Hände zu waschen, wenn sie zwischen Leichenschauhaus und Kreißsaal unterwegs waren, trägt er bis heute den Titel »Retter der Mütter«.

Die Zahl der Hausgeburten schrumpfte nach dem Zweiten Weltkrieg immer schneller, zuletzt auch auf dem Land. Im Zuge des zunehmenden Vordringens der modernen technischen und von Männern dominierten Medizin in die Geburtshilfe ließen sich auch immer mehr Hebammen in den

Kreißsälen der Krankenhäuser anstellen. Damit tauschten sie einen großen Teil ihrer beruflichen Freiheit gegen ökonomische Sicherheit und mussten sich in die klinische Hierarchie eingliedern. Sie riskierten, dass aus ihrem früher selbstbestimmten Beruf eine Art »Geburts-Krankenschwester« wurde, schlimmstenfalls eine bessere Arzthelferin. Andererseits hatten sie immer die Möglichkeit, als selbständige Beleghebamme zu arbeiten. Wie frei und selbstbestimmt Hebammen in den Kliniken heute agieren können, ist in jedem Haus ein wenig anders. Tatsache bleibt: Die Hebamme leitet die Geburt, der Arzt wird nur im Notfall gerufen.

Hebammen und Ärzte hatten schon immer ein kompliziertes Verhältnis, oft begleitet von Eifersucht und Misstrauen. Sie brauchen und ergänzen einander auf dem Gebiet der Geburtshilfe, aber es bleibt ein Spannungsfeld mit vielen möglichen kleinen und großen Konflikten. Noch bis in die fünfziger Jahre des vorigen Jahrhunderts war es üblich, dass Frauen, die es sich leisten konnten, sich eine eigene Hebamme nahmen, um die Überlebenschance für sich und ihr Kind zu erhöhen. Seit dem Beginn der modernen medizinischen Geburtshilfe konnte das Risiko für Mütter und Säuglinge immer weiter verringert werden.

Die Säuglingssterblichkeit ist ein Indiz für die hygienischen und medizinischen Standards eines Landes. Für eine Industrienation lag sie in Deutschland nach dem letzten Krieg noch lange Zeit recht hoch. 1960 beklagte man 35 Sterbefälle im ersten Jahr nach der Geburt von 1000 Lebendgeburten. Das verbesserte sich erst allmählich, ab den Achtzigern immer schneller. Im Jahr 2011 lag die Zahl der verlorenen Kinder nur noch bei einem Zehntel davon (3,6/1000). Trotzdem kann es im Kreißsaal auch heute immer wieder um Leben und Tod gehen; Ge-

burtsverläufe sind grundsätzlich nicht vorhersehbar und auch
deren Ende nicht. Deshalb muss eine gute Hebamme jederzeit in der Lage sein, blitzschnell umzudenken und im richtigen Moment das Richtige zu tun. Aber mit wachsender Erfahrung fällt ihr das immer leichter. Deshalb ist eine solide
Ausbildung so wichtig. Je besser die Hebamme weiß, was sie
in welchem Moment tun muss, umso weniger braucht sie die
ärztliche Notfallhilfe.

Als Dienerin oder rechte Hand des Arztes habe ich meine
Arbeit nie verstanden, obwohl ich auch gelernte Operations-
schwester bin. Als Hebamme leite ich die Geburt, das ist ge-
setzlich eindeutig geregelt. Doch auch ich kann mich noch an
Situationen erinnern, in denen der Arzt am Bett der Gebärenden stand und schrie: »Pflaster! Schwester, Pflaster!« Und wie
ich dann dachte: Wieso kann er sich das nicht selber holen?
Als junge Hebammenschülerin sagte ich einmal: »Nehmen Sie
sich doch eins, Herr Doktor!« Er hat gelacht.

Im Licht der Öffentlichkeit

Die Hebamme war zu allen Zeiten eine öffentliche Person. Sie
war besonderer sozialer Kontrolle unterworfen, Lob und Ta-
del in ihrer Gemeinde trafen sie direkt, und oft wurden böse
Gerüchte über sie verbreitet. Und das hat unmittelbar Konsequenzen für ihr Leben. In Zeiten von Internet und Smartphone gibt es viele neue Möglichkeiten der Kommunikation
unter Frauen und Eltern, die positive wie negative Urteile in
Umlauf bringen, während die Hebamme selbst zu schweigen
hat. Ich brauchte nicht erst ein Buch zu schreiben, um bekannt zu werden, in Hamburg bin ich es schon lange. Und

ich kann mir sehr gut vorstellen, was die Mütter in den Cafés sich so alles erzählen, wenn sie die Geburt erst einmal hinter sich haben. Ihre Hebamme oder auch »Hebi«, wie das in den Mama-Chatrooms neuerdings heißt, steht oft im Zentrum all der privaten Kreißsaalstorys. Ich kann nur jeder Kollegin raten, sich auf solche Gerüchte und Diskussionen gar nicht erst einzulassen, ihre Arbeit so korrekt und gewissenhaft wie irgend möglich zu machen – und sich von niemandem provozieren zu lassen.

Viele Frauen sehen in ihrer Beleghebamme heute eine Ersatzmutter, auf die sich Wünsche und Erwartungen projizieren lassen. Auch als Sündenbock für Frust und Enttäuschungen jeder Art darf sie herhalten. Während sie der gesetzlichen Schweigepflicht unterworfen ist, die es ihr verbietet, öffentlich über die von ihr betreuten Frauen und Kinder zu reden, hat sie selbst keinerlei Kontrolle darüber, was über sie verbreitet wird. Deshalb braucht man als Hebamme ein ziemlich dickes Fell. Und in Ausnahmefällen leider auch den Rechtsschutz.

Die von mir entbundenen Hamburger Frauen grüßen mich jedes Mal sehr herzlich, wenn wir uns über den Weg laufen, und berichten mir ohne Umschweife die letzten News aus dem Kinderzimmer. Doch das ist nicht immer so. Einmal habe ich zum Beispiel eine Maklerin aus den Elbvororten betreut, die Geburt ihres Kindes war langwierig und verlief kompliziert. Die Frau hatte sich eine möglichst natürliche Spontangeburt gewünscht, was ich ihr auch ermöglichte, obwohl es nicht ganz einfach war. Und weil das Paar den Geburtsverlauf als »nicht so schön« empfunden hat, wechselt es seitdem jedes Mal die Straßenseite oder grüßt nicht, wenn wir uns auf dem Uferweg längs der Elbe begegnen.

Das ohnehin eingeschränkte Privatleben einer Beleghebamme wird heute immer weniger respektiert. So bekomme ich seit ein paar Jahren häufig selbst an den Wochenenden nach 20 Uhr Anrufe von Frauen, die ich gar nicht kenne, die gerade erst schwanger sind – und die mit mir sofort, kostenlos und am liebsten per Du in ausführlichste Beratungsgespräche einsteigen möchten. Und wenn ich dann höflich darauf hinweise, dass mir das an Sonntagen nicht möglich ist, reagieren sie oft völlig verständnislos und sagen: Was ist denn das für eine Hebamme, die nicht für ihre Frauen da ist?

Dabei bin ich wie jede gute Beleghebamme das ganze Jahr nonstop für die Frauen da, die ich betreue. Aber jeder Mensch hat eine Belastungsgrenze. »Meine« Frauen wissen das und rufen mich nur noch an, wenn es wirklich brennt. Und dann sitze ich schneller im Auto als mancher Feuerwehrmann.

Ein aussterbender Beruf

Heute gibt es kaum noch freie Beleghebammen. In Deutschland sind immer weniger junge Frauen noch willens, in der 1:1-Betreuung (also mit Geburtshilfe!) zu arbeiten. Es gibt hierzulande derzeit nur noch etwa 2000 freiberuflich tätige Beleghebammen, die diese klassische Komplettleistung erbringen, die früher normal war.

Diese Entwicklung hat mehrere Ursachen: Viele Hebammen halten die physischen Belastungen dieses Jobs mit seinen unberechenbaren Arbeitszeiten nicht mehr aus, anderen machen die immer weiter gestiegenen Haftpflichtprämien für ihren Beruf zu schaffen. Rund drei Viertel der nicht angestellten Hebammen leisten bereits keine Geburtshilfe im Kreißsaal mehr; sie kümmern sich ausschließlich um Vor- und Nachsorge bei den Müttern, brauchen deshalb auch keine Haftpflichtversicherung zu zahlen. Viele Geburtshelferinnen ziehen die Tätigkeit als angestellte Hebamme im Krankenhaus vor – mit oder ohne Nachtschichten, aber mit dem fixen Lohn am Monatsende.

Die meisten aktiven Beleghebammen mit Vollbetreuung gibt es heute in Bayern; dort arbeitet noch jede zweite Hebamme auf diese Weise. Vor allem in den Metropolen wie Berlin und Hamburg sind dagegen immer weniger Frauen dazu bereit. In der 1,8-Millionen-Stadt Hamburg dürften zum Beispiel gegenwärtig kaum ein Dutzend Frauen *full time* als selbständige Beleghebammen tätig sein. Über mangelnde Nachfrage nach meinen Diensten kann ich also nicht klagen.

Eine individuelle Betreuung vor, während und nach der Geburt in der Klinik, also auch mit einer etwa achtwöchigen, fast täglichen Nachsorge am Wochenbett zu Hause, bietet nämlich unbestreitbar große Vorteile für die Frau. Sie hat in der Beleghebamme eine verlässliche, krisenfeste Bezugsperson, die sie durch alle Phasen führt und immer erreichbar ist. »Meine« Frauen können darauf vertrauen, dass sie die beste Hilfe bekommen, entweder durch mich oder wenn nötig auch von den Experten, die ich vermitteln kann. Und wir gehen zusammen in den Kreißsaal, wenn das große Finale ihrer Schwangerschaft beginnt: die Geburt des eigenen Kindes.

KAPITEL 2

Wir erwarten ein Kind –
Das erste Gespräch

Vor Kurzem saß ein Paar bei mir in der Sprechstunde – un-
verheiratet, beide Akademiker, schon weit in den Dreißigern.
»Es war nicht geplant«, erzählten sie, als müssten sie sich dafür entschuldigen, »wir können uns ein Kind eigentlich mo-
mentan gar nicht leisten.« Womöglich erwarteten die beiden
jetzt ein wenig Mitgefühl von mir. Ich sagte: »Aber wie man
Kinder bekommt, das wissen Sie, oder? Heutzutage wird bei
uns in Ihrem Alter niemand zufällig schwanger. Und wenn Sie
nicht verhütet haben, dann sage ich Ihnen, warum: weil Sie
das Kind wollten!« Und ich fuhr fort, weil ich gerade so gut
in Schwung war: »Eigentlich war das zu allen Zeiten so. Und
deswegen gibt es für Sie auch keinen Grund zu verzagen. Ich
gratuliere Ihnen zu Ihrem Entschluss. Und was kann ich jetzt
für Sie tun?« Sie nickten zustimmend, etwas verblüfft von
meiner kleinen aufmunternden Ansprache, aber auch spür-
bar erleichtert.

Ich erlebe solch eine ängstliche, unsichere Einstellung unter werdenden Eltern recht häufig; in der Generation der nach
1975 Geborenen ist es fast die vorherrschende Stimmung.
Aber ohne Mut zum sozialen Risiko wäre die Menschheit
längst ausgestorben. Und das Leben folgt sowieso keinem festen Plan. Deshalb mache ich Mut zum Kind, wann immer es
nötig erscheint – und nicht gerade tollkühn angesichts der so-

zialen Umstände. Aber das Ja zur Familie bleibt letztlich eine Entscheidung, die nicht die Hebamme treffen kann.

Wie, warum und von wem eine Frau schwanger wird, ist für mich als Hebamme nicht wichtig, es sei denn, die Schwangere ist sehr jung, akut drogenabhängig oder befindet sich in prekären sozialen Verhältnissen, ist also unter Umständen nicht im Stande, die auf sie zukommende Verantwortung zu tragen. Dann gilt erst recht der oberste Grundsatz jeder Geburtshilfe: Das Kind muss geschützt werden.

Die große Mehrheit der Frauen, die den Weg zu mir finden, ist jedoch erwachsen und weiß, was sie tut. Diese Frauen haben sich ihr Baby gewünscht oder sogar fest geplant, sie leben in intakten Familien oder in stabilen Partnerschaften – und sie haben meistens keinen Grund, sich besondere Sorgen um sich und ihr Baby zu machen. Sie suchen mich auch erst um die 12. Schwangerschaftswoche auf, wenn aus dem Embryo in ihrem Bauch ein Fötus wird, der sich nun auch bald bemerkbar macht. Da aber allzeit bereite Beleghebammen in Großstädten heute noch seltener sind als freie und bezahlbare Kitaplätze, ist es mir auch schon passiert, dass mich eine Frau anrief und aufgeregt mitteilte: »Ich hatte am Wochenende mit meinem Freund ungeschützten Geschlechtsverkehr – wenn ich jetzt schwanger werden sollte, könnten Sie mich bitte vormerken, so für Ende Juni?« Kein Witz.

Eigentlich ist es mir lieber, wenn die angehende Mutter erst im 5. oder 6. Monat zu mir kommt, weil sie frühestens dann anfangen sollte, sich über die Geburt Gedanken zu machen. Und weil die werdenden Eltern dann schon viel besser wissen, was sie erwarten und was sie erwartet – was eben nicht dasselbe ist! Und doch melden sich die meisten »meiner« Frauen sehr zeitig, im 2. oder 3. Monat der Schwangerschaft bei mir; sie bitten um einen frühen Termin. Manche sind sehr gut informiert und wissen auch, wie die Betreuung durch eine Beleghebamme aussieht. Andere haben von Verwandten und Freunden etwas über mich und meine Arbeit erfahren. Und sie haben auch davon gehört, dass man ohne eine »eigene«, also mitgebrachte Hebamme im Alltag einer großen Klinik ziemlich leicht verloren gehen kann und unter Umständen von Schichtwechsel zu Schichtwechsel weitergereicht wird. Sie wollen lieber eine feste Person ihres Vertrauens, die sie durch diese anstrengende Zeit führt – in der Klinik und zu Hause.

Bedürfnisse der Schwangeren

Das erste Gespräch dient nur dem Kennenlernen, danach entscheiden Hebamme und Schwangere gemeinsam, ob die Chemie zwischen ihnen stimmt. In seltenen Fällen muss auch ich einmal sagen, dass man nicht so gut zueinander passt, das teile ich der Betreffenden dann auch ganz offen mit. Manchmal mag die Frau mich und meine pragmatisch-vernünftige Berufsauffassung einfach nicht. Im umgekehrten Fall kann es für mich (wie auch für jede andere Hebamme) zur Qual werden, eine Schwangere zu betreuen, die einen innerlich ablehnt oder (aus welchen Gründen auch immer) kein Vertrauen entwickelt. Aufgrund meines eher unsentimentalen Stils kommen auffallend häufig Frauen zu mir, die beruflich fest im Sattel sitzen, die selbstbewusst und psychisch stabil sind. Und die ziemlich genau wissen, was sie wollen. Frauen mit einem Hang zur Esoterik sind hingegen meistens schnell wieder weg und suchen sich woanders das, was besser zu ihren Bedürfnissen passt.

Das notwendige Basiswissen über normale Geburtsabläufe und die medizinischen Möglichkeiten im Kreißsaal scheinen bei vielen nicht sehr ausgeprägt zu sein, selbst an anatomischem Schulwissen hapert es mitunter. Ich frage mich manchmal, ob das Thema Geburt im Biologieunterricht überhaupt vorkommt. Andererseits lassen sich die Frauen von jeder babyrelevanten Studie verrückt machen, die gerade im Internet die Runde macht. Und das sind leider unglaublich viele.

Unser erstes Treffen findet meist in der Klinik statt. Ich stelle zunächst absichtlich keine Fragen und höre zu. Die meisten Frauen fangen bald an, von sich zu erzählen, von ihrer Wohn- und Arbeitssituation, von ihrer Beziehung und ihren Zukunftsträumen. Manche Frauen kommen gleich mit einem riesigen Fragenkatalog an, der beweist, dass sie sich schon lang und breit mit dem Thema beschäftigt haben. Sie wollen etwa wissen, ob ich alles anbiete, was andere Hebammen so anbieten – Akupunktur, Homöopathie, Meditation und Massagen, Beckenbodengymnastik und so weiter. Und sind dann nicht selten etwas überrascht, wenn ich sage: »Nein – denn das werden Sie alles nicht brauchen.«

Auch will fast jede wissen, was ich von der Gabe von Schmerzmitteln unter der Geburt halte. Diese Frage gebe ich immer postwendend zurück: »Was halten Sie denn selbst davon?« Denn die Entscheidung darüber liegt ja nicht bei mir! Was genau bei der Entbindung zum Einsatz kommt, ergibt sich erst aus der konkreten Situation und wird nie – entgegen böswilliger Behauptungen! – über den Kopf der entbindenden Frau hinweg von Arzt oder Hebamme angeordnet.

»Es gibt keine guten und schlechten Geburten«, sage ich immer, »sondern es gibt nur gut oder schlecht betreute Frauen.« Wenn die Paare zu mir kommen, haben sie meist bereits einen mehr oder weniger großen Wust an unsortierten Informationen eingesammelt. Ich sage ihnen ganz offen, dass es mir am liebsten wäre, sie nähmen nebenher keine zusätzliche Beratung in Anspruch. Weil ich sonst befürchten müsste, dass sie zunehmend verunsichert werden von allen möglichen Geschichten, die ihnen da auf dem freien Markt erzählt werden – angefangen bei dem Märchen, dass nur Geburten ohne Schmerzmittel richtige Geburten seien. Oder zum Beispiel die weit verbreitete, aber trotzdem unwahre These, dass jeder Kaiserschnitt in jedem Fall schlecht sei und das Verhältnis der Mutter zu ihrem Kind schwer belaste.

Wie intensiv eine Betreuung während der Schwangerschaft im Einzelfall ausfällt, hängt nicht allein von der Frau ab, sondern auch von ihrem privaten und sozialen Umfeld. Denn das ist heute fast in jeder Familie anders. Dazu folgende schöne Geschichte:

Ich hatte vor sechs Jahren eine nette Koreanerin in Betreuung – jung und beruflich erfolgreich, verheiratet mit einem Deutschen, ein sehr harmonisches Paar. Sie vereinbarte mit mir ziemlich viele Termine und fragte mir ständig neue Löcher in den Bauch. Ich machte mir schon Sorgen wegen der späteren Nachsorge, weil ich dachte, dann wird es noch intensiver. Aber kurz vor dem Geburtstermin flog ihre Mutter aus Südkorea ein. Und von diesem Zeitpunkt an war meine Hilfe als Lebensberaterin nicht mehr gefragt, nur noch mein Fachwissen als Hebamme. Die Geburt war sehr schön, die Mutter der Frau war im Kreißsaal dabei und hat ihre dankbare Tochter tatkräftig unterstützt – und auch die Wochenbettbetreuung gestaltete sich geradezu märchenhaft. Jedes Mal, wenn ich sie besuchen kam, waren die leckersten Mahlzeiten auf dem Tisch, weil die Mutter klassische koreanische Wochenbettkost für ihre Tochter zubereitet hatte. Am meisten beeindruckte mich die Rindfleischsuppe mit Seetang und Klebreis. Diese Frau hat sich aufgrund der guten sozialen Struktur um sie herum sehr schnell und sehr gut von den Strapazen der Geburt erholt. Und dem Baby ging es auch wunderbar. Aber solch eine Situation ist heute leider die Ausnahme, zumindest in den Städten.

Auf dem Land gelingt es nach meinen Erfahrungen noch häufiger, die Betreuung von Säuglingen so zu regeln, dass alle auf ihre Kosten kommen.

Ein Beispiel:

Eines Tages vor etwa 15 Jahren habe ich den kleinen Horst geholt. Er sollte der Erbe eines großen landwirtschaftlichen Betriebs im Alten Land werden. Alle in der Familie, auch seine junge Mutter, mussten (nach Ablauf des Mutterschutzes) auf dem Hof arbeiten. Dadurch gab es für Horst eine feste, sehr gut organisierte Betreuung. Horst wurde ein Jahr lang voll gestillt und schlief nach drei Monaten nachts schon zehn Stunden durch. Und entwickelt sich nach meinem letzten Kenntnisstand zu einem kerngesunden jungen Mann. Noch heute werde ich jedes Jahr von seinem Großvater gefragt, ob ich wieder eine Weihnachtsgans bei ihm abholen komme. Zu seiner Zeit wurden Landhebammen ja oft noch mit Naturalien entlohnt. Heutzutage nicht mehr, was auch besser ist. Mein Vermieter besteht ja auch auf Cash.

Der zweite Gesprächstermin in meiner Sprechstunde steht dann oft so in der 20. Schwangerschaftswoche an. Jetzt geht es der Frau schon um die Frage: Was brauche ich für mein Kind, was nicht? Viele kaufen nämlich in einer euphorischen Spendierlaune schon vor der Geburt viel mehr, als dann überhaupt benötigt wird. Da lockt mittlerweile ein riesiger Markt. Die

Regale der Boutiquen und Warenhäuser sind voll mit kurzlebigem Krimskrams, der dringend Abnehmer finden soll. Und deshalb wiederhole ich immer wieder gern meinen kleinen konsumkritischen Aufklärungsversuch, um den Paaren zu erläutern, wie viel davon wirklich vollkommen überflüssig und sinnlos ist. Nützen tut das meist nicht viel, weil da meistens schon ganze Zimmer vollgestellt sind mit allerlei bunten Babysachen, womöglich gibt es sogar schon mehrere Schlafplätze und Möbel für das Kind, in verschiedenen Größen bis zur Grundschulreife.

Die weiteren Gespräche sind dann bereits Vorsorgeuntersuchungen, die ich gern im Wechsel mit den Schwangeren-Terminen beim Frauenarzt mache. Das sind Untersuchungen nach den Mutterschaftsrichtlinien, wie sie auch der Frauenarzt durchführt. Der Mutterpass dient als lückenlose Dokumentation für diese Termine, so ähnlich wie ein Impfpass. Dazu kommt natürlich die Beratung, was bei eventuell auftretenden Beschwerden wie etwa vorzeitigen Wehen zu tun sei. Es ist mir wichtig, dass regelmäßige Treffen stattfinden, damit ich ein Gefühl dafür bekomme, mit welchem Typ von Frau ich es zu tun habe: aus welchem Umfeld sie kommt, wo ihre Stärken und Schwachpunkte liegen, was ich zu diesem Zeitpunkt in aller Regel nicht überstrapaziere. Es geht auch darum, dass die Frau mich und meine Arbeitsauffassung besser kennenlernt, so dass dann möglichst alles zwischen uns klar ist, wenn wir gemeinsam in den Kreißsaal gehen. Wir haben abgesprochen, welche Szenarien denkbar und welche Entscheidungen zu treffen sind, entsprechend dem Verlauf. Manche Frauen sehe ich relativ häufig vor der Geburt, manche seltener, vielleicht fünf- oder sechsmal.

Hartnäckige Aufklärungsarbeit

Eine Quelle der Verunsicherung sind die oft recht fantasievollen Erzählungen der Frauen untereinander, ausgetauscht über Facebook oder die diversen Mama-und-Baby-Foren im Internet. Es spielt sich da häufig ein merkwürdiger Wettbewerb unter den jungen Müttern ab, nach dem Motto: Wer hatte die schwerste Schwangerschaft, wer erlebt die längste Geburt? Wer eine schwere Geburt vorweisen kann, steht im Ansehen der anderen ganz oben. Diesen Zahn ziehe ich den Frauen in meinen Sprechstunden beizeiten – und sage ihnen, selbst wenn sie es ungern hören: Schmerz ist keine besondere Leistung, Leiden ist kein Verdienst an sich. Meine Botschaft: »Wir machen uns das im Kreißsaal lieber so schön und so risikoarm wie möglich.« Was auch durchaus realistisch ist. Illusionen verbreite ich nie. Doch ich muss oft hartnäckige Aufklärungsarbeit leisten, muss täglich ankämpfen gegen unsinnige Vorurteile und wirre Thesen, die den Frauen von interessierter Seite eingetrichtert werden. Zum Glück gibt es auch genügend Frauen, die sich von solchen Fehlinformationen nicht beeindrucken lassen.

Zum einen muss ich den Frauen also die soziale Betreuung ersetzen, die sie früher innerhalb der Familien frei Haus bekamen. Dazu gehören jede Menge Hinweise zu Basishygiene und Babyernährung, die den meisten von ihnen vorher komplett unbekannt waren. Zum anderen betreue ich sie auch medizinisch. Denn die ärztliche Versorgung wird zwar immer spezialisierter, aber nicht unbedingt besser, schon gar nicht persönlicher. Sie findet in großen Zentren statt, viele Leute sehen viele Frauen – und das Persönliche, das früher noch der Hausarzt garantieren konnte, fällt komplett weg. Man muss aber das Gesamtbild der Schwangeren und ihre Entwicklung im Auge behalten. Natürlich haben viele auch Angst, weil sie nicht wissen, was sie in der Entbindungsklinik erwartet.

Doch das ist in aller Regel unbegründet. Heute brauchen die Gebärenden sich nicht zu fürchten, weil sie ja inzwischen eine Reihe gut erprobter Möglichkeiten zur Auswahl haben, um sich den Geburtsverlauf zu erleichtern, ihn auch schmerzärmer zu machen. Ich erkläre ihnen, welche Mittel es heute dafür gibt: Das fängt bei bewährten alternativen Entspannungstechniken an und reicht bis zu der sehr wirkungsvollen Periduralanästhesie. Wenn ich den Frauen diesen Weg ganz klar zeige und manchen von ihnen die Vorstellung ausreden kann, sie müssten gemäß Evas Verfluchung nach dem Sündenfall die größten Schmerzen um des Kindes willen aushalten, sind sie häufig sehr erleichtert.

Und die Männer sind auch zu beglücken: wenn ich ihnen nämlich sage, dass ich die Verantwortung für einen sicheren Geburtsverlauf übernehme. Diese Verantwortung müssen sie mir aber auch wirklich überlassen, das ist der Deal. Jede Entscheidung wird rechtzeitig abgesprochen, und es bleibt genügend Zeit, darüber nachzudenken. Was ja heute in der Medizin nicht mehr überall selbstverständlich ist.

Die Erwartungen an die Geburt und die Leistungen der Hebamme steigen umso höher, je länger Eltern ihren Kinderwunsch unerfüllt vor sich hergeschoben haben. Viele Frauen haben dann sehr euphorische Vorstellungen von der Zeit nach der Geburt ihres Kindes, schwärmen vom Glück in der Familie. Die Ernüchterung im Alltag setzt meist ziemlich früh ein und macht ihnen mehr zu schaffen als den zehn Jahre jüngeren Müttern, die einfach viel belastbarer und unbefangener sind als sie.

41

Auch dazu eine kurze Geschichte:

Ich hatte wieder einmal ein Paar in Betreuung, beide waren bereits Ende 30. Sie war in der Werbebranche tätig, er als Unternehmensberater. Beide arbeiteten 12 bis 16 Stunden täglich, waren um die Welt gereist, hatten schon viele Partys gefeiert und waren am nächsten Morgen doch gleich zur Arbeit gegangen; sie schienen diszipliniert und belastbar. Als ich jedoch zwei Wochen nach der Geburt zu ihnen nach Hause kam, traf ich auf zwei völlig übermüdete, verzweifelte Eltern. Ich habe mich mit ihnen hingesetzt und einen Betreuungsplan für das Kind und einen Schlafplan für die Eltern ausgearbeitet. Ich musste ihnen erst einmal klarmachen, dass sie nicht jedes Mal *beide* aufstehen mussten, wenn das Kind nachts schrie, um ihre Kräfte einzuteilen. Wiederum zwei Wochen später begegnete mir bei meinen Hausbesuchen ein sehr ausgeschlafenes, entspanntes Elternpaar, das die Zeit mit seinem neugeborenen Kind genießen konnte.

Schwangere gehen mit dem Thema Geburt extrem unterschiedlich um. Dabei sind ihre Erwartungen und Wünsche auch immer geprägt von ihrem sozialen Umfeld.

Tief beeindruckt hat mich in diesem Zusammenhang die Geschichte einer jungen Frau, die ich vor etwa sechs Jahren zur Betreuung angenommen hatte. Das war so ein richtiges Friesenmädchen, eine Bauerstochter von einer Nordseeinsel, die aber in Hamburg lebte. Ihr Mann war Kapitän zur See, und auch sie hatte anscheinend Nerven wie Drahtseile. Er war kurz vor ihrer Niederkunft wieder an Bord gegangen. Und da sie keine Lust hatte, allein in der Stadt zu bleiben, beschloss sie, zu ihren Eltern auf die kleine Insel zurückzukehren. Es gab dort aber kein Krankenhaus! Und dann wurde die Großwetterlage auch noch sehr stürmisch; ich riet ihr am Telefon, doch schnell zurück nach Hamburg zu kommen. Doch sie meinte, sie wolle lieber noch auf ihren Mann warten, und notfalls käme sie auch so zurecht. Ihre Mutter habe ihre Kinder auch zu Hause bekommen. Alle »Sturmkinder« von der Insel seien gesund gewesen. Sie ist dann aber doch noch rechtzeitig nach Hamburg gekommen, und das Kind hat sogar noch auf seinen Vater gewartet, bevor es zur Welt kam.

In den Städten findet man heute hingegen nur noch wenige Frauen mit diesem gesunden Selbstvertrauen. Um die Frauen von unnötigem psychischem Ballast zu befreien, versuche ich die Betreuung vor der Geburt deshalb auch auf das Wesentliche, das Notwendige zu beschränken. Ich sage: Ich mache alles, was eine Hebamme tun muss, aber vieles, was andere Hebammen tun, das tue ich bewusst nicht. Weil ich es schlicht für überflüssig halte.

Man muss sich auf die Geburt wirklich nicht vorbereiten wie aufs Abitur oder die Führerscheinprüfung. Ich gebe den von mir Betreuten jedoch klare Anhaltspunkte, wie sie sich mit ihren körperlichen Belastungen in der Schwangerschaft auseinandersetzen sollten, nämlich rücksichtsvoll gegenüber sich selbst. Dass es ganz normal ist, wenn der Rücken jetzt schmerzt und sie an Gewicht zulegen. Es geht viel um solche ganz einfachen, körperlichen Dinge.

Hebammenarbeit bedeutet für mich: in der Schwangerschaft für die Frauen da zu sein, die Risiken herauszufiltern, bei der Geburt dabei zu sein als Hebamme, auf jeden Fall den Notfall zu verhindern und der Frau auch während der Wochenbettphase mit Rat und Tat zur Seite zu stehen.

Viele Hebammen, und ganz besonders jene, die selbst keine Geburten mehr durchführen, verwickeln die ohnehin leicht labilen Schwangeren jedoch häufig in schier endlose Gespräche über alle möglichen und unmöglichen Probleme, mit denen diese in Jugend und früher Kindheit eventuell zu tun hatten. Ich halte das nicht für sehr zielführend. Denn gerade in der Schwangerschaft sollte jemand seelisch wie körperlich stabil sein und nicht ohne Not verunsichert werden. Und wenn es wirklich ernste Probleme mit der Psyche gibt, dann ist gewiss nicht die Hebamme der richtige Ansprechpartner – und übrigens auch nicht dafür ausgebildet. Da sollte man andere Fachleute zu Rate ziehen. Trotzdem gibt es viele Hebammen, die sich auf diesem scheinbar endlos weiten Feld tummeln, mit allerlei psychotherapeutischen Zusatzausbildungen von oft sehr fragwürdigem Wert. Ich halte recht wenig davon, denn es tut den meisten Frauen und jungen Familien nicht gut.

Die Deutschen gehen ohnehin viel zu häufig unnötig zum Arzt. Für Schwangere gilt das in erhöhtem Maß. Einerseits muss man unnötige Überempfindlichkeiten verringern, andererseits die Frauen aber auch sensibel machen für Symptome, die ernst zu nehmen sind. Schon eine sanfte Schwangerengymnastik kann da oft Wunder wirken. Viele der häufigsten Befindlichkeitsstörungen wie schwere Beine und Rückenschmerzen können die Frauen selbst beheben, das müssen sie ja danach meistens auch. Denn spätestens acht Wochen nach der Geburt trennen sich unsere Wege wieder.

KAPITEL 3

Schwangerschaft
ist keine Krankheit

Schwanger, was nun? Was muss die Frau wissen, was soll sie tun? Was früher eine ganz normale Station im Leben einer jungen Frau war, ist heute ein Ereignis, auf das die wenigsten gut vorbereitet sind, obwohl es sich in gewissen Grenzen planen lässt. Vielen erscheint die Zeit bis zur Geburt als eine Art Countdown, als stressiger Hürdenlauf: Neun Monate oder 40 Wochen oder ganz genau 266 Tage bis zum Termin – und so viele Fragen, die zu klären, so viele Dinge, die zu regeln sind. Und was dabei am meisten stört: Alle glauben, dass die Schwangere pausenlos happy sein muss – selbst an Tagen, an denen es ihr schlicht und einfach beschissen geht. Das ist schon eine ziemliche Zumutung, finde ich.

Eine Schwangerschaft ist keine Krankheit und kein Ausnahmezustand, kein Marathonlauf und kein Wellnessurlaub. Aber fast jede werdende Mutter horcht tagtäglich angespannt in sich hinein, anstatt den Dingen in ihrem Bauch ihren Lauf zu lassen und sich lieber praktisch auf die Zeit nach der Geburt vorzubereiten. »Wie geht es mir heute?«, fragen sie mich dann in der Sprechstunde, und ich bin versucht zu antworten: »Das müssen Sie doch selbst am besten wissen!« Viele können ihre eigenen Körpersignale nicht mehr richtig deuten. Sie vertrauen nicht auf ihr Bauchgefühl. Stattdessen lassen sie sich schnell mal von einem Jargon der femininen Befindlichkeit einlullen, der sie in ihrem Urteilsvermögen nicht stärkt, sondern schwächt. Manche Neurosen kann man sich auch einreden lassen. Ja, Schwangerschaft kann anstrengend sein. Aber wenn das Kind auf der Welt ist, wird es noch viel anstrengender.

Drei typische Verhaltensweisen habe ich bei Schwangeren häufig erlebt, mit denen sie sich in dieser aufregenden, aber auch einmalig schönen Zeit unnötig belasten:

1. Zu hohe Erwartungen. Leicht beeinflussbare Frauen fühlen sich schon ein halbes Jahr vor der Geburt völlig überfordert, weil sie (und/oder ihr Partner) unrealistische Erwartungen an sich und ihr Baby haben, als ginge es um die Erstbesteigung eines Achttausenders. Denen sage ich: Sie sind nicht die erste Frau der Welt auf diesem Weg, Sie müssen wirklich nicht perfekt sein.

2. Zu viel Selbstbeschäftigung. Wer als Schwangere jeden Tag Stunden mit Facebook und in einschlägigen Internetforen zubringt, um noch die kleinste Gebärmutter-Befindlichkeit des Tages mit wildfremden Usern zu diskutieren, wird nicht schlau, sondern verrückt. Das Baby braucht das nicht, der Partner ebenso wenig.

3. Zu viel Euphorie. Manche Schwangere benehmen sich plötzlich wie Kinder oder frisch Verliebte. Bei allem Verständnis für romantische Gefühlszustände gebe ich jeder den Rat: Eine kluge Frau sollte die Wochen bis zur Geburt unbedingt nutzen, um sich ein paar Kenntnisse anzueignen, die sie für ihr Neugeborenes benötigen wird, zum Beispiel wie man einen Gemüsebrei zubereitet, ein Suppenhuhn kocht und den Haushalt in Ordnung hält. Das ist nicht banal, sondern geradezu elementar. Leider muss ich das oft sehr energisch betonen.

Die ersten zwölf Wochen der Schwangerschaft sind bei drei von vier Frauen besonders am Morgen von Unwohlsein bis hin zu starker Übelkeit begleitet. Die Frau fühlt sich schlecht, sie braucht jetzt mehr Schlaf. Sie ist einfach objektiv nicht mehr so leistungsfähig. Das sind ganz natürliche Begleiterscheinungen dieser großen körperlichen Umstellung. Generationen von werdenden Müttern wussten auch, dass das normal ist – nur heute sind die Frauen darüber erschrocken und ärgern sich. Warum? Weil sie in dieser Leistungsgesellschaft sieben Tage in der Woche Leistung abrufen wollen oder müssen. Schwangere sind ja meistens nicht krank, sie können in der Regel ganz normal arbeiten und ihre Pflichten erledigen, sie merken aber, dass sie doch ein wenig langsamer werden, dass sie eben nicht mehr so belastbar sind wie vor der Schwangerschaft. Na und?

Wie babyfreundlich ist mein Chef?

Wenn eine Schwangere berufstätig ist, hängt für sie viel davon ab, wie der Arbeitgeber und die Kollegen auf die Schwangerschaft reagieren. Da gibt es in Deutschland leider noch immer große Unterschiede. Mir haben Schwangere, die in noch eher rückständig denkenden Unternehmen arbeiten, von Vorgesetzten berichtet, die ihnen ins Gesicht gesagt haben: »Wir schreiben Sie eh ab als potentielle Arbeitskraft.« Diesen Frauen geht es dann in der Schwangerschaft sehr häufig schlecht. Aber es gibt zum Glück inzwischen auch Unternehmen, die nicht ablehnend, sondern positiv und aufgeschlossen auf die konkrete Familienplanung reagieren und der Frau eine Aussicht auf beruflichen Wiedereinstieg geben. Diesen Frauen geht es klar besser in der Schwangerschaft.

Aber auf diesem Gebiet besteht noch großer Nachholbedarf. Neulich berichtete mir eine Designerin, die sich im 7. Schwangerschaftsmonat um einen Job als Dozentin für einen Abendkurs bewarb, dass der Institutsleiter, als er ihren Bauch bemerkte, fragte, wie sie das denn alles managen wolle. »Drei Stunden jeden Donnerstag, das bekomme ich geregelt, mein Mann ist ja auch noch da.« Ihr Gesprächspartner schien sehr gestresst, gab ihr aber den Job schließlich doch mit der Bemerkung: »Jetzt muss ich aber wirklich los, ich soll meine Tochter vom Kindergarten abholen.« Ja, das ist das wahre Leben! Wenn auch Männer schwanger werden könnten, blieben den Frauen viele dämliche Fragen erspart.

Frauen, die es tatsächlich zu Führungspositionen gebracht haben, kennen die reale Gefahr, dass die Männer bereits im Hintergrund lauern, um der schwangeren Kollegin ihre Stellung in der Firma streitig zu machen. Selbständig arbeitende Frauen haben oft noch größere Zukunftsangst als angestellte, die immerhin noch durch den gesetzlichen Mutterschutz und das Elterngeld abgesichert sind. Das nützt ihnen allerdings wenig, wenn die Akzeptanz beim Arbeitgeber fehlt. Wenn dieser den betroffenen Frauen ständig vermittelt, er wolle sie eigentlich gar nicht zurückhaben, weil er von vornherein vermutet, dass Mütter prinzipiell schlechter arbeiten als kinderlose Singles, dann wird die schwangere Mitarbeiterin in diesem Unternehmen keine Zukunft haben. Teilzeit zu arbeiten kann nur dann eine befriedigende Lösung sein, wenn die Arbeitszeiten eingehalten werden und die Bezahlung stimmt. Ist das denn so schwer zu verstehen?

Das soziale Umfeld und die existenzielle Sicherheit sind also elementar wichtig für das Wohlbefinden jeder Frau, die ein Kind erwartet. Und Frauen, die in ihrem Job Probleme haben, klagen

natürlich viel eher über ihre Beschwerden in der Schwangerschaft als zum Beispiel jene, die in eine gute Perspektive ein-
gebettet sind. Das Hauptproblem aus meiner Hebammensicht
ist jedoch, dass in der gesamten heutigen Schwangerschaftsbe-
treuung die sozialen und ökonomischen Rahmenbedingungen
der Frauen völlig außen vor gelassen werden, man fokussiert
sich rein auf die fachmedizinische und psychologische Vorsorge.

Sport in der Schwangerschaft

Viele der Frauen, die zu mir kommen, treiben regelmäßig
Sport. Das ist heute in Großstädten einfach so üblich. Doch
nun merken die Frauen – kaum sind sie schwanger –, dass
sie einfach nicht mehr so können, wie sie es gewohnt sind.
Schwangere, mit denen ich ihren Alltag bespreche, themati-
sieren interessanterweise zwar sehr stark, wie sehr ihr beruf-
licher Alltag sie plötzlich anstrengt, doch über ihre sportlichen
Aktivitäten mit dem Babybauch sprechen sie nicht. Die Arbeit
wird als Belastung empfunden, der Sport hingegen nicht. Diese gespaltene Selbstwahrnehmung fällt mir auf.

Selbstverständlich darf auch eine Schwangere sportlich aktiv sein. Nur die Dosis ist dabei entscheidend. Man sollte mit
einem Baby im Bauch nicht unbedingt stundenlang laufen,
Kickboxen oder Fallschirmspringen, das sollte wohl klar sein.
Abschreckendes Beispiel für mich ist der Fall einer Schwangeren in den USA, die am berechneten Entbindungstermin noch
schnell einen Marathon absolvierte und sechs Stunden später
ein gesundes Kind zur Welt brachte, wobei in der Presse noch
einmal besonders stark betont wurde, dass das Baby gesund
war. Damit sollte offenbar suggeriert werden, dass solch eine

Extrembelastung auch für eine Schwangere im 9. Monat unproblematisch sei. Doch das ist es eben nicht! Und ich halte diese Art von Sport ohne Rücksicht auf Verluste schlicht für lebensgefährlichen Irrsinn. Wer so etwas macht, verdient keinen Applaus, sondern braucht eine Therapie.

Dann kommen aber immer diese großen, sportlichen Powerfrauen zu mir und meinen, mit dem Zurückschalten hätten sie große Probleme. Sie seien doch »so aktive Menschen«, und es störe sie enorm, dass sie nun auf ihre gewohnten Trainingseinheiten verzichten sollen. Dann frage ich sie nach dem Grund, und ob sie etwa glaubten, dass sie, wenn ihr Kind erst einmal da sei, weiterhin morgens erst mal ihre Runde um die Häuser rennen könnten. Da fehlt es leider oft an der Einsicht, dass das Leben mit einem Baby nicht funktioniert ohne Verzicht auf alte Gewohnheiten. Auch wenn es schwerfällt.

Selbst in den letzten Wochen vor der Geburt darf eine gesunde Schwangere sich noch sportlich betätigen; dabei kommt es nicht zuletzt darauf an, wie trainiert sie ist. Aber sie muss in jedem Fall die Sportart ihrem veränderten Zustand anpassen. Also lieber walken anstatt joggen. Weil das Joggen schlecht für die Gelenke ist und auch dem Beckenboden nicht gut bekommt. Außerdem ist das Laufen mit ständig erhöhten Pulswerten schlecht für die Durchblutung der Plazenta. Frauen, die gern schwimmen gehen, können das weiter tun, sie müssen allerdings dabei beachten, dass sich in der Schwangerschaft auch das Infektionsrisiko erhöht.

Was ich besonders gern empfehle, sind Gymnastik und Yoga. Das kann jede Frau sehr gut machen, es ist der optimale Sport für Schwangere. Wenn das Gewicht steigt, ist eine schöne, ausgewogene Gymnastik im Wechsel mit Spaziergängen das Beste, was eine Schwangere für ihre Fitness tun kann.

Essen für zwei?

Noch bis in die fünfziger Jahre des letzten Jahrhunderts glaubten die meisten Frauen, wenn sie »guter Hoffnung« waren, dass sie ab sofort für zwei futtern müssten. Sie meinten tatsächlich, das sei gesund. Dieses Ammenmärchen führte aber oft dazu, dass die Frauen zu stark an Gewicht zulegten, was dann zu einer zusätzlichen Belastung wurde und die Geburt erschwerte. Aber vernünftig essen sollte eine Schwangere natürlich schon. Der maßvolle Mittelweg ist gerade jetzt der beste: nicht zu viel und nicht zu wenig. Leider reden den Schwangeren heute, wenn sie es zulassen, so viele selbst ernannte Experten ins Essen wie noch nie zuvor in der Menschheitsgeschichte. Also: Nur nicht verrückt machen lassen und am besten das tun, was die Hebamme sagt.

Es gibt Ratgeber, die erlauben einer Schwangeren eine Gewichtszunahme von maximal 8 bis 10 Kilo, andere behaupten, 8 bis 12 Kilo seien normal in den letzten Wochen vor der Geburt. Ich bin da flexibler und sage immer: 5 bis 20 Kilo dürfen sie zunehmen, denn Frauen gehen schließlich auch mit ganz unterschiedlichen Körpergrößen und Ausgangsgewichten in die Schwangerschaft. Leider ist das Thema Gewicht heute für nahezu jede Frau eine ganz heikle Sache. Ich wünsche mir oft, die Frauen gingen endlich wieder entspannter damit um.

Ich wiege die Schwangeren deshalb in aller Regel nicht, denn ich halte das für psychologisch falsch. Es gibt schon genügend Instanzen, die ihnen ein schlechtes Gewissen einreden, mit oder ohne Absicht. Vor allem die weiblichen Frauenärzte neigen leider sehr dazu, Frauen schon wegen geringer Normüberschreitung bei der Gewichtszunahme schnell zu disziplinieren, damit sie bloß nicht und auf keinen Fall »zu doll zunehmen«.

Übergewichtige Frauen müssen sich auch von männlichen Gynäkologen mitunter Belehrungen gefallen lassen, die ich nicht besonders hilfreich finde, um es höflich auszudrücken. Wenn akute Erkrankungen vermutet werden, gehört die Gewichtskontrolle selbstverständlich zur medizinischen Beobachtung. Anzeichen von Magersucht oder einem gestörten Essverhalten muss ich natürlich mit der Frau und ihrem Arzt besprechen. Aber in aller Regel ist es viel wichtiger, mit den Frauen über ihr Befinden zu reden und einfühlsam zu erkunden, wie und was sie essen und zu welchen Tageszeiten. Denn daran erkennt man ungleich besser, ob sie zu viel oder zu wenig Nahrung zu sich nehmen. Dann spreche ich mit ihnen über gesunde Ernährung und gebe ihnen auf Wunsch auch gern meine bewährten Küchentipps. Sehr beliebt ist mein chinesisches Rezept einer Hühnersuppe für Schwangere und Wöchnerinnen. Frisches Gemüse sowie Ingwer, Koriander und Zitrone gehören dazu. Köstlich! Und für Vegetarierinnen – ein Drittel »meiner« Frauen isst fleischlos! – habe ich Rezepte für die leckersten Aufläufe parat sowie für eine selbst gemachte Gemüsepizza. Damit erziele ich viel größere Erfolge als mit einer Vorsorge, bei der die Schwangere ohne weitere Erklärung auf die Waage gestellt wird. (Manchmal kommt es auch vor, dass ich Schwangere nach ihren Rezepten frage, das freut sie dann auch und motiviert sie beim Kochen.)

Wer will, kann sich heute so hochwertig und gesund ernähren wie nie zuvor in Deutschland – und gleichzeitig gab es noch nie so viele mangelernährte Schwangere. So wie Geburten hierzulande oft stark ideologiebefrachtet diskutiert werden, so ergeht es leider auch schon seit Jahren dem Thema Ernährung: Eine ganze Armee von Ratgebern und Besserwissern will uns erzählen, was gesund ist und was nicht. Diäten kommen und gehen wie die Sommermoden, aber während der Schwangerschaft wird das Thema zum Stress. Frauen wissen nicht, ob sie Fleisch essen können oder nicht, dürfen sie außer sauren Gurken auch anderes Gemüse essen, auch wenn es nicht bio ist? Was ist mit Schokolade, was mit Kartoffelchips?

Ich meine, auch wenn's vergleichsweise langweilig klingt: Ausgewogen soll die Ernährung sein, das ist sehr wichtig, auch Fleisch gehört dazu aus meiner Sicht. Nur roh oder halbroh darf es nicht sein, auch Sushi ist wegen gefährlicher Infektionsrisiken nicht erlaubt, Eier müssen hart gekocht sein. Vegetarier können bei ihrer Lebensweise bleiben, nur sollten sie ihre Eisenwerte regelmäßig kontrollieren lassen – und auf keinen Fall auf wertvolle Milchprodukte wie Quark, Joghurt und Käse oder frische Eier verzichten. Bei Veganern, die weder Milcherzeugnisse noch Eier essen, sehe ich ein erhöhtes Risiko, dass sich ein chronischer Eisenmangel in der Schwangerschaft ungünstig auf die körperliche und geistige Entwicklung des Feten und ein Vitamin-K-Mangel negativ auf die Blutgerinnung der Mutter auswirken kann.

Untergewicht in der Schwangerschaft ist ein Tabuthema, das selten in der medizinischen Fachpresse diskutiert, aber umso lieber verdrängt wird. Weil es sich eben offenbar in den Köpfen festgesetzt hat, dass nur schlanke bis sehr schlanke Frauen als schön zu gelten haben. Man sieht das Problem nicht oder will es nicht sehen. Auch von Frauenärzten und -ärztinnen werden Übergewichtige viel stärker auf Risiken angesprochen als Untergewichtige. Dabei müsste allen Beteiligten klar sein, dass ein Baby sich nicht entwickeln kann, wenn es schon in der Gebärmutter fast verhungert! Frühgeburten betreffen nach meiner Erfahrung am häufigsten Frauen, die nicht über-, sondern untergewichtig sind. Fakt ist, die Frühgeburtenrate in den

53

Industrieländern steigt vor allem aus zwei Gründen: weil die Erstgebärenden immer älter werden und weil zu viele Frauen sich falsch oder mangelhaft ernähren.

Aber der Schlankheitswahn kennt keine Grenzen. In den USA, bei solchen frauenfeindlichen Trends immer weit vorn dabei, gibt es bereits *personal trainer*, die sich speziell auf die Schwangerschaft konzentrieren und dafür sorgen, dass ihre prominenten schwangeren Kundinnen in den Monaten *vor der Geburt* nicht an Gewicht zulegen! Das Problem sehe ich darin, dass über die Medien ein falsches Frauenbild, auch ein falsches Vorbild für Schwangere vermittelt wird. Auf den Titelbildern der Magazine sind immer nur schwangere Beautys zu sehen, an denen kein Gramm Fett zu viel ist, wunderschön zurechtgemacht und mit perfekter Frisur. Und wenn die Natur es nicht hergibt, hilft eben die Graphik mit Photoshop nach. Und das hört nach der Geburt nicht auf. Ich sage den Frauen immer: Du bist neun Monate schwanger und hast danach ein Jahr Zeit, um wieder auf dein altes Gewicht zu kommen.

Heute ist es aber leider so, dass die jungen Mütter eine Woche nach der Entbindung schon wieder wie vorher aussehen wollen, als wären sie ein Topmodel wie Heidi Klum, die das ja eigentlich Unmögliche immer wieder vormacht. Und alle denken dann, das sei so normal. Doch das ist es nicht! Denn die Model-Domina Klum und ihre Promi-Kolleginnen haben alle einen eigenen Koch und einen Personaltrainer – ihr Körper ist ihr Produkt, das sie verkaufen.

Männer spielen natürlich auch eine ganz große Rolle, wenn es um das Thema Essen und Gewichtszunahme geht. Bei manchen Frauen ist die Meinung des Partners leider immer noch ausschlaggebend. Viele Männer gehen sehr entspannt und liebevoll mit dem Thema um – aber es gibt auch solche, die auf ihre Frauen massiven psychischen Druck ausüben, damit sie in der Schwangerschaft auf gar keinen Fall zunehmen, weil sie unbedingt nach der Geburt wieder eine schlanke Partnerin haben wollen. Diese Männer befürchten nämlich, dass die Frau ihre Kilos später nie wieder loswird. Und man möchte ja bloß keine Frau haben, die ein bisschen kräftiger ist. Ich halte das für eine gnadenlose Macho-Einstellung, die Frauen zu Objekten degradiert und ihnen große Angst bereitet. Aber es entspricht leider dem vorherrschenden Frauenbild, dem in unserer Marketinggesellschaft gehuldigt wird. Mich macht es jedes Mal wütend, wenn mir Schwangere von solchen Partnern erzählen.

Doch leider können Frauen immer wieder auch selbst ihre härtesten Gegner sein. Ich habe zum Beispiel vor ein paar Jahren eine Schwangere betreut, die am liebsten jede Woche bei mir einen Termin haben wollte, weil sie angeblich ständig Rückenschmerzen hatte und erschöpft war. Und eines Abends, als ich in mein eigenes Fitnesscenter ging, um ein bisschen Sport zu machen, sah ich sie dann auf einem Laufband schwitzen. Ich habe sie vom anderen Ende des Saals beobachtet, sie sah mich nicht. Und sie lief und lief und lief. Mehr als eine Stunde lang auf diesem Laufband, mit ihrem dicken Bauch und dem kleinen Kind da drin. Und alles nur, weil sie Angst hatte, zuzunehmen.

Ein anderes Mal habe ich eine Malerin aus Österreich betreut, die ein besonders schlimmes Beispiel einer Magersüchtigen darstellte. Schon als ich sie das erste Mal traf, war sie nicht nur sehr schlank, sondern erschreckend mager, mit eingefallenen Wangen. Sie erwartete ihr erstes Kind, wohnte in einem gemütlichen kleinen Altbau – und ich besuchte sie dort mehrere Male während der Vorsorge. Ihre Küche besaß ein riesengroßes Fensterbrett, darauf standen Dutzende Fläschchen mit allen möglichen Essenzen. Sie sagte, die kämen von ihrem Heilpraktiker aus der Steiermark. Der habe gesagt, dass ein Kind während der Schwangerschaft eine Frau »aussaugt« – und deshalb brauche sie diese ganzen Essenzen, damit sie wieder zu Kräften komme. Ich sagte zu ihr: »Sie könnten es doch auch mal mit Essen versuchen. Einfach so mit drei Mahlzeiten am Tag.« Sie antwortete, dass sie dieses ganze industrielle Essen schon lange sehr kritisch betrachte, sie wolle davon nicht krank werden.

Diese Frau war, das erkannte ich spätestens in diesem Moment, schon so hochgradig neurotisch, dass sie Essen insgesamt für sich ablehnte. Ich wollte aber noch einen Versuch unternehmen und sagte: »Nächsten Mittwoch um halb zehn komme ich zu Ihnen zum Frühstück. Die Brötchen bring ich mit!« Dann kam ich mit meinen Brötchen an, der Frühstückstisch war auch hübsch gedeckt. Aber nachdem sie ein halbes Sesambrötchen mit Quark geknabbert hatte, ist sie ganz schnell ins Badezimmer gegangen, hat alles wieder erbrochen und erklärt, sie könne einfach nichts essen, das sei zu gefährlich.

Kurz darauf rief sie mich aber wieder an und sagte, es gehe ihr jetzt ganz schlecht, weil sie sich ständig übergeben müsse. Ich war sehr besorgt um sie, weil sie inzwischen nur noch Haut und Knochen war, und fragte, was sie denn gegessen habe. Und sie erklärte, das Einzige, was sie noch essen könne, seien frische Bioalgen aus der Bretagne. Die hatten wohl beim Transport vom Atlantik an die Alster etwas gelitten, jedenfalls hatte sie nun eine Lebensmittelvergiftung. Sie musste stationär aufgenommen und künstlich ernährt werden. Das heißt: Wegen ihrer panischen Angst davor, etwas Falsches zu essen, ist diese junge Frau so krank geworden. Trotz allem ist es ihr noch gelungen, ein gesundes, reifes und normalgewichtiges Kind zur Welt zu bringen. Was mir wie ein Wunder der Natur vorkam.

Als mangelernährte Mutter hatte sie jedoch nicht genug Milch, konnte also nicht stillen. Das recht kräftige Kind hat dann natürlich ununterbrochen geschrien. Doch die Mutter lehnte kategorisch die künstliche Babymilch aus der Flasche als »industriellen Müll« ab, der ihrem Kind schade. Ich konnte ihr nicht klarmachen, dass es dem Baby definitiv mehr schade, ihm *keine* Nahrung zu geben, als es mit künstlicher Nahrung zu füttern. Mithilfe ihres Mannes wurde dann aus Oberschwaben täglich eine spezielle Ziegenmilch nach Hamburg geliefert, damit das arme Kind eine »natürliche Nahrung« bekam. Das Baby reagierte auf die Diät mit übelsten Durchfällen. Bis ich dann völlig verzweifelt diese Patientin in die Praxis eines Kinderarztes abgegeben habe. Ich muss auch zugeben, dass ich diese verrückte Form weiblicher Selbstzerstörung einfach nicht länger ertragen konnte.

Kein Tropfen Alkohol!

Ich werde immer wieder gefragt, wie man als Schwangere mit dem Thema Alkohol umgehen solle, ob man überhaupt noch etwas trinken könne, man sei das ja doch gewohnt, ein gemütliches Glas Wein am Abend vor dem Fernseher. Es gäbe immer wieder Ärzte und sogar Hebammen, die sagten, so ein Gläschen mache nichts. Doch, das macht was! Und deshalb lasse ich in dieser Frage nicht mit mir handeln. Kein Tropfen Alkohol, solange ein Baby im Bauch ist! Alkohol in der Schwangerschaft ist tabu, und eigentlich sollten Bier, Wein oder Schnaps auch noch während der Stillzeit nicht angerührt werden. Das Glas Sekt zum Anstoßen gibt es frühestens im Kreißsaal, eine Stunde nach dem ersten Schrei. Es darf auch gern Champagner sein!

Warum bin ich so strikt gegen promillehaltige Trinkgenüsse in der Schwangerschaft? Weil ich weiß, welchen Schaden Alkohol dem Fötus in der Gebärmutter zufügen kann. Alkohol ist plazentagängig, das Gift geht also voll und ganz über die Plazenta in diesen kleinen Menschen über. Und deshalb ist auch ein kleines Glas Wein schädlich, es enthält allein schon 10 Gramm reinen Alkohol. Schätzungsweise 10 000 bis 20 000 Babys mit einem fetalen Alkoholsyndrom (FAS) kommen in Deutschland jedes Jahr zur Welt. Meistens sind ihre Mütter noch nicht einmal alkoholabhängig – sie unterschätzen bloß die Wirkung des Gifts auf das ungeborene Kind. Es gibt immer wieder Frauen, die mir sagen, ihr Arzt habe von einem sofortigen Aufhören abgeraten. Das ist Unsinn. Jede Zigarette schadet dem Kind, jedes Glas Alkohol gleichermaßen.

Es gibt also in der Schwangerschaft so manches zu beachten und anders zu machen als vorher und danach, aber deshalb muss die Frau sich nicht verkrampfen in ständiger Selbstkontrolle. Ich rate immer wieder gern dazu, ein paar Monate vor der Entbindung noch einen letzten ruhigen Urlaub mit dem Partner zu buchen. Noch einmal eine Auszeit zu zweit in vollen Zügen genießen und Kraft sammeln für das Leben zu dritt. Denn das Kind im Bauch wächst fast ganz von allein.

KAPITEL 4

Geschäfte mit der Unwissenheit

Aus der Schwangerschaft wird heute nur noch selten ein Geheimnis gemacht, das eine Frau oder ein Paar lange für sich behält. Nur bei Royals oder anderen Promis unter permanenter medialer Beobachtung dauert das öffentliche Rätselraten vielleicht noch bis zum 4. Monat, bis das »Bäuchlein« einer englischen oder schwedischen Prinzessin oder einer Michele Hunziker verrät, was alle Paparazzi wissen wollen.

Wenn eine Frau ahnt, hofft oder gar befürchtet, dass sie ein Kind bekommt, will sie es ganz genau wissen, am liebsten so schnell wie möglich. Ihr erster Gang führt sie dann fast immer zum Frauenarzt ihres Vertrauens. Sie will sich von ihm bestätigen lassen, dass sie wirklich schwanger ist. Die Schwangerschaftstests aus der Apotheke zeigen zwar längst genauso zuverlässig an, ob eine Eizelle befruchtet wurde, doch die meisten Schwangeren wollen schon bald das erste Pünktchen im Uterus gezeigt bekommen, als technisch generierten Beweis des fürs bloße Auge noch Unsichtbaren. Außerdem sind Frauenarzt oder -ärztin für sie – wie schon für ihre Mütter – zunächst einmal eine wichtige Autorität. Dabei gibt es überall gute Frauenärzte und weniger gute, so wie es auch bei Hebammen große Qualitätsunterschiede gibt. Werdende Mütter, die sich an die Richtlinien zu den Vorsorgeuntersuchungen halten, sind aus meiner Sicht ausreichend abgesichert; der

59

Mutterpass ist ein nützlicher Begleiter, der an wichtige Termine erinnert. Man muss die Vorsorge aber auch nicht übertreiben!

Nutzen und Missbrauch des Ultraschalls

Die medizinischen Ultraschalluntersuchungen haben seit den siebziger Jahren, als sie erstmals in großem Umfang eingesetzt wurden, enorme technische Verfeinerungen erlebt. Wo früher nur grobe Schlieren und diffuse Schatten sichtbar waren, können heute feinste Strukturen und Details vom Innenleben der Gebärmutter sichtbar gemacht werden. »Systematische Untersuchung der fetalen Morphologie« nennt sich das. Dreimal wird Ultraschall normalerweise während der Schwangerschaft angewandt: das erste Mal um die 10. Woche, um zu sehen, ob die befruchtete Eizelle sich richtig eingenistet hat; das zweite Mal zwischen der 19. und 22. Woche, da werden die Organe des Kindes »auf Herz und Nieren« geprüft; und das dritte Mal um die 30. Woche herum, um zu sehen, ob das Kind richtig wächst. Am errechneten Entbindungstermin kann eine vierte Untersuchung helfen, letzte Risiken zu verkleinern. Ein Gynäkologe mit entsprechender Fachausbildung kann mit Hilfe des Ultraschalls Antworten auf folgende Fragen finden: Sind Kopf und Rücken normal geformt? Ist das Kleinhirn sichtbar? Wo sitzt das Herz, und wie groß ist es? Schlägt es rhythmisch? Ist die Bauchwand geschlossen? Sind Magen und Blase erkennbar? Bei solch einem Screening rechtzeitig erkannte Auffälligkeiten führen meistens dazu, dass die »Risikoschwangere« zur Geburt in ein Perinatalzentrum kommt, wo sich Kinderärzte sofort um das Neugeborene kümmern. Manche seltenen Fehlbildungen können heute bereits im Mutterleib operiert werden.

Drei Ultraschalltests sind bei einer normal verlaufenden Schwangerschaft völlig ausreichend, es darf mal ein vierter sein. Doch heute geben sich nur noch die wenigsten Schwangeren damit zufrieden, sie (und häufig auch ihr Mann) wollen möglichst häufig »Baby-Fernsehen« gucken. Da lässt sich der Frauenarzt ihres Vertrauens nicht lange bitten. Fast alle Frauen bekommen bei jeder Untersuchung einen Ultraschall dazu, weil ihnen schon am Anfang vom Doktor suggeriert wird, das sei nötig, um zu sehen, »ob mit dem Kind alles in Ordnung ist«.

Der Arzt lässt sich die Maximaldiagnostik zusätzlich vergüten, die Kosten in diesem fakultativen Bereich sind nicht ohne Grund immens gestiegen. Ich halte viele der wie Pilze aus dem Boden schießenden teuren Spezialpraxen für Ultraschall mittlerweile für problematisch, weil die direkte Anbindung an die Klinik fehlt. Das führt oft zu Fehlern und Missverständnissen in der Kommunikation – zum Schaden des Kindes.

Wie ernst manche Ärzte auf diesem expandierenden Markt ihre Eigenwerbung nehmen, zeigt folgendes Beispiel, das inzwischen kein Einzelfall mehr zu sein scheint: Am Stand eines Wissenschaftsverlags wird Schwangeren in Kooperation mit einer Firma für Nahrungsergänzungsmittel in der Schwangerschaft und einem Arzt die Möglichkeit geboten, als besondere Erinnerung an ihre Schwangerschaft Bilder einer Gratis-3-D-Ultraschalluntersuchung zu gewinnen, die vor Ort durchgeführt wird. Und das alles auf einer der schon erwähnten Babymessen.

Eine solch innovative Werbegemeinschaft wollte ich mir

an einem Samstagvormittag doch mal genauer ansehen, auch wenn ich dafür 10 Euro Eintrittsgeld und meine kostbare Freizeit opfern musste. Tatsächlich wurden an dem Messestand mit Pharmaanzeigen gut bestückte und inhaltlich tadellose Schwangerschaftsratgeber (über eine Million Auflage) an die Besucher verschenkt, während in einem halb verdeckten Nebenraum Herr Prof. Dr. med. seine Tests an den glücklichen Gewinnerinnen durchführte. Wie mir die Hostess des beteiligten Verlags erklärte, richte sich der großzügige Gratistest vor allem an »benachteiligte Frauen, die sich so etwas nicht leisten können«. Das ist übrigens Unfug, weil jede Frau, die es braucht, alle notwendigen Vorsorgeleistungen auch bezahlt bekommt – egal, ob privat versichert oder nicht.

Ich halte fest: Ein bekannter deutscher Arzt stellt sich auf eine Babymesse und veranstaltet 3-D-Ultraschalltests zum Nulltarif. Da frage ich mich als medizinisch ausgebildete Hebamme: Was wird da eigentlich verlost? Ist das ein reines Unterhaltungsevent oder eine veritable medizinische Untersuchung? Ist der Mann auf der Messe in seiner Funktion als Arzt tätig oder als Fernsehdirektor? Was passiert, wenn er dabei schwere Fehlbildungen an dem Fötus entdeckt? Wie geht er mit solch einem Ergebnis um? Was sagt er der Frau? Oder was wäre, wenn er bestimme Symptome gar nicht erkennt, weil er die Testgewinnerin zum ersten Mal sieht? Und wenn er etwas bei ihr übersieht oder verschweigt, ist er dann in der Haftung? Ich begreife nicht, warum sich in der Ärzteschaft niemand daran stößt, dass Kollegen auf diese seltsame Art und Weise ihre Leistungen feilbieten – wie auf einem mittelalterlichen Jahrmarkt. Ich halte das für einen Skandal.

Fehler und ihre Folgen

Ärzte nehmen sich heute weniger Zeit für ausführliche Patientengespräche als Hebammen. Im Durchschnitt steht ein Arzt der Schwangeren etwa zehn Minuten zur Verfügung, die Hebamme bleibt beim Hausbesuch meistens eine halbe Stunde. Die Mediziner setzen sich aber inzwischen auch selbst unter einen enormen Handlungsdruck. Aus Angst, Fehler zu machen und später eventuell von Patienten wegen unterlassener Leistungen verklagt zu werden, agieren sie hektisch, therapieren zu viel und sehen den Wald vor lauter Bäumen nicht mehr. Das stört die Qualität ihrer Arbeit. Und wächst sich leider zu einem echten Problem aus. Denn zu einer vernünftigen Patientenaufklärung und Risikoabwägung braucht es eine ruhige Hand. Stattdessen wird oft nach der schon immer falschen Devise verfahren: Viel hilft viel. Nicht nur werden den Schwangeren Medikamente, Vitamine und Nahrungsergänzungsmittel verschrieben, die häufig ganz überflüssig sind. Es werden auch immer wieder Bewertungen getroffen, die sachlich nicht korrekt und im Einzelfall weder hilfreich noch harmlos sind.

Am häufigsten passiert so etwas, wenn beim Ultraschall schlampig gearbeitet und dann noch nachlässig ausgewertet wird. Ich habe Dutzende Male erlebt, dass Größe, Gewicht und Kopfumfang von Föten derartig falsch berechnet wurden, dass die Untersuchungsergebnisse nicht nur für die konkrete Geburtsvorbereitung unbrauchbar waren, sondern das Risiko weiterer Fehler kurz vor oder unter der Geburt nach sich gezogen hätten. Wenn ich mich auf sie verlassen hätte. Aber ich bin mit der Zeit etwas misstrauisch geworden, denn ich trage letztlich die Verantwortung im Kreißsaal. Ich überprüfe die

Angaben und vertraue auf meinen Tastsinn. Denn ich bade nun einmal nicht gern die Fehler der anderen aus.

Und jede dieser Fehldiagnosen bedeutet für mich einfach zusätzliche Arbeit. Ich habe zum Beispiel vor ein paar Jahren eine medizinisch völlig unauffällige Frau bei mir gehabt, die mit ihrem zweiten Kind schwanger war – ich hatte sie schon bei ihrer ersten Geburt betreut, die ohne Probleme verlief. Aber nun befand sich das Kind neun Wochen vor dem geplanten Geburtstermin in der so genannten Beckenendlage; sein Po war also unten und sein Kopf oben. Ihr nicht gerade einfühlsamer Gynäkologe hatte der Frau daraufhin erklärt, sie solle »sich doch mit dem Thema Kaiserschnitt schon einmal anfreunden«. Die Patientin kam nach dem Arzttermin völlig aufgeregt zu mir, und ich musste ihr erst einmal lang und breit erklären, dass diese Prognose ihres Arztes wenig tauge. Erstens, weil eine Frau, wenn sonst alles in Ordnung ist, ihr Kind selbst dann spontan gebären kann, wenn der Po unten liegt; zweitens, weil die Chance groß ist, dass das Kind sich in der noch verbleibenden Zeit von allein dreht. Und drittens gibt es tatsächlich auch noch medizintechnische Möglichkeiten, ein Kind im Mutterleib zu wenden.

Ich will mit diesem Beispiel nur sagen: Eine Frau zehn Wochen vor dem Termin aus derartigen Gründen zu einem Kaiserschnitt zu drängen, halte ich für sehr bedenklich. Ich habe auch schon Frauen in Betreuung gehabt, die eigentlich nicht bei mir zur Geburt angemeldet waren, sondern von anderen Kliniken zu unserer wechselten – und zwar, weil man ihnen dort allein wegen ihres Alters (über 35 Jahre) einen Kaiserschnitt dringend empfohlen hatte. Sie waren empört und aufgelöst und haben letztendlich bei uns ganz normal spontan entbunden.

64

Es werden von Frauenärzten mitunter hastige und voreilige Schlüsse gezogen, die ich als erfahrene Hebamme nicht nachvollziehen kann. Wenn das häufiger passiert, kann ich die beteiligten Ärzte meinen Frauen nicht mehr empfehlen. Es zeigt sich leider auch immer wieder, dass Frauenärzte und Hebammen kaum die gleiche Sprache sprechen, wenn es um die Beschreibung von Problemen und um kurzfristige Diagnosen geht.

Darüber hinaus wissen Frauenärzte häufig zu wenig Bescheid über normale, spontane Geburtsverläufe und konzentrieren sich stattdessen zu sehr auf pathologische Extremfälle, bei denen sie aktiv werden müssen. Medizinische Kontrollen sind gut und wichtig, aber ganz ohne ärztliches Vertrauen in die Kompetenz der Hebammen klappt die Zusammenarbeit eben auch nicht. Ich bin mir jedenfalls sicher: Würden angehende Ärzte und Hebammen ein paar Semester gemeinsam in Sachen Geburtshilfe ausgebildet, wäre vieles leichter, nicht zuletzt für die von ihnen später betreuten Frauen und Kinder. Das wäre nach meiner Auffassung eine gute Maßnahme, um die Qualität der Betreuung zu verbessern. Und es würde die spätere Zusammenarbeit von Arzt und Hebamme in den Geburtszentren wesentlich erleichtern.

Geburtsvorbereiterinnen und andere »Helfer«

Um Still-Beraterin zu werden, muss man bereits ausgebildete Hebamme oder Kinderkrankenschwester sein, verfügt also über medizinische und anatomische Kenntnisse, die für eine verantwortungsvolle Arbeit mit Patienten auch zwingend erforderlich sind. Für die so genannten Geburtsvorbereiterinnen gelten hingegen viel niedrigere Zugangshürden. Sie kamen in Westdeutschland in den achtziger Jahren auf, als das Misstrauen gegenüber Ärzten und Kliniken besonders groß war und die ersten Geburtshäuser öffneten.

Geburtsvorbereiterinnen sind keine richtigen Hebammen, sondern Frauen, die lediglich einen Kurs gemacht haben, um andere Frauen auf die Geburt vorzubereiten, die dann ohne ihre Hilfe stattfindet. Ihre Qualifikation als Helferin erwirbt sie sich dadurch, dass sie an einigen Wochenenden ein paar Workshops besucht und bei zehn Geburten dabei ist, wobei die eigenen mitzählen. Auch wenn es gewiss manche unter ihnen gibt, die sehr nett sind und beeindruckende gesprächstherapeutische Talente besitzen, sind doch die meisten dieser Frauen mit ihrem Halbwissen nicht in der Lage, in der Schwangerschaft häufig auftretende Fragen korrekt zu beantworten und etwaige Probleme angemessen zu beurteilen. So jedenfalls meine wiederholten Erfahrungen.

Ich würde ja auch von niemandem mein Auto reparieren lassen, der sich nur mit dem Flicken von Fahrradschläuchen auskennt. Da sich diese helfenden Hände aber gegenseitig empfehlen und sich in einem geschlossenen Netzwerk von Gleichgesinnten bewegen, stehen sie medizinischem Fachwissen ablehnend bis feindselig gegenüber, anstatt es sich anzueignen. Wenn ich ab und zu mit diesen Frauen zu tun bekomme, bin ich oft ziemlich erschüttert über ihre oberflächlichen Kenntnisse und ihre dogmatischen Ansichten. Oft wissen sie nicht mehr über weibliche Anatomie und die häufigsten Erkrankungen als die Frauen, die sich von ihnen so intensiv beraten lassen. Was sie an esoterischen Weisheiten verbreiten, kann ich leider nicht ernst nehmen. Ich habe es ehrlich versucht.

Es gibt auch immer wieder Frauen, die mir erzählen, dass sie zum ersten Treffen mit ihrer Doula kommen wollen. Das irritiert mich immer etwas, dass junge, angeblich emanzipierte Frauen eine willige Hilfskraft brauchen. Denn das Wort Doula kommt aus dem Griechischen und bedeutet ursprünglich nichts anderes als: »Sklavin«.

Im antiken Griechenland haben sich Frauen der Oberschicht Sklavinnen genommen, die ihnen dann in der Zeit von Schwangerschaft, Geburt und Wochenbett Tag und Nacht zur Verfügung standen. Die ihnen die Füße massierten und auch sonst zu Diensten waren, im Prinzip also reine Sklavenarbeit verrichteten. Und seit ein paar Jahren gibt es diese dienenden Doulas nun tatsächlich auch bei uns. Meistens bieten sich dafür junge Frauen an, die selbst schon einmal entbunden haben und sich nebenbei (oder auch schwarz) etwas dazuverdienen wollen.

Man kann erst einmal nichts dagegen haben, dass Frauen in dieser schwierigen Zeit umsorgt werden wollen, aber in dieser Form finde ich es doch ziemlich fragwürdig. Und ich halte diese Tätigkeit auch nicht für sinnvoll, besonders wenn die Doulas sich in fachspezifische Angelegenheiten einmischen, von denen sie schlichtweg keine Ahnung haben. Weil sie dafür nicht ausgebildet wurden. Sie können also weder Schwangerschaftsnöte oder Geburtsverläufe noch die Probleme des Wochenbetts professionell beurteilen, geschweige denn lösen. Grundkenntnisse in weiblicher Körperpflege und Massage reichen dafür mit Sicherheit nicht aus. Aus diesem Grund bezahlt auch keine Krankenkasse diese Dienste, so dass man Doulas hierzulande eher selten findet und meist nur in finanziell gut versorgten Kreisen. Ich entbinde keine Frauen, die mit einer Doula ankommen.

Aber nicht nur ihre Hebamme und ihr Frauenarzt, ihre Geburtsvorbereiterin oder auch Doula beeinflussen die Art und Weise, wie eine werdende Mutter später in die Geburt geht. Es flüstern und raunen ihr noch viele andere bunt gemischte Experten verschiedenste Ratschläge zu. Ich fasse sie unter dem Sammelbegriff »parasitäre Dienstleister« zusammen, was ich durchaus polemisch meine. Denn das Geschäftsprinzip ist stets dasselbe: Wie schwatze ich ahnungslosen, verunsicherten Schwangeren möglichst viele Dinge auf, die sie nicht brauchen: Heublumenbäder, Kügelchen, Bachblütenöle, Chakren-Massagen. Und sie verdienen sich nicht selten eine goldene Nase damit.

Als umsatzstarke Konkurrenz zu den Schulmedizinern treten auch Ärzte auf, die mit Akupunktur und der traditionellen chinesischen Medizin (TCM) arbeiten, die durchaus ihre Meriten hat, aber auch einen stolzen Preis. Und die Frauen wenden sich auch an allerlei Heilpraktiker und Reiki-Meister. Manche schleppen ihren persönlichen Coach sogar mit in den Kreißsaal. Da habe ich schon abenteuerliche Auftritte erlebt.

Es gibt in Deutschland einen riesigen expandierenden Markt rund um das Thema Geburt und Schwangerschaft, und es haben sich in den letzten 30 Jahren jede Menge neue Dienstleistungsangebote entwickelt, die ich sehr kritisch beurteile. Fröhlich-dreiste Autodidakten reden ihren Opfern erst die Wehwehchen ein, gegen die sie dann alle möglichen Zaubermittel in der Tasche haben. Sie machen ein Milliardengeschäft mit dem Unwissen und der Unsicherheit von Frauen, die auf alles Mögliche hören, nur nicht mehr auf ihr Körpergefühl, den gesunden Menschenverstand und den Rat ihrer Hebamme. Zum Glück folgen dem nicht alle. Am wenigsten die jüngste Elterngeneration, bei der auch das Geld nicht so locker sitzt.

Total entspannt in die Geburt?

Häufig geht es dabei um das Thema Entspannung. Unter diesem Label kann man den Leuten fast alles verkaufen, wenn man sie nur ordentlich eincremt mit Halbwahrheiten bis hin zu regelrechtem Nonsens. So gibt es eine Fülle an Angeboten zur Geburtsvorbereitung, die eine absolut entspannte Geburt garantieren wollen, wie zum Beispiel eine von Marie F. Mongan 1989 erfundene Technik aus den USA. Teilnehmerinnen eines Zwölf-Stunden-Kurses sollen Entspannungs- und Selbsthypnosetechniken lernen, die Angst und Anspannung durch Vertrauen, Wohlbefinden und Ruhe ersetzen. Dabei wird angeblich die natürliche Produktion von körpereigenen schmerzlindernden Stoffen (Endorphinen) angeregt. Dass Schmerzen Teil einer normalen Geburt sind, gilt hier als Mythos, und die Eltern-Kind-Beziehung wird auch gefördert, klar. Einzelkurse können da (bis zur 37. Schwangerschaftswoche) schnell an die 500 Euro kosten, inklusive Hypnose-CD.

Ich informierte mich auf einer Babymesse am Stand eines solchen Anbieters. Ich fragte, wie das denn gehen solle: Geburt ohne Angst und Schmerz. »Frauen haben doch schon seit Adam und Eva Schmerzen bei der Geburt«, gab ich zu bedenken, ohne mich als Hebamme zu outen. »Aber nicht mit unserer Methode!«, kam die selbstbewusste Antwort. Die Frau müsse bei der Geburt des Kindes nur die CD einlegen und die Kopfhörer aufsetzen. Mein Einwand: »Aber dann braucht sie ja gar keine Hebamme mehr, dann kann sie ja mit der gar nicht mehr sprechen.« Daraufhin sagte die Frau am Stand in vollem Ernst: »Sie braucht dann auch keine Hebamme mehr. Das geht dann alles ganz von allein.« An diesem Punkt habe ich das Gespräch abgebrochen, weil ich merkte, wie einer meiner berüchtigten italienischen Momente in mir aufstieg. Denn die angeblich so angstfreie und selbstbestimmte Eigenhypnose im Kreißsaal ist und bleibt grober Unfug.

Welche Folgen solche pseudonatürlichen Methoden haben können, zeigt das Erlebnis, von dem mir kürzlich eine Kollegin erzählt hat: »Die Gebärende, die ich begleitete, ist im Moment des größten Wehenschmerzes völlig zusammengebrochen. Weil sie nicht damit klarkam, dass sie trotz der ganzen erlernten Entspannungstechniken große Schmerzen hatte. Sie dachte, sie habe alles falsch gemacht und müsse jetzt die Schmerzen erleiden als Strafe dafür. Sie war überhaupt nicht mehr ansprechbar.« Das nenne ich gefährliche Scharlatanerie, die sich für die betroffenen Frauen zur Katastrophe auswachsen kann. Ich kann nur dringend davor warnen.

Das Für und Wider von Kursen

Sobald eine Frau bekannt gibt, dass sie schwanger ist, wird sie mit Kursangeboten aller Art geradezu bombardiert. Diese inflationäre Ausweitung der Dienstleistungen rund um die Geburt entstand ab 1990, als immer mehr Hebammen anfingen, nach Alternativen zum stressigen Schichtdienst in den Kreißsälen zu suchen. Während die klassische 1:1-Betreuung inklusive Geburtsbegleitung an vielen Orten abgebaut wurde, wuchs stattdessen die Zahl derjenigen, die den Frauen helfen wollten, sich auf die Geburt vorzubereiten wie auf eine Führerscheinprüfung. Die Vorstellungen, die man Frauen in diesen Veranstaltungen von ihrer kommenden Geburt vermittelt, reichen von einem mystischen Selbsterfahrungsevent bis zu einer sportlichen Höchstleistung, auf die sich hintrainieren ließe. Und natürlich kann die Qualität der angebotenen Kurse immer nur so gut sein wie der Ausbildungsgrad seiner Leiterin – was ich natürlich im Einzelfall unmöglich beurteilen kann. Dazu müsste ich die Frauen schon persönlich kennen.

Es trifft zu, dass Schwangerenkurse ein großes Bedürfnis der Frauen erfüllen, sich in dieser Zeit mit anderen Frauen auszutauschen, die in der gleichen Lage sind wie sie. Und da sind Treffen in gepflegter Atmosphäre allemal angenehmer und nützlicher als das hektische Chatten mit Unbekannten im Internet. Auch für die Zeit nach der Geburt lassen sich im Kurs soziale Kontakte knüpfen.

Zu mir kommen aber sehr viele Frauen, die mich ratlos fragen: Was brauche ich eigentlich von dieser Flut von Angeboten? Denn da erzählt ihnen jeder etwas anderes. Das fängt an bei den Geburtsvorbereitungskursen, nur scheinbar ein absolutes Muss. Ich meine: Eine Schwangere kann das machen, muss es aber nicht. Häufig sind diese Kurse auch nur die Einstiegsdroge für weitere Kurse, die immer nur »das Beste für Mama und Baby« versprechen. Und weil die Schwangerschaft ja nun mal nicht ewig dauert, muss man sich ranhalten – damit man nicht den neuesten Trend aus den USA verpasst.

Yogaübungen, Beckenbodentraining und andere Angebote zur Schwangerengymnastik können wirklich sinnvoll sein, wenn sie der Frau ein besseres Körpergefühl geben, ihren Stress vermindern und Schwangerschaftsbeschwerden, wie etwa Rückenschmerzen und schwere Beine, lindern helfen. Schwangeren-Yoga kann unbestritten eine positive entspannende Wirkung haben, ich habe es selbst ausprobiert. Manche Frauen wollen Wassergymnastik machen, wegen des verminderten Gewichts und damit sich das Kind im Bauch wohler fühlt. Dabei muss man aber das erhöhte Infektionsrisiko in öffentlichen Bädern beachten.

Ich kenne junge Paare, die regelrechten Terminstress haben, weil sie jeden Abend zu irgendeinem Kurs laufen. Sie tun das alles, weil sie glauben, dem Kind damit einen optimalen Start ins Leben zu gewährleisten. Doch ich meine, dass das Baby im Bauch sich darum wenig kümmert. Es wächst auch ohne Yoga und Aquafit, das hat die Natur so eingerichtet.

Viele Frauen nehmen gern ihre Männer überallhin mit, und es gibt auch Aufgeschlossene unter ihnen, die damit einverstanden sind; die meisten Männer aber sind nicht so begeistert. Ihnen biete ich individuelle Gespräche anstelle von Gruppensitzungen an. Da erzähle ich ihnen dann, was während und nach der Geburt im Kreißsaal auf sie zukommt. Und sie freuen sich, dass sie sich nicht in einer Gruppe entblößen müssen. Wenn Paare bei mir sitzen und mir berichten, was sie alles buchen wollen, und ich ihnen von allem abrate, bekomme ich gespaltene Reaktionen: Die Frauen sind oft entsetzt oder enttäuscht, die Männer immer erleichtert: Ein Glück, ich brauch da nicht hin.

Aber die Kursangebote hören mit gelungener Geburt nicht auf, dann geht es erst richtig los. Denn offenbar besteht in den Großstädten eine soziale Lücke, die auf diese Weise geschlossen werden soll. Als ich vor fast 30 Jahren selbst entbunden habe, trafen sich die Mütter nachmittags beim Spazierengehen mit dem Kinderwagen. Der soziale Zusammenhalt der Frauen war einfach größer als heute. In unserer gestressten Gegenwart sind Kontakte weniger leicht und spontan zu knüpfen. Heute brauchen Frauen Kurse, um sich zu treffen, zahlen Geld dafür, aber missbrauchen dabei manchmal geradezu ihre

Kinder für ihre eigene Sozialisierung. Viele Frauen geben auch bereitwillig zu, dass sie die Mütterkurse nur buchen, um andere Frauen kennenzulernen.

Auf die Praxis kommt es an

Ich rate meinen Frauen schon bei unserem ersten Treffen, sich nicht mit unnützen Ratschlägen zu belasten, sondern auf sich selbst zu vertrauen. Und die Zeit bis zur Geburt dazu zu nutzen, praktische Fähigkeiten zu trainieren, die sie später braucht, wenn sie oft allein ein Neugeborenes versorgen muss. Und ich behaupte aus meiner Erfahrung heraus, dass moderne Frauen, die sich daran halten, weitaus unbelasteter in die Geburt gehen. Wodurch die Geburten, auch wenn sie schwierig sind, viel besser verlaufen – eben ohne Aberglaube, Schuldgefühl und unerfüllbare Glückserwartung. Und Geld spart man dabei auch.

Neben den zahlreichen Kursen und alternativen Programmen existieren eine anschwellende Ratgeberliteratur über Schwangerschaft und Geburt – manches davon nützlich, anderes albern, falsch oder ärgerlich – und vor allem ein gigantischer Fluss frei herumschwirrender Informationen im Internet, die auf die Schwangeren einstürmen und sie vollends verwirren, wenn sie zu viel davon konsumieren, anstatt noch mal in Ruhe ins Kino zu gehen.

Ich lehne nicht alles ab, was man online dazu lesen kann, aber Laien können eben nicht unterscheiden zwischen Dichtung und Wahrheit. Vieles an Foren und Geburtsberichten im Internet ist mehr oder weniger unwichtig. Hier wird nicht nur darüber debattiert, was Schwangere tunlichst zu essen, zu trinken und zu meiden haben. Es gibt leider auch Frauen, die im Schutz der so genannten Webanonymität ihre Schwangeren- und Geburtsgeschichten bis auf die letzte Körperritze zum Besten geben, die alles erklären, was mit und in ihrem Körper passiert. Ich frage mich nur, woher sie die Zeit nehmen, sich derartig detailliert zu entblößen. Da werden intimste Sachen erzählt, die selbst ich unglaublich finde. Ich begreife nicht, wie Frauen mit derart privaten Dingen spazieren gehen können. Und jede ist davon überzeugt, dass sie allein weiß, worauf es ankommt.

Die Fülle von wenig brauchbaren Informationen für Familiengründer führt häufig dazu, dass die jungen Paare, die zu mir kommen, über alles Mögliche informiert sind, nicht aber über die einfachsten und wesentlichen Dinge, die angehende Eltern wissen sollten. Sie haben zum Beispiel keine Ahnung davon, woran die Frau merkt, »dass es losgeht«, welche Funktion also die Wehen vor und während der Geburt haben. Selbst in vielen Vorbereitungskursen erklärt man ihnen nicht, bei welchen Symptomen die Schwangere ins Krankenhaus muss. Sie wissen oft noch nicht einmal, dass Wehen natürlich auch Schmerzen bedeuten. Ich finde es sehr interessant, dass solche körperlichen Dinge bei vielen Kursen gern ausgeblendet oder verdrängt werden. Zahlreiche Männer schicken ihre Frauen bereits bei der kleinsten Unpässlichkeit ins Krankenhaus, weil sie Angst haben, den Beginn der Geburt zu verpassen. Aber wie gesagt: Schwanger sein ist keine Krankheit – und eine Geburtswehe ist kein Katastrophenalarm.

KAPITEL 5

Der Mythos der
natürlichen Geburt

Der Geburtstermin rückt näher. Die erste Hälfte der Schwangerschaft ist vorbei, in ihrem Bauch spürt die werdende Mutter, dass der Nachwuchs mobiler wird. Und eine Frau, die zum ersten Mal ein Kind erwartet, macht sich besonders viele Gedanken darüber, was da wohl auf sie zukommen mag. Sie malt sich die Geburt ihres Babys schon jetzt in allen Einzelheiten aus.

Es gibt nicht wenige Frauen, die mir schon Monate vorher erzählen, sie hätten im Kreißsaal gern »alles ganz natürlich«. Dann frage ich sie, warum sie überhaupt im Krankenhaus – mit seinen ganzen medizinischen Möglichkeiten – entbinden wollen. Ganz natürlich, konsequent ohne Medizin, so erkläre ich ihnen, würde auch das Risiko verdoppeln, dass das Kind die ersten zwei Jahre nicht überlebt. Denn das hieße auch, auf die gesamte Vorsorge während der Schwangerschaft inklusive Ultraschall zu verzichten, also ohne elektronische Überwachung der kindlichen Herztöne und des Geburtsverlaufs, keine Medikamente für Mutter und Kind, keine Impfungen, keine Antibiotika, keine Schmerzmittel. Das haben sich die meisten nie bewusst gemacht.

Eine dem Wunsch nach Natürlichkeit entgegengesetzte, doch ebenso unrealistische Erwartung – häufig von den Männern unterstützt – verlangt nach einer maximalen Sicher-

75

heit, die selbst die beste Entbindungsstation der Welt nicht garantieren kann. Eltern mit dieser Vollkaskomentalität wollen am liebsten alles konsumieren, was es an medizinischen Leistungen nach dem neuesten Stand der Technik gibt – von der kompletten Pränataldiagnostik bis zum geplanten Kaiserschnitt. Gleichzeitig bestehen sie darauf, dass ihnen bei der Geburt ihres Kindes jede noch so kleine Mühe abgenommen wird. Auch diesen Trend finde ich bedenklich und versuche ihm mit Argumenten zu begegnen. Denn selbst die besten Ärzte und Hebammen können derart ängstlichen Eltern nur schwer gerecht werden. Ein Null-Risiko-Leben – so etwas gibt es nun einmal nicht. Mein Angebot an die Paare ist so etwas wie der goldene Mittelweg. Es besteht darin, die individuelle Betreuung bis zur Geburt zu gewährleisten, alle erkennbaren Risiken mit Hilfe meiner Erfahrung als Hebamme auszuschalten; die Geburt selbst so sicher, zurückhaltend und aufmerksam zu begleiten, wie es die Situation verlangt – und auch nach der Entbindung die eventuell störenden Aspekte des Klinikaufenthalts so klein wie möglich zu halten. Wenn ich Frauen auseinandersetze, worauf sie alles verzichten müssten, wenn sie die »natürliche« Geburt mit allen Konsequenzen und Risiken verlangten, werden sie hellhörig. Und ich bemerke dabei immer wieder die Verwirrung, die andere mit ihren Ratschlägen bei ihnen schon angerichtet haben. Viele haben bereits einen bittersüßen Cocktail aus Medizinkritik, heilkundlichem Halbwissen und esoterischen Ammenmärchen geschluckt.

Schwangere sind bekanntlich besonders sensibel und viel leichter zu beeinflussen als andere Frauen. Sie neigen zu speziellen Ängsten und Fantasien. Ich finde es deshalb nicht gut, wenn versucht wird, ihnen vor der Geburt nutzlosen Unsinn einzureden. Wenn man etwa ihre Unsicherheiten und

Befürchtungen dazu hernimmt, um die moderne medizinische Geburtshilfe in Bausch und Bogen als »größte Gefahr für Mutter und Kind« hinzustellen. Dadurch werden häufig innere Konflikte und Angstneurosen geschürt, die sonst gar nicht erst entstünden. Zum Beispiel übertriebene Angst vor schmerzhaften Wehen.

Evas Sünde und die Väter des Mythos

Die »natürliche Geburt« ist längst mehr als ein Wunsch, sie ist zu einem Mythos geworden. Und der hat nicht nur viele Mütter, sondern auch eine Reihe von Vätern, die ihn miterschaffen haben. Drei Ärzte, die viele Jahre in der Geburtshilfe gearbeitet haben, sind zu unterschiedlichen Zeiten zu der seinerzeit revolutionären Erkenntnis gelangt, dass Mutter und Kind auf sanftere Art gebären sollten, als im Christentum vorgeschrieben. Zur Erinnerung für die Nicht-Bibelfesten: Im 1. Buch Mose, 3. Kapitel, Vers 16, steht die Verfluchung Evas nach dem Sündenfall geschrieben: »Gott der Herr sprach zum Weibe: Ich will dir Schmerzen schaffen, wenn du schwanger bist; du sollst mit Schmerzen Kinder gebären.« Soweit die grausame Botschaft des Alten Testaments: Geburt als Qual und Strafe für das in Sünde gefallene Weib.

Der Engländer Grantly Dick-Read (1890–1959) verfasste sein Sachbuch *Mutterwerden ohne Schmerz – Die natürliche Geburt* bereits 1933, es erschien aber erst 1950 in deutscher Sprache und erreichte schnell und zu Recht sechsstellige Verkaufszahlen. Es gehörte auch zum Pflichtstoff meiner Ausbildung in Rostock. Das klassische Geburtshilfe-Handbuch für Ärzte und Hebammen kann man heute noch mit großem Gewinn studieren, auch wenn die Medizin seitdem nicht stehengeblieben ist. Dick-Read versuchte, erst einmal herauszufinden, woher die großen Geburtsschmerzen kommen. Er wies darauf hin, dass die Psyche der Gebärenden jahrhundertelang nicht beachtet worden war. Man nahm die Bibel als Rechtfertigung dafür, sich um Möglichkeiten der Schmerzlinderung nicht kümmern zu müssen. Zudem herrschte auch bei denen, die den Frauen bei der Geburt beistanden, eine große Unwissenheit über die tatsächlichen Abläufe. Dick-Read gilt noch heute als mutiger Pionier auf dem Feld der psychologischen Geburtsvorbereitung. Er plädierte für Gymnastik, eine behutsame Geburtshilfe und einen minimalen Einsatz technischer oder narkotischer Hilfsmittel. Er versprach jedoch keine komplikationslosen Geburten ohne Schmerz. So einfach machte er es uns nicht.

Der französische Arzt und Schriftsteller Frédérick Leboyer (geb. 1918) wurde als »Anwalt des Kindes« bekannt. Sein Buch *Geburt ohne Gewalt* erschien zuerst 1974 in Paris. Es ist ein suggestives Gesamtkunstwerk aus Texten und »stimmungsvollen« Fotos von Neugeborenen, die dem Leser die Augen öffnen sollen: dafür, wie grausam Kinder ihre Geburt in einem modernen Krankenhaus erleben – und wie entspannt dagegen in Indien. Als langjähriger Frauenarzt einer Pariser Geburtsklinik weiß er, wovon er spricht. Er stellt den dort vorherrschenden unnötig brutalen Praktiken seine in Asien gewonnenen Erfahrungen mit Hausgeburten und traditionellen Heilmethoden der sanften Art gegenüber. Leboyer galt lange als *der* Experte für natürliche Geburt und hat noch heute zahlreiche Anhänger. Viele seiner Vorschläge sind gängige Praxis sanfter Hebammen, auch in den Kliniken. Aber Ayurveda für alle, das bleibt Utopie.

Der Franzose Michel Odent (geb. 1930) leitete fast 25 Jahre lang die Gynäkologieabteilung einer Klinik in Nordfrankreich, wo er neue Methoden der Geburtshilfe erforschte und praktizierte. Sein Anfang der neunziger Jahre erschienenes Buch *Geburt und Stillen* enthält interessante Erkenntnisse, von denen sich viele mit meinen Erfahrungen decken. Er betont, wie wichtig es ist, dass ein Kind in *privacy,* also in einem kleinen, geschützten Raum bei gedämpftem Licht zur Welt kommt – und nicht umgeben von vielen Menschen, in einer lauten, von elektronischen Apparaten strotzenden Umgebung. Je weniger Zuschauer, umso kürzer und störungsfreier die Geburt – was ich nur bestätigen kann.

Bei aller Sympathie für die besonders in den Niederlanden noch heute sehr verbreiteten Hausgeburten und für die in den USA damals gerade entstandenen alternativen Geburtshäuser warnt Michel Odent: »Wir können die Geburtshilfe – eine Disziplin, deren Priorität es ist, die Geburten zu kontrollieren – nicht durch eine radikale neue Haltung ersetzen wollen, deren Priorität es wäre, die Geburt so leicht wie möglich zu machen, und denken, dass das über Nacht geschehen kann.« Auf Periduralanästhesie und Kaiserschnitt als Notfallinstrumente will er nicht verzichten. Aber er träumt bereits vom »postelektronischen« Zeitalter in den Kliniken. Vielleicht bekommt er irgendwann recht.

Dick-Read, Leboyer und Odent kann man getrost als die einflussreichsten Neuerer auf dem Feld der humanen Geburtshilfe des 20. Jahrhunderts bezeichnen, auch wenn nicht alles ausgereift und bewiesen ist, was sie schrieben. Eine gut ausgebildete Hebamme kann von ihnen viel lernen. Das heißt jedoch nicht, dass aus solchen kritischen und hilfreichen Gedanken und Ideen zur Schmerzreduktion eine kompakte Gebrauchsanweisung gezimmert werden kann, an die sich die Gebärende zu halten hätte. Das holzschnittartige Vereinfachen und Vergröbern richtiger Einsichten kann schnell ins negative Gegenteil umschlagen. Es kommt eben in der Praxis doch immer anders, als es im Lehrbuch steht.

Leider spielt in diesen leicht konfusen Zeiten ein nicht geringer Teil meiner Berufskolleginnen – außerhalb der Krankenhäuser – keine besonders positive Rolle, wenn sie die Frauen in oft schon dogmatisch borniert Art und Weise auf ihre Geburten vorbereiten. Mit dem vorgeblichen Ziel, den Frauen eine möglichst »natürliche« Geburt zu ermöglichen, versteigt man sich zu Behauptungen, die weder bewiesen noch gut für die Frauen sind. Und verschweigt wichtige Tatsachen zum Geburtsverlauf, die nicht in das Schema passen. Fernab jeder sachlichen Aufklärung ängstigt man die Frauen mit allerlei abstrusen Irrlehren, die auch im Internet verbreitet werden. Dort kann man sogar Hebammen finden, die in der Tradition des umstrittenen Psychoanalytikers Wilhelm Reich (1897–1957) Geburten mit Orgasmen vergleichen. Die verkünden, dass die Frau ekstatische Lust verspüren soll, wenn sie ein Kind gebärt. Ich kann versichern: Noch keine der rund 4000 Frauen aus aller Herren Länder, die ich bisher entbunden habe, hat je etwas zu mir geäußert, das diese Vermutung auch nur im Entferntesten stützt. Ich finde: Wer bei einer Geburt an Sex denkt, muss schon eine ausgeprägte Fantasie haben. So schön ist das nun auch wieder nicht.

Ein Irrglaube ist die Behauptung, dass erst das Krankenhaus und die dort übliche Verletzung der weiblichen Privatsphäre zu einer schmerzhaften Geburt führten. Schon wieder wird den Frauen unnötig Angst gemacht mit der Folge, dass viele von ihnen sich unter der Geburt sogar wundern, wenn sie starke Wehenschmerzen haben. Da man sie in der Vorsorge darauf nicht vorbereitet hat, wissen sie sich nicht zu helfen und machen Klinikhebammen und Ärzte für die Schmerzen verantwortlich.

Und dann gibt es eine unbelehrbare Hardcorefraktion, vor der ich ausdrücklich warne. Das Credo dieser radikalsten Verfechterinnen der »natürlichen Geburt« heißt, dass die Gebärenden gemäß Evas Verfluchung Schmerzen erleiden *müssen*, um eine richtige Frau zu sein. Dass eine Frau ihren Wert gar erst über die Mutterschaft erhält. Und dass erst das heldenhafte Erdulden der Geburtsqualen sie auf andere Schicksalsschläge des Lebens optimal vorbereitet. Diese sadistische Lehre gipfelt in dem archaischen, im Einzelfall sogar lebensgefährlichen Gebot: Du sollst deine Geburt ohne ärztliche Hilfe und medizinische Hilfsmittel durchstehen! Das halte ich nun wirklich für vollkommen unverantwortlich.

Und ich habe kein Verständnis dafür, dass eine so erfahrene und prominente Hebamme wie Ingeborg Stadelmann noch im 21. Jahrhundert in einem Interview (*Süddeutsche Zeitung Magazin* 20/2011) auf die Frage nach dem Sinn von Geburtsschmerzen verkündet: »Geburtsschmerzen sind von unschätzbarem Wert. Der Geburtsschmerz ist Vorbereitung für alle Schmerzen, die im Leben noch kommen. Im Gehirn wird bei der Geburt gespeichert: Der Mensch kann Schmerz leisten.« Und auf den Einwand ihrer Interviewerin, dass man im Jahr 2011 ja auch nicht mehr Zähne ohne Narkose zöge, legt die Autorin ungerührt nach: »Ich bin nicht gegen Schmerzmittel. (…) Aber überspitzt formuliert: Spätestens beim Sterben, dem letzten Abschiedsschmerz, kann es helfen, wenn bei der Geburt schon mal starke Schmerzen erlebt wurden.«

Solche Thesen entsprechen absolut nicht meiner Auffassung

von humaner Geburtshilfe. Beim Kinderkriegen geht es nicht um Tapferkeitsmedaillen wie an der Front! Die ganze Propaganda von der allein seligmachenden »natürlichen Geburt« ohne jeden Kompromiss ist zum Teil einer reaktionären Weltanschauung geworden und dient dem genauen Gegenteil dessen, was weibliche Emanzipation sein sollte. Hauptsache, man macht den Frauen schon vor der Entbindung ein schlechtes Gewissen, was bei dünnhäutigen Schwangeren ohnehin ein leichtes Spiel ist. Wenn ihr die Schmerzen zu viel werden sollten, ist sie selber schuld, frei nach dem Motto: »Ist die Wehe zu stark, bist du zu schwach!« Nach überstandener Tortur bieten diese konsequenten »Spezialistinnen« der möglichst medizinfreien Geburt gleich noch eine passende Therapie an, für alle Frauen, die es vielleicht nicht auf die heroische Tour geschafft haben; damit auch diese angeblichen »Verliererinnen« die Chance bekommen, ihren »traumatischen Misserfolg« seelisch aufzuarbeiten. Ich finde solche manipulativen Praktiken widerlich und bekämpfe sie, wo immer ich sie antreffe.

Die Krankenhäuser, das darf allerdings nicht verschwiegen werden, waren nicht unschuldig an solchen Auswüchsen. Denn um die Ursachen dieser ungesunden Entwicklung zum Gebär-Naturalismus besser zu verstehen, müssen wir ein halbes Jahrhundert zurückblicken, in die sechziger und siebziger Jahre. Die meisten Geburten fanden bereits in den Krankenhäusern statt, und tatsächlich konnte die Sterblichkeitsrate für Mütter und Kinder weiter erheblich gesenkt werden. Dafür wurde die Geburt damals auch in den deutschen Kliniken (in Ost und West) zunehmend technisierter und planbarer, denn es gab große Fortschritte in der medizinisch kontrollierten Geburtshilfe: von der Einführung des CTG (Kardiotokogramm, auf deutsch: Wehenschreiber), das die Überwachung der kindlichen Herztöne vor und unter der Geburt erlaubt, bis hin zu neuartigen Medikamenten, die in der Lage sind, den Verlauf in der Wehenphase zu beschleunigen oder zu verlangsamen. Diese Neuerungen führten dazu, dass das Feld der Geburtshilfe auch für Ärzte zunehmend attraktiv wurde. Mit absehbarem Ergebnis: Die Kontrolle der Geburten wurde den Hebammen immer mehr aus der Hand genommen, obwohl sie offiziell noch die Entbindung leiteten.

Den Gebärenden in den großen Kliniken hat man die neuen Verfahren als Fortschritt verkauft. Doch sie wurden selten gefragt, ob sie mit den Entbindungsmethoden auch einverstanden waren. Viele Frauen haben sich damals nicht gut gefühlt, weil sie als Patientinnen völlig entmündigt wurden. Die von Dick-Read angeregte psychosoziale Betreuung vor und nach der Geburt steckte leider erst in den Anfängen.

»Mein Bauch gehört mir!«

Innerhalb der westdeutschen Frauenbewegung, die seit den sechziger Jahren mehr Selbstbestimmung auch bei Schwangerschaft und Geburt forderte, entstand ein immer größeres Misstrauen gegenüber der klinisch kontrollierten, von männlichen Ärzten überwachten Geburt. Vielfach wurden Krankenhausgeburten als traumatischer Horror beschrieben und die klassische Hausgeburt oder die alternative Entbindung im Geburtshaus als »Fest unter Frauen« gefeiert.

Das soziale Ereignis der Geburt haben die Feministinnen jedoch in einer verklärten Vergangenheit verortet, die es so in der Geschichte niemals gab. Anstatt sich damit zu befassen, was Frauen noch 100 Jahre zuvor in Europa konkret zu erdulden hatten, als sie nicht selten ein Dutzend Mal schwanger wurden und nur jedes dritte Kind überlebte, suchten frauenbewegte Historikerinnen nur noch nach Belegen für rein weibliche Geburtsrituale, nach Kulturen ohne Patriarchat und männlich-technischen Kontrollwahn. »Mein Bauch gehört mir!« war der Kampfruf zur Abwehr jeder Einflussnahme von Ärzten, Staat und Kirche.

Eine der Mitstreiterinnen war damals die westdeutsche Soziologin und »Körperhistorikerin« Barbara Duden, die 1976 die Frauenzeitschrift *Courage* mitbegründete. Vor Kurzem entdeckte ich einen etwa 20 Jahre später von ihr verfassten Essay. Darin empörte sie sich pauschal über die medizinisch betreuten Klinikgeburten und erklärte gar deren Verlauf zu einer »technischen Liturgie«: »Wenn ich kleine Kinder sehe, lösen die bei mir gelegentlich Verwirrung aus. Ich kann den Eindruck nicht los werden, dass diese Kinder nie ›geboren‹ wurden. Ich kann nicht umhin, daran zu denken, dass die zehnjährigen Kinder Föten sind, die an einem Wochentag zwischen 9 und 17 Uhr durch einen Abbruch der Schwangerschaft (die als Geburtseinleitung bezeichnet wird) ihre extrauterine Existenz begonnen haben.« Und weiter: »Mir scheint, dass jedes der scheinbar risikomindernden Verfahren wie z. B. Ultraschall, kardiotokographische Überwachung des Föten, Wehentropf, Dammschnitt – ganz abgesehen von seiner technischen Wirksamkeit – Ängste, Mythen und Zwangshandlungen schafft: eine Haltung, eine Glaubensform. Dieser Glaube verengt das Verständnis von Geburt auf das mit ihr verbundene Risiko ...« (*Die Ungeborenen*, S. 151).

Ich war wirklich ziemlich sprachlos, als ich das las. Dann wäre ich als Hebamme also eine Art Messdienerin und der Arzt im Kreißsaal ein gnadenloser Priester, der aus der Entbindung ein grausames Opferfest macht, das »ungeborene« Aliens und traumatisierte Mütter in Serie herstellt? Nicht nur die Diffamierung der unschuldigen Kinder fand ich monströs, auch die völlig undifferenzierte, arrogante Abwertung von ärztlicher Kunst und Hebammenarbeit. Nicht zu vergessen die offensichtliche Verachtung aller Frauen, die es wagten, in der Klinik zu entbinden, immerhin rund 95 Prozent! Was Barbara Duden und ihre Mitstreiterinnen schrieben, war keine feministische Aufklärung mehr, sondern nur noch Munition für einen Glaubenskrieg gegen die männlich geprägte Schulmedizin – im Namen einer weiblichen Natur und einer Tradition von Geburtsritualen, die nur in ihren Köpfen existierte. Dieser Kreuzzug dauert noch an, er hat auch unter den Hebammen viele Anhängerinnen.

Das in diesen eingeschworenen Kreisen weit verbreitete Missverständnis war und ist, moderne Frauen könnten und sollten ihre Kinder zur Welt bringen wie die damals noch so genannten Naturvölker Nordafrikas oder am Ufer des Amazonas. (Von denen ich übrigens auch auf Anfrage nie eine genaue Adresse für meine berufliche Fortbildung genannt bekommen habe.) Als ob sich Frauen im 21. Jahrhundert im Geburtshaus plötzlich in eine Massai aus vorkolonialen Zeiten verwandeln könnten!

Gegen so viel romantische Mystifikation hilft – wenn überhaupt – nur eine starke Dosis Wirklichkeit. Ich schildere deshalb eine dramatische Szene aus der Realität des Kreißsaals, deren Zeugin ich vor zehn Jahren wurde:

Es war für mich ein langer Tag im Krankenhaus gewesen, als auf der Station plötzlich Hektik ausbrach, weil ein Notruf von einer auf außerklinische Entbindungen spezialisierten Hebamme hereinkam: Bei einer Hausgeburt konnte sie keine kindlichen Herztöne mehr wahrnehmen. Der OP-Saal wurde in aller Eile vorbereitet, damit die Frau sofort einen Not-Kaiserschnitt bekommen konnte. Doch als die Gebärende zusammen mit der Hebamme eintraf, waren keine kindlichen Herztöne mehr nachweisbar: Das Kind war tot.

Später stellte sich heraus, dass die Herztöne des Kindes in den Stunden davor nicht kontinuierlich und regelmäßig zu Hause aufgezeichnet worden waren. Sonst hätte man vielleicht eine Auffälligkeit bemerkt. Die Hebamme verlor nun vollkommen die Fassung und weinte hemmungslos in einem Nebenraum. Da sagte der Oberarzt zu ihr: »Halten Sie jetzt bitte den Mund. Zum Jammern ist es zu spät. Sie haben dieser Frau eine natürliche Geburt versprochen. Und die hat sie bekommen.« Daran muss ich immer denken, wenn mir wieder jemand davon vorschwärmt, wie wunderbar sanft, romantisch und schön eine Entbindung ohne medizinische Überwachung doch sei.

Was Krankenhäuser leisten können

Heute richtet sich die Kritik an den Krankenhäusern immer wieder gegen die so genannte Massenabfertigung und unpersönliche Routine im Kreißsaal. Dass es dazu kommt, liegt daran, dass immer mehr kleine Kliniken schließen und damit auch ihre Geburtsabteilungen, so dass es bald nur noch große Geburtszentren geben wird. Dort finden dann viele Geburten statt, und an manchen Tagen kann es hektisch werden. In Häusern, die bis zu 3000 Geburten im Jahr zu bewältigen haben, muss es – wie in jeder Ambulanz und Arztpraxis – genormte logistische Abläufe geben, um die Qualität der medizinischen Leistung jederzeit zu gewährleisten. Das funktioniert aber nur mit Schichtdiensten in den Kreißsälen und einer flexiblen Personalreserve, da der Andrang in den Kreißsälen nicht jeden Tag gleich groß ist. Vieles klappt hier besser, weil Standards eingeführt wurden, aber vieles auch weniger gut, gerade weil es diese Standards gibt, die eine individuelle Betreuung oftmals einschränken – jedenfalls für Frauen, die nicht in Begleitung einer Beleghebamme zur Entbindung in die Klinik kommen und stattdessen den fremden Ort vielleicht zum ersten Mal im Leben betreten. Dieser Stress des Unbekannten lässt sich leicht vermeiden, indem sich die Paare rechtzeitig mit der Entbindungsstation ihrer Wahl vertraut machen.

Andererseits entwickeln Schwangere in Deutschland häufig übertriebene Serviceerwartungen, die mit der Wirklichkeit eines modernen Kreißsaals schwer zu vereinbaren sind. Das allgemeine Misstrauen gegenüber der klinischen Geburtshilfe erscheint mir – nebenbei bemerkt – als ein ziemliches Luxusproblem, das mitten im Wohlstand entstanden ist. Ein sehr großer Teil der Frauen auf dieser Welt hat nämlich keinen Zugang zu medizinischen Leistungen, oft fehlt sogar sauberes Wasser. Sie wären heilfroh, wenn sie nur die Minimalvarianten jener modernen Geburtshilfe bekämen, die bei uns längst Standard ist. Man muss sich nur ein einziges Mal mit Menschen unterhalten, die in solchen Gegenden Erste Geburtshilfe leisten, um ganz demütig und still zu werden.

Seit Jahren liegt der Anteil außerklinischer Geburten in Deutschland konstant bei 2 bis 2,5 Prozent. Jede gesunde Schwangere kann ihr Kind außerhalb der Klinik gebären – in Geburtshäusern, Hebammenpraxen oder zu Hause. Wichtig dabei ist, dass vom Frauenarzt zuvor alle Risikofaktoren, die eine besondere medizinische Betreuung von Mutter und/oder Neugeborenem notwendig machen, ausgeschlossen werden.

Es wird immer wieder gern behauptet, dass die Rate der Mütter- und Kindersterblichkeit bei Hausgeburten und Klinikgeburten gleich hoch sei. Das stimmt so nicht, denn die Frauen, die zu Hause oder im Geburtshaus entbinden, wurden von der Hebamme und vom Arzt schon vorher auf Risiken hin überprüft, so dass eine positive Vorauslese stattfindet. Also gehen die Frauen, bei denen gewisse Risiken für Mutter oder Kind diagnostiziert werden, schon von vornherein ins Krankenhaus! Wenn aber selbst bei dieser unterschiedlichen Risikoverteilung beide Geburtsorte die gleichen Werte bei der Mütter- und Säuglingssterblichkeit aufweisen, schneiden unterm Strich die außerklinischen Geburten sogar schlechter ab. So muss man diese Vergleichstatistik lesen.

Nutzen und Grenzen der alternativen Geburtshilfe

Als die Geburtshäuser begannen, ihr Angebot einer »natürlichen Geburt« zu bewerben, haben sich auch die Kliniken überlegt, was sie tun können, um auf diesen Naturtrend zu reagieren oder ihn für sich zu nutzen. Sie übernahmen typische Accessoires der neuen Konkurrenz, ohne lange zu überlegen, wie sinnvoll und nützlich sie sind. Als Erstes wurden Gebärhocker angeschafft. Gebärhocker halte ich für eine sehr sinnvolle Einrichtung, weil die Frau sich während der Pressphase auf den Hocker setzen und das Kind herausdrücken kann.

Danach kamen Sprossenwände in Mode und in die Kreißsäle. Ich habe trotz mehrerer Fortbildungen zu diesem Thema nie begriffen, wie eine Sprossenwand einer Gebärenden helfen soll. Sie könne sich daran festhalten und damit angeblich »das

Becken austarieren«, wurde mir erklärt. Nachdem die Sprossenwände zwei Jahrzehnte lang unbenutzt in den Kreißsälen verstaubten, werden sie nun wieder abgebaut. Das Gleiche gilt für das berühmte dicke Seil, das von der Decke baumelt. Viele Frauen wollen vorher genau wissen: »Hab ich denn auch ein Seil an der Decke?« Weil sie irgendwo gelesen haben, es sei gut, sich ans Seil zu hängen, wie es die Indianer tun. Die Squaws in den US-Reservaten hängen übrigens gar kein Seil an die Decke, sondern hocken sich einfach hin, wenn sie ihr Kind zur Welt bringen.

Aber im Ernst: Wenn man eine normalgewichtige Schwangere, die zwischen 75 und 80 Kilo auf die Waage bringt und ganz starke Schmerzen hat, auffordert, sich an ein Seil zu hängen, dann würde ich gern mal die Stoppuhr in die Hand nehmen, um zu messen, wie lange sie das aushält. Das hält nämlich keine aus! Deshalb ist das mit dem Seil leider auch Kokolores. Man erzielt als Geburtshelfer einen viel besseren Effekt, wenn die Gebärende sich während der Wehen irgendwo aufstützen kann, meinetwegen beim Partner, auf einen Bettrand oder auf einen Tisch. Da hat sie einen stabilen Halt, und auch ihr Rücken wird geschont.

Von den lieben Eso-Hebammen, wie ich sie manchmal nenne, wird zudem gern der so genannte Vierfüßlerstand als Gebärposition empfohlen. Auch ich habe das auf Wunsch von Frauen schon angeboten. Doch zum einen schmerzen den Frauen die Knie sehr schnell, wenn sie lange in dieser Stellung bleiben. Und zum anderen ist es bei der Geburt immer besser, wenn eine Frau den Rücken rund macht und nicht etwa als Hohlkreuz durchhängen lässt. Denn durch den runden Rücken vergrößert sie ihr Beckenvolumen. Eine Frau im Vierfüßlerstand hat es deshalb nicht leichter, sondern schwerer.

Woher kommt eigentlich diese Idee? Richtig: aus der Tierwelt. Vierbeinige Landsäuger wie Kühe, Pferde und Giraffen bekommen auf diese Weise leichter und angeblich schmerzfrei ihren Nachwuchs. Das hängt aber damit zusammen, dass sie eine andere Beckenstellung haben als wir. Durch die Evolution, die uns Primaten den aufrechten Gang beibrachte, hat das menschliche Becken eine Form erhalten, welche die Geburt erschwert. Da hat die Natur vielleicht nicht ganz aufgepasst. Aber das lässt sich eben nicht dadurch korrigieren, dass wir uns wieder auf alle viere begeben.

Noch seltsamer finde ich die Empfehlung, dass Frauen in den Wehen so lange wie möglich aufrecht stehen sollen, weil dann die Erdanziehungskraft das Kind herauszöge. Nach dieser Logik hätte es ja schon vier Wochen vor dem Termin herausfallen müssen! Und es ist schon deshalb kompletter Unsinn, weil es von der Anatomie des Beckens unmöglich gemacht wird. Das Neugeborene muss sich nämlich um die Ecke herum durch den Geburtskanal drehen, es plumpst nicht heraus wie ein Stein. Was das Kind zur Welt bringt, sind die Wehen, die Kontraktionen der Gebärmutter. Und sonst nichts. Ich kann nur wiederholen, was ich immer sage: Eine wahrhaftige, menschenfreundliche Hebamme erzählt den Frauen keine Märchen, sondern sagt ihnen die Wahrheit.

Eine Hamburger Hausgeburt-Hebamme, die ich seit vielen Jahren sehr schätze, brachte einmal nach mehreren Stunden unter der Geburt eine Frau in die Klinik, weil sie trotz intensiver Bemühungen mit ihrem Latein am Ende war. Wir haben zusammen noch ein ganze Weile versucht, das Kind auf normalem Weg frei zu bekommen, aber es blieb am Ende doch nur der Kaiserschnitt übrig, um Kind und Mutter vor Schlimmeren zu bewahren. Als ich dann das Kind nach dieser langen Tortur der erschöpften Mutter auf die Brust legen wollte, zog sie sich die Bettdecke über den Kopf und wollte es nicht annehmen. Auf meine Frage nach dem Grund ihrer Abwehr sagte sie wütend: »Ich will das Baby nicht. Es hat mich um die Erfahrung einer normalen Geburt betrogen!« Ich dachte, ich höre nicht richtig. Denn auch mit größter Mühe gelang es mir nicht, der Mutter ihr Kind zu geben. Sein Vater nahm es dann schließlich an sich. Das ist ein, wenn auch sehr extremes Beispiel dafür, was ideologisch geschürte falsche Erwartungen bei den Müttern anrichten können.

Echte und eingebildete Geburtstraumata

Immer wieder einmal kommen auch Frauen in meine Sprechstunde, die sehr traurig sind und mir erzählen, sie seien noch immer traumatisiert von ihrer ersten Geburt. Dann schaue ich mir die Berichte an, finde darin aber nichts Ungewöhnliches. Wenn ich dann nachfrage, was die Frauen denn als traumatisch empfanden, dann kommen immer wieder folgende Erlebnisse zur Sprache: dass ihnen nach der Geburt das Kind weggenommen wurde oder dass sie eine Vollnarkose bekommen hätten und mit anderem Personal wieder aufgewacht seien und nicht wussten, wo sie sind und wo ihr Kind ist – und vor allem, dass nicht mit ihnen gesprochen wurde.

Das ist tatsächlich ein Defizit in Krankenhäusern, das häufig moniert wird und das die Frauen unter der Geburt sehr belasten kann. Aus diesem Grund versuchen die meisten Kliniken heute auch alles, damit das nicht passiert. Von einem lebenslangen Trauma der Mütter zu sprechen, wenn sie wenig später ein gesundes Kind in den Arm bekommen, halte ich in all diesen Fällen für nicht angemessen.

Denn bei aller Kritik im Einzelfall: Die Geburtshilfe ist heute so komfortabel für die Frauen wie noch nie zuvor in Europa. Meine Großmutter väterlicherseits ist 1934 bei der Geburt ihres vierten Kindes mit 30 Jahren auf einem Bauernhof gestorben. Meine Großmutter mütterlicherseits hat sechs Kinder zu Haus geboren, ohne jede medizinische Hilfe. Sie war nicht traumatisiert. Auch die Generation, die in den fünfziger, sechziger und siebziger Jahren in deutschen Kliniken entbunden hat, war nicht traumatisiert; sie kannte dieses Wort überhaupt nicht. Und es lief damals in den Kreißsälen mit Sicherheit nicht alles optimal für die Frauen. Weil man sie quasi entmündigt hat.

Aber heute erklären sich immer mehr deutsche Mütter nach der Geburt für traumatisiert, und die Schuld dafür wird den Krankenhäusern und den Hebammen gegeben. Aber: Niemand wird dazu gezwungen, im Krankenhaus zu entbinden. Da wird vieles dann gleich als persönliches Trauma erlebt, auch wenn es medizinisch einfach notwendig ist, wie zum Beispiel das Untersuchen des neugeborenen Kindes, wobei es der Mutter kurz weggenommen werden muss.

Vor allem im Internet werden Horrorgeschichten von Verletzungen unter der Geburt verbreitet. Es ist völlig normal, dass bei manchen Geburten der Damm der Frau reißt. Die Natur (!) schafft sich damit den Platz, den sie braucht – und das geht nicht immer sanft ab. Ich erlebe ganz selten erhebliche Rissverletzungen, so etwas kommt nur in Ausnahmefällen vor. Ich selbst habe das erst drei- bis viermal erlebt bei meiner Arbeit. Und es gibt Notfallsituationen, in denen Frauen sehr schnell operiert werden müssen, um das Kind zu retten. Nein, da kann es leider nicht immer so gemütlich zugehen wie im Vorbereitungskurs. Aber heute werden selbst kleine Verletzungen schon als Trauma bezeichnet.

Ich glaube, dass viele Menschen einfach körperlich und psychisch nicht mehr so belastbar sind wie früher. Wenn heute eine deutsche Frau von einem Geburtstrauma spricht, das sie angeblich erlitten hat, weil sie Schmerzen hatte, – oder auch, weil sie nicht genug Schmerzen hatte! – oder weil es nicht so schön war, wie sie es sich vorher ausgemalt hatte, oder eine Hebamme ins Zimmer kam, die vielleicht nicht so lieb und nett war: Dann weiß sie einfach nicht mehr, was ein Trauma ist.

Ich habe selbst schon 30 bis 40 schwer traumatisierte Frauen entbunden: Frauen, die sexuellen Missbrauch erleiden mussten; Frauen, die als Flüchtlinge aus Kriegsgebieten kamen wie eine bosnische Frau, die im Balkankrieg Schlimmes durchgemacht hat; Frauen aus Afghanistan, die vom Krieg in ihrer Heimat schwerstens traumatisiert waren. Solche Fälle kann eine Hebamme allein natürlich nicht bewältigen. Hier müssen Psychologen und Sozialpädagogen helfen.

Es hat schon immer Märchen und Mythen rund um die Geburt gegeben. Weil Leben und Tod sehr nah beieinanderliegen, was man sich heute kaum noch bewusst macht. Mit Aberglaube oder Gebeten versuchte man früher den guten Verlauf der Geburt heraufzubeschwören und Schaden von Mutter und Kind abzuwenden. Auch heute ist die Geburt wie zu allen Zeiten für jede Frau ein herausragendes Ereignis. Trotzdem muss man als Hebamme modernen Frauen nicht mehr mit alten Geschichten und exotischen Ritualen kommen, sondern ihnen Mut machen. Das vor allem.

KAPITEL 6

Es geht los!

Wann beginnt eigentlich die Geburt? Davon haben die meisten Menschen keine Vorstellung – und die übrigen nur eine annähernde. Nach der medizinischen Definition dauert eine Geburt vom Einsetzen der ersten regelmäßigen Wehen bis zwei Stunden nach der Geburt der Plazenta – das ist der natürliche Zeitraum, in dem sich das Ganze abspielt. Die Paare in meiner Sprechstunde wollen jedoch am liebsten gleich beim ersten Termin wissen: Wann sollen wir Sie anrufen, wann geht es richtig los?

Viele, die zu mir kommen, gestehen bald ihre Angst vor zwei möglichen Extremsituationen: erstens, dass ihr Kind schon im Auto zur Welt kommen könnte, und zweitens, dass die Geburt 30 Stunden dauert. Etwas dazwischen können sie sich nicht vorstellen. Aber, nur keine Panik! In 30 Stunden fliegt man heute fast um die Welt – und länger als 30 Minuten dauert eine Fahrt in die Klinik so gut wie nie.

Die Schwierigkeit der meisten Schwangeren besteht darin, dass sie beim Beginn der Wehen keine Beleghebamme als Ansprechpartnerin haben, sondern es für sie in dem Moment als Anlaufstelle nur das Krankenhaus gibt, wo sie zur Entbindung angemeldet sind. Das heißt, sobald ihnen – und noch mehr den werdenden Vätern – irgendetwas nicht ganz geheuer ist, fahren sie direkt dorthin und glauben, nun wären sie bereits »unter der Geburt«. So kommen dann auch so ungeheuerliche

Geschichten zustande wie: »Meine Geburt hat 30 Stunden gedauert.« Wenn man darunter die Zeit vom Betreten der Klinik bis zur vollendeten Geburt des Kindes versteht, kann das zutreffen. Und die stolzen Väter können später im Internet en detail erzählen, wie heroisch sie 30 Stunden lang an der Seite ihrer armen Frau ausgeharrt haben.

Das ist zum Glück stark übertrieben. Heute, zumindest in den industrialisierten Ländern, muss keine Frau mehr 30 Stunden lang schlimme Wehen durchleiden; weil dann nämlich irgendetwas mit ihr nicht in Ordnung wäre. Ich sage meinen Frauen immer: »Wenn man noch überlegen muss, ob es losgeht, dann geht es nicht los. Erst wenn die Wehen in immer schnelleren Abständen kommen, muss man nicht länger überlegen: Dann ist es wirklich Zeit, ins Krankenhaus zu fahren.«

Irgendwann, wenn es Richtung Entbindungstermin geht – und das ist eben so gut wie nie genau an jenem Tag, der im Mutterpass steht –, setzen bei der Schwangeren die Wehen ein: Ihr Bauch wird hart, es fängt an zu ziehen, erst im Rücken oder vorne im Bauch oder auch in die Oberschenkel hinein; jede Frau empfindet das ganz anders. Wenn die Frau das Ziehen ertragen kann und diese Schmerzen nur ab und zu auftreten, ist sie noch nicht so weit. Wenn die Wehen jedoch regelmäßig, also bereits alle fünf bis zehn Minuten auftreten und sie beim Sprechen ihren Satz nicht mehr beenden kann, weil sie Schmerzen hat innerhalb einer Wehe, dann wird es langsam ernst. Die von mir betreuten Paare bereite ich so auf diesen Moment vor, dass sie mich auch wirklich erst anrufen, wenn die Wehen losgehen, und wir uns dann innerhalb der nächsten Stunde in der Klinik treffen. Und wenn von diesem Augenblick gerechnet eine Geburt noch zehn bis zwölf Stunden dauern sollte, dann dauert sie tatsächlich lang.

Weil aber viele werdende Eltern in dieser Frage nicht wissen, wie sie sich verhalten sollen, steigt der Arbeitsaufwand in den Kliniken. Wenn nämlich die Paare viel zu früh dort ankommen und betreut werden wollen, was eigentlich noch gar nicht nötig ist. Das ist ein echtes Problem, das man aber nicht den Frauen anlasten kann. Es hängt einfach mit der zunehmenden Verunsicherung zusammen, die rund um das Thema Geburt entstanden ist. Und auch mit der durchrationalisierten Struktur moderner Krankenhäuser, wo Timing und Logistik die Abläufe bestimmen.

Die ganze Aufregung wird dadurch verstärkt, dass viele der angehenden Eltern ungenügend informiert, schlecht vorbereitet und voller Zweifel sind. Selbst die Ratgeber helfen ihnen in dieser Frage kaum. Es gibt eben heute zu wenig Leute, die Paare hilfreich begleiten, wenn es in die entscheidende Phase geht. Da hat sich in den vergangenen 30 Jahren eine bedauerliche Betreuungslücke aufgetan, die es früher gar nicht gab. Wo sind sie denn hin, all die Mütter, Großmütter, Schwestern, Tanten, die der werdenden Mama damals noch hilfreich zur Seite standen? Das Krisenmanagement auf dem Weg zum Kreißsaal bleibt heute zu oft an den werdenden Vätern hängen, die keine Ahnung davon haben und meistens total überfordert sind. Da können sie noch so viele Vorbereitungskurse belegen. Wer so etwas noch nicht erlebt hat, bleibt selten cool. Das ist auch völlig normal.

Wir sind hier nicht in Hollywood

Dass die meisten Kinder nachts zur Welt kommen, ist zwar ein Ammenmärchen, doch beginnt für mich der intensivste Teil meiner Arbeit schon mal mitten in der Nacht, oft genug jedenfalls. Das Telefon klingelt – und im besten Fall ist die Frau dran und sagt mir, was mit ihr los ist, dass sie Wehen hat und dass sie glaubt, dass jetzt das Baby kommt. Ich frage sie dann, wie häufig die Wehen kommen und wie lange sie andauern. Und wenn sie sagt, dass sie kräftig sind und alle fünf bis zehn Minuten auftreten, dann verabrede ich mich mit ihr in den nächsten ein bis zwei Stunden im Kreißsaal. Oder aber mich ruft der Mann an. Und teilt mir mit ernster, besorgter Stimme mit, seine Frau habe Wehen. Dann frage ich ihn immer: »Kann sie denn nicht mehr sprechen?« – »Oh doch, ihr geht es sehr gut!« Dann weiß ich, wir haben noch ganz viel Zeit.

So genannte Sturzgeburten kommen wirklich äußerst selten vor, beim ersten Kind noch viel seltener. Ich habe es in meiner jahrzehntelangen Praxis noch nie erlebt, dass wir das Kind zu Hause oder im Auto zur Welt bringen mussten. Aber ich sage den Frauen, die schon ihr zweites oder drittes Baby bekommen: Auch dieses Kind macht sich rechtzeitig bemerkbar, obgleich weniger schmerzhaft als das erste. Und meistens geht es dann auch schneller.

Es kann durchaus sein, dass Hollywood mit schuld ist an all diesen nervösen Ängsten. Auch in vielen amerikanischen Krankenhausserien im Fernsehen wird meistens Hektik und Eile gezeigt, eine riskante Geburt in letzter Sekunde. Man sieht dann grell vom Neonlicht erleuchtete Krankenhausflure, durch die die Frau auf einer Pritsche liegend im Affentempo durchgefahren wird, begleitet von einem hektisch gestikulierenden und durcheinanderschreienden Pulk von Ärzten und Krankenschwestern; der Mann rennt hinterher, als ginge es um Leben und Tod. Typisch für solch ein hysterisches Szenario ist der Film *Nine Months* von 1995: Er zeigt Hugh Grant als widerwilligen Vater, der mit seiner von Wehen gepeitschten Freundin Rebecca (Julianne Moore) über alle roten Ampeln von San Francisco brettert, um in allerletzter Minute die Klinik zu erreichen. Eine nette amerikanische Slapstickkomödie – am besten neben Nervenbündel Hugh Grant spielte übrigens Robin Williams als russischer Frauenarzt im Kreißsaal. Wirklich lustig und sehenswert. Aber das wahre Leben sieht anders aus. Geburten – ich kann es nicht oft genug sagen – sind weder besonders komisch noch ein Fall für die Notaufnahme. Es sind natürliche Ereignisse, die in aller Regel weder gefährlich sind noch etwas anderes bedeuten als dies: Ein kleiner Mensch wird geboren! Und für ihn ist das ein weitaus größerer Akt als für seine Eltern. Nie wird sich sein Leben radikaler verändern als bei diesem Schritt hinaus aus dem schützenden Bauch der Mutter. Die meisten Geburten haben hierzulande dank des medizinischen Fortschritts nur noch wenig Bedrohliches.

Wenn ich nach dem ersten Anruf den Hörer wieder aufgelegt habe, bleibt mir in der Regel noch genügend Zeit, um zu duschen oder mir etwas zu essen zu machen. Denn es kann ja immerhin sein, dass ich gleich zehn bis zwölf Stunden in der Klinik bleiben muss. Und meistens treffe ich die Frau oder das Paar spätestens zwei Stunden später im Krankenhaus. Dort untersuche ich die Frau ein erstes Mal und frage sie direkt, was bisher passiert ist, ich zeichne die Herztöne des Kindes mit dem CTG auf, um auch zu sehen, wie es dem Kind geht. Ich vergewissere mich, ob es richtig liegt, auch hier kann sich in seltenen Fällen noch kurz vor der Geburt etwas ändern. Ich kontrolliere, wie weit der Muttermund schon geöffnet ist, wie es der Frau geht, ich messe ihren Blutdruck, ich nehme ihr einmal Blut ab, um auch eine Laborbestimmung zu machen, was sowieso nicht unklug ist, wenn es am Ende doch noch Komplikationen geben sollte. Das alles dauert etwa eine Dreiviertelstunde. Dann bleibt immer noch genug Zeit, so dass die Frau noch einmal spazieren gehen, sich im Kreißsaal einrichten oder ihr Zimmer auf der Station beziehen kann. Das alles hängt davon ab, wie weit die Geburt inzwischen fortgeschritten ist.

Mal geht es langsam, mal geht es schnell

Der Geburtsverlauf ist immer anders. Einmal habe ich eine Frau bei ihrem ersten Kind betreut, die hatte einen sehr großen Bauch. Ich wusste also, das Kind war schon ungewöhnlich groß, und diese Geburt würde eine ganze Weile dauern. Die Frau war »gut aufgestellt« und freute sich sehr auf ihre erste Geburt. An einem Sonntagabend gegen 17 Uhr rief sie mich an und sagte, sie habe bereits den ganzen Tag über Wehen. Und sie wisse nicht, was los sei. Und ob ich mir das einmal angucken könnte. Sie wohnte nicht weit von mir entfernt, ich fuhr zu ihr nach Hause, habe sie untersucht, die Herztöne des Kindes aufgeschrieben, den Blutdruck gemessen und festgestellt, dass bei der Frau alles in Ordnung war und dass sie regelmäßig Wehen hatte. Damit kam sie gut zurecht.

Das waren ja auch keine Wehen wie im Film, bei denen die werdende Mutter unter den Küchentisch fällt. Nein, die Frau lief dabei noch munter durch die Wohnung, legte sich auch mal zum Entspannen in die Badewanne. Der Muttermund war aber erst einen Zentimeter weit geöffnet. Ich wusste aus Erfahrung, dass das noch die ganze Nacht dauern könnte, bis diese Frau überhaupt so weit wäre, den Muttermund ausreichend weit zu eröffnen. Klar war mir aber auch, dass wenn ich diese Frau ins Krankenhaus brächte, sie am nächsten Morgen aufgrund der ungewohnten Situation dort so gerädert sein würde, dass wir sie dann nur noch in den OP rollen und einen Kaiserschnitt bei ihr machen könnten.

Daher sagte ich ihr: »Wir haben jetzt zwei Möglichkeiten: Entweder wir gehen gleich ins Krankenhaus, oder Sie halten das die ganze Nacht aus, was anstrengend sein wird. Sie können mich natürlich immer anrufen, wenn die Qualität der Wehen sich steigert, aber Sie müssen das jetzt einfach ein bisschen aushalten.« Ich fuhr nach Hause, und gegen halb vier Uhr morgens kam ihr Anruf: »Frau Görner, jetzt kann ich aber wirklich nicht mehr!« Ich hatte natürlich damit gerechnet, wir sind in die Klinik gefahren – und nachmittags um 14 Uhr hat die Frau ein gesundes, 4100 Gramm schweres Baby geboren, spontan auf ganz normalem Weg. Die Frau hat dann hinterher zu mir gesagt: »Mensch, ging die Geburt aber schnell, so lange waren wir ja gar nicht im Krankenhaus.« Aber eigentlich hatten die Geburtswehen schon am Sonntagvormittag begonnen – und erst am Montagnachmittag war das Kind da. Sie war sehr zufrieden damit, dass sie einen Großteil der Geburtsphase hatte zu Hause sein können, wo sie übrigens gut zurechtkam. Und sie hatte sehr schöne Erinnerungen an diese Geburt. Inzwischen hat sie schon ihr zweites Kind bekommen und sagt mir immer noch, wie schön ihre erste Geburt war, weil sie so lange zu Hause bleiben konnte. Das habe ihr einfach sehr viel Sicherheit gegeben. Wäre diese Patientin schon am Sonntagnachmittag in die Klinik gegangen, würde sie völlig anders von ihrer Geburt berichten. Das Beispiel zeigt wunderbar, wie subjektiv Frauen die Dauer und Qualität ihrer Geburten empfinden.

Frauen, die ihr zweites oder drittes Kind bekommen und schon eine normale Geburt hinter sich haben, sage ich immer, dass sie sich besser rechtzeitig bei mir melden. Denn das kann dann schon mal sehr viel schneller gehen. Darüber muss man diese Frauen aufklären: damit sie ihr Kind eben nicht auf dem Autorücksitz bekommen. Denn auch ein leichtes, regelmäßiges Ziehen kann bei diesen erfahrenen Müttern schon einen massiven Geburtsfortschritt verursachen. Ich habe es nicht selten erlebt, dass eine solche Frau in die Klinik kam und das Kind bereits eine halbe Stunde später geboren war. So etwas gibt es natürlich auch. Und eine erfahrene Hebamme wird rechtzeitig merken, mit welchem Tempo das Finale im Kreißsaal angesteuert werden muss.

Kürzlich rief mich eine Frau an und sagte: »Mir ist gerade so komisch, vielleicht geht es ja heute Nacht los.« Das war gegen 19 Uhr, und ich habe sie umgehend in die Klinik einbestellt. Ihre Antwort war: »Frau Görner, jetzt übertreiben Sie aber, mein Mann ist auch noch nicht da …« In solchen Fällen sage ich immer: »Den Mann brauchen wir nicht zum Kinderkriegen. Ob Ihr Mann da ist oder nicht, Sie kommen jetzt sofort, oder ich hole Sie ab und fahre Sie persönlich in die Klinik.« Ich habe diese Frau abgeholt und ins Krankenhaus gebracht, und um 20.10 Uhr war das Kind geboren. Und der zuständige Vater war immer noch nicht da.

Warten braucht etwas Geduld

Nach der ersten Untersuchung in der Klinik meinen viele Paare, dass nun »irgendetwas passiert«, also dass ich von meiner Seite etwas vorantreibe. Doch bei einem normalen Geburtsverlauf geschieht jetzt erst einmal eine ganze Weile gar nichts. Stattdessen heißt es: warten. In dieser Phase rede ich mit der Frau über alles Mögliche, setze mich hin, spreche mit dem Paar, koche Kaffee oder hole Getränke oder massiere die Schwangere. Manche Paare wollen mich dichter dran haben, andere wollen dagegen nicht, dass ich zu präsent bin. Und die Wartezeit können wir ganz unterschiedlich gestalten. Es gibt Frauen, die mögen es sehr gern, wenn man sich mit ihnen unterhält oder mit ihnen umhergeht – andere möchten sich am liebsten in die Badewanne legen. Es gibt Frauen, die wollen jetzt ganz mit sich allein sein, auch gern mal ohne den Mann. Ich bin auch dafür, dass die wartende Gebärende sich nicht die ganze Zeit über im Kreißsaal aufhält, sondern auch einmal rausgeht, wenn sie kann.

Es ist so: Eine Frau hat eine Wehe, im Wehenhöhepunkt ist das sehr heftig, die Wehe dauert ungefähr eine Minute – und danach hat sie drei bis fünf Minuten Wehenpause. In dieser Pause hat die Frau genügend Kraft, um zu laufen, sie hat keine Schmerzen. So geht das eine ganze Weile. Und ich habe die Erfahrung gemacht, wenn ein Paar sich nicht so beobachtet fühlt und man es dazu bringt, den natürlichen Verlauf so zu nehmen, wie er kommt, dann geht es auch zügig voran. Eine Wehe ist kein Krampf, sondern eine Kontraktion der Gebärmutter, die ein Muskelorgan darstellt. Und dieser Muskel arbeitet und drückt das Baby Millimeter für Millimeter aus dem Mutterleib heraus.

Warten mögen allerdings die wenigsten. Alle werdenden Eltern wollen ständig von mir wissen: Wie lange dauert es noch? (Das erinnert mich immer ein wenig an die nervtötende Kinderfrage bei der Fahrt in die Ferien: »Papa, wann sind wir endlich da?«) Ich kann dann immer nur antworten: »Ich weiß es nicht, hundertprozentig erst recht nicht.« Natürlich habe ich immer eine leise Ahnung. Aber das werde ich nicht verraten. Aus einem sehr wichtigen Grund: Wenn nämlich das Kind zu dem vorher genannten Zeitpunkt dann doch noch nicht geboren ist, gibt die Frau auf.

Ich weiß nie, ob eine Geburt drei oder zehn Stunden dauern wird. Aber eine Geburt, die zehn Stunden dauert, ist auch nicht unbedingt schwerer als eine, die nur drei Stunden dauert. Auch eine relativ kurze Gebärzeit kann sehr schwer sein, weil eine Frau in kurzer Zeit das durchmachen muss, wofür sie bei einer anderen mehr Zeit hat. Kurze Geburten gleich leichte Geburten, lange Geburten gleich schwere Geburten – dieser simple Umkehrschluss stimmt nicht. Seltene Ausnahmen bestätigen selbstverständlich die Regel.

So viel sollte bisher klar sein: Es gibt nicht *die* Geburt mit einem schematisch festgelegten Verlauf. So verschieden die Frauen sind, so unterschiedlich verläuft jede einzelne Geburt. Auch wenn man vorher noch so viele Ratgeber gelesen hat, es gibt keinen fertigen Fahrplan bis zur Ankunft des Babys. Und selbst unterschiedlich intensiv erlebte Schmerzen sind nicht der entscheidende Gradmesser dafür, ob eine Geburt als leicht oder schwierig zu bewerten wäre.

Es gibt eine Reihe allgemeiner Faktoren, mit denen der Verlauf einer Geburt beurteilt werden kann. Dazu gehören folgende Fragen:

Wie groß ist das Kind?

Wie liegt das Kind? Wie geht es dem Kind unter den Wehen? Wie geht es der Frau? Gibt es irgendwelche Auffälligkeiten bei Mutter oder Kind?

Wie ist der Körperbau der Frau, ist ihr Gewebe weich oder fest?

Darüber hinaus liefern spezielle Kriterien wichtige Hinweise, die das subjektive Empfinden der Frau betreffen:

Wie gut ist die Frau innerlich auf die Geburt vorbereitet?

Wie nimmt sie das an, was mit ihr passiert?

Wie harmonisch ist ihr soziales Umfeld?

Wie gut ist die Beziehung zu ihrem Partner?

Steht sie akut unter besonderem Druck oder beruflichem Stress?

Ich habe zum Beispiel freiberuflich tätige Frauen erlebt, die bis zum Entbindungstermin arbeiten mussten, einfach weil sie aufgrund ihrer finanziellen Situation die Schutzfristen nicht einhalten konnten. Solche Frauen gehen häufig total unausgeruht in eine Geburt, was natürlich dazu führt, dass diese stressvoller verläuft. Dazu kommen kulturelle Unterschiede, auch sie spielen eine Rolle für das Verhalten der Gebärenden. Allerdings merkt man, wie die Welt immer näher zusammenrückt. Menschen mit verschiedener Nationalität unterscheiden sich in ihrem Verhalten nicht mehr so stark wie noch vor 20 Jahren – jedenfalls kommt es mir in der täglichen Praxis so vor.

Angst empfinden die werdenden Mütter in dem Moment, in dem die Geburt in die finale Phase tritt, in aller Regel nicht mehr. Sie haben während der Schwangerschaft Angst und kurz vor der Geburt, aber dann nicht mehr. Das hat die Natur so vorgesehen, sonst würden wir Frauen keine Kinder kriegen können. Meine Aufgabe als Hebamme ist es, diesen natürlichen Prozess zu überwachen. Und ich bringe die Paare mit Hilfe meiner Erfahrung und kleinen psychologischen Tricks dazu, die Wartezeit gut zu überstehen. Alle zwei bis drei Stunden muss ich die Frau untersuchen. Ich muss sehen, ob die Geburt voranschreitet, ich muss die Herztöne des Kindes in regelmäßigen Abständen messen und aufschreiben. Das gehört heute zum Sicherheitsstandard, damit Mutter und Kind nicht auf den letzten Zentimetern vor dem Ziel noch etwas passiert.

In dieser Phase hat die Gebärende keine Zeit mehr, Angst zu haben. Sie leistet jetzt wirklich schwere Geburtsarbeit. Jetzt sind die Männer durchaus gefragt; sie können ihre Frau auf kurzen Spaziergängen begleiten, ihnen Getränke bringen … Und es gibt Frauen, die mögen in dieser Zeit gerne massiert, andere möchten gar nicht mehr berührt werden. Aber wenn es dann in Richtung Pressphase geht, da sind die Schmerzen schon sehr stark. Dann weiche ich nicht mehr von der Seite der Frau – und wenn ich dann ganz nah bei ihr bin, übernehme ich als Hebamme die Führung, denn jetzt kann die Frau das Geschehen in aller Regel nicht mehr allein bewältigen. Weil es einfach zu schmerzhaft ist.

Normalerweise dauert diese intensive Phase ein bis zwei Stunden, es kann aber auch etwas länger oder kürzer sein. Ich atme zusammen mit der Gebärenden, weil es für sie allein sehr schwer ist, die richtige Atemtechnik einzuhalten. Wie ein Coach, wie ein Trainer mache ich das und sage ihr in jedem Moment genau, was sie zu tun hat. Ob sie drücken oder ob sie nicht drücken soll. Das ist für die Frau eine sehr anstrengende Zeit.

Und dann folgt schon ziemlich bald die finale Pressphase. Jetzt darf die Frau ihr Kind einfach herausdrücken, weil der

Muttermund komplett geöffnet ist und das Köpfchen tief genug liegt. Diese Phase empfinden die meisten Frauen als sehr positiv, weil sie merken, dass die Geburt langsam zum Ende kommt und sie sie durch ihr Pressen jetzt aktiv voranbringen können. Und wenn sie merken, wie wirkungsvoll das ist, wie sie ihr Kind herausdrücken können, empfinden sie das als ungemein befreiend. Der Mann allerdings weniger, weil er seine Frau in einer vollkommen neuen Situation sieht. Und er kann sich einfach nicht vorstellen, was sie dabei alles zu bewältigen hat. Manche werdenden Väter arbeiten da gut mit, andere sind schnell überfragt. Dann ist es für alle Beteiligten besser, sie kommen erst dann in den Kreißsaal zurück, wenn das Kind geboren ist.

Geburtsschmerzen verringern

Ein großes Thema für fast alle werdenden Eltern ist die Frage: Schmerzmittel unter der Geburt – ja oder nein? Anders als noch vor 30, 40 Jahren hat die Medizin heute ausgezeichnete Möglichkeiten, Schmerzen unter der Geburt zwar nicht komplett auszuschalten, aber doch sehr stark zu verringern.

Schmerzmittel, die wir verabreichen können, etwa als Tabletten oder als Spritze, machen höchstens im Einzelfall Sinn. Eine gute, bewährte Möglichkeit ist dagegen die so genannte Periduralanästhesie (PDA). Mittlerweile wird sie in vielen Kliniken als ausgereiftes und individuell dosiertes Verfahren angesehen, das Unterbauch, Beckenregion und die Beine zum Teil betäubt. Diese in der Nähe des Rückenmarks platzierte Teilnarkose macht für viele Frauen das Gebären erträglich, was früher eben nicht möglich war. Diese Methode wird sehr ideologisch diskutiert. Doch man muss einfach sagen, dass es objektive Gründe gibt, sie einzusetzen – so wie es gute Gründe dagegen gibt. Großen Vorteilen stehen bei der Periduralanästhesie große Nachteile gegenüber. Ich fange mit den Vorteilen an: Man kann mit ihrer Hilfe den Geburtsschmerz stark reduzieren, so dass die Frau also recht schmerzarm werden kann unter der Geburt – und das Ganze besser erträgt. Auf das Kind hat die PDA nach heutigem Erkenntnisstand keine negativen Auswirkungen, im Gegensatz zu anderen Schmerzmitteln.

Ihr großer Nachteil ist jedoch, dass die Gebärende zugleich doch erheblich an Mobilität verliert. Sie kann dann häufig nicht mehr allein auf die Toilette gehen, weil sie überwacht werden muss und nicht aufstehen kann. Die nötige Überwachung am Kreißbett ist sogar recht massiv, Blutdruck und EKG werden gemessen. Es ist dann also eine sehr »gemachte«, gesteuerte Geburt. Häufig zieht eine PDA auch die Gabe von Wehenmitteln nach sich, weil sie eine die Wehen hemmende Wirkung hat. Das mag für manche Frauen positiv sein, für andere hingegen nicht. Als Beleghebamme habe ich den großen Vorteil, dass ich in den Vorgesprächen herausfinden kann, was den Frauen wichtig ist: weniger Schmerzen oder volle Bewegungsfreiheit beim Entbinden.

Es gibt aber auch medizinische Gründe, eine PDA zu setzen. Gerade bei sehr schwierigen Geburten, die kompliziert verlaufen (wenn etwa die Kinder nicht optimal liegen oder ungewöhnlich groß sind), kann es vorkommen, dass das rechtzeitige Setzen einer PDA die Frau vor der Notwendigkeit eines Kaiserschnitts bewahrt. Deshalb ist sie in manchen ausgesuchten Fällen medizinisch angezeigt. Über all diese Fragen muss man vorher mit dem Paar ausführlich sprechen.

Spannung und Entspannung

Es wird den Frauen alles Mögliche eingeredet, was sie unbedingt bei der Geburt im Kreißsaal beachten sollen. Zum Beispiel wird ihnen erzählt, dass die Geburt eine wahnsinnig romantische Veranstaltung sei, die unter maximaler Entspannung stattfinden müsse – mit gedämpftem Licht und am besten mit einer blinkenden Milchstraße an der Saaldecke. Ich habe nichts gegen eine schöne, harmonische Atmosphäre im Kreißsaal. Es sollte dort auch kein grelles Licht herrschen, weil die Neugeborenen aus dem völligen Dunkel des Mutterleibes kommen und nicht gleich ins harte Scheinwerferlicht der Welt blicken möchten. Aber ein bisschen sehen können, was passiert, muss die Hebamme schon.

Eine Geburt ist keine Meditation und keine Yogaübung. Sie ist ein Naturereignis, eine Naturgewalt kann man schon sagen, aber im positiven Sinn. Denn ohne diese natürliche Kraft kann das Kind nicht geboren werden. Es ist für die Mutter ein bisschen wie bei einem Marathonlauf. Da läuft man auch nicht entspannt durchs Ziel, sondern fast immer mit letzter Kraft. Eine Geburt ist ebenfalls eine körperliche Höchstleistung, die der Frau die letzten Reserven abverlangt. Danach ist die Mutter aufgrund der ausgeschütteten Hormone natürlich sehr euphorisch – wie der Marathonläufer jenseits der Ziellinie übrigens auch. Diese Euphorie legt sich erst in den folgenden Tagen. Das ist auch gut so, denn dieses Hochgefühl hilft der Frau, ihre große Erschöpfung besser zu überwinden.

Ich habe die Geburt als eine Naturgewalt beschrieben. Und ich weiß, wovon ich rede. Ob eine Frau sich in diesem Kraftakt aber mehr als Subjekt oder als Objekt empfindet, ob sie diese Kraft positiv in sich spürt oder eher zu erleiden glaubt, ist höchst unterschiedlich. Es gibt noch Frauen, die nehmen das Geschehen einfach so an, wie es ist, nach dem Motto: »Da muss ich jetzt durch«, und sie schaffen das dann meistens auch sehr gut mit dieser selbstbewussten Einstellung. Und es gibt Frauen, die sich diesem Ereignis nicht so gern hingeben und möchten, dass wir ihnen im Kreißsaal mit medizinischen Mitteln helfen. Das ist aber auch in Ordnung, dafür haben wir ja die moderne Geburtsmedizin, dass wir Frauen aus dieser Konfliktlage befreien.

Fest steht aber: Entspannung ist kein Geburtshelfer. Spaziergänge und Bäder können zwar in den Wartezeiten zwischen den Wehen hilfreich sein, auch Massagen. Doch unter der Geburt muss die Frau gespannt und nicht entspannt sein. Denn nur wenn sie unter Spannung steht und ihre ganze physische und mentale Kraft zusammennimmt, kann sie ihr Kind gebären.

Unter Wasser entbinden

Wassergeburten sind eine Erfindung, die vor 30 Jahren aus Frankreich und der Schweiz nach Deutschland kam. Das kann man nicht im Voraus planen, aber wenn es sich ergibt, ist es eine gute Möglichkeit, das Kind spontan unter Wasser zu entbinden, wenn die Mutter das wünscht. Viele Kliniken bieten Wassergeburten an, und sie kommen gar nicht so selten vor. Komplizierte Geburten finden natürlich nicht im Wasser statt. Denn es gibt ein paar klare Auswahlkriterien für eine Wassergeburt: Der Mutter muss es gut gehen, dem Kind muss es gut gehen, es dürfen unter der Geburt keine Medikamente verabreicht werden, man darf weder mit einer PDA noch durch

Wehenmittel in den Prozess eingreifen. Das heißt, in Frage kommt diese sanfte Methode nur bei Geburten, die ohnehin schon fast problemlos verlaufen. Wassergeburten sind sehr schön, auch für mich als Hebamme. Durch den Gegendruck des Wassers wird das Kind tatsächlich ein bisschen sanfter geboren. Außerdem kommt es in ein relativ warmes Medium hinein. Ertrinken kann es dabei nicht; es bleibt eine kurze Zeit noch unter Wasser, macht die Augen und den Mund auf, aber der Atemreflex setzt erst ein, wenn ich das Kind hochnehme. Es dauert zwar ein klein wenig länger, bis es dann schreit, das macht aber nichts.

Und typisch für ein Wasser-Baby ist, dass es dann nur einmal durchschreit, die Lungen sich dabei gut entfalten – und es danach auffallend entspannt und zufrieden wirkt. Das habe ich bei allen Kinder nach der Wassergeburt erlebt: Sie sind nicht so aufgeregt wie andere Neugeborene. Sie machen die Augen auf, sie gucken sich die Welt an und sind dabei offenkundig entspannt. Auch die Frauen haben ein relativ positives Geburtserlebnis bei der Wassergeburt. Ich denke, das hängt damit zusammen, dass die Frau im Wasser nicht so exponiert daliegt wie auf dem Bett oder auf einem Hocker, sie ist etwas geschützter in ihrer Intimität, man sieht ja nicht so viel wie sonst. Außerdem werden die Frauen weniger zum Pressen gedrängt wie zum Beispiel bei schwierigen Geburten, weshalb sie das Gefühl haben, dass die Geburt tatsächlich fast von alleine passiert. Es sind ausgesuchte Geburten, aber sie sind auch ausgesucht schön.

Das Baby ist da!

Wenn das Kind geboren ist, nimmt die Hebamme es in der Regel und legt es seiner Mutter auf den Bauch oder auf die Brust, frei nach dem Motto: Ich habe das Kind geholt und ich gebe es dir jetzt. Das mache ich nicht. Ich lasse das Baby dort, wo es geboren wurde, liegen, wickele es nur in ein warmes Tuch. Und lass es erst einmal zu sich kommen. Denn ein Kind hat unmittelbar nach der Geburt ein akutes Problem, nämlich seine völlig veränderte Umwelt. Es hat mit dem ersten Atemzug eine ganz neue Kreislaufsituation, und man sieht, dass ihm das Angst macht. Es erleidet eine Art Schock. Und es friert, weshalb ein Kreißsaal auch immer mollig warm sein muss. Und in dieser Lage muss man das Neugeborene einfach nur warm halten und ihm Sicherheit geben, anstatt es der Frau auf den Bauch zu legen. Ganz abgesehen davon, dass die Frau damit auch erst einmal überfordert wäre, hat sie doch eben erst den anstrengenden Endspurt der Geburt heil überstanden.

Ich lege das Kind also in ein warmes Tuch – und lasse es überhaupt erst einmal ankommen im Hier und Jetzt. Wie auch die Eltern eine kleine Weile brauchen, um die neue Situation zu verkraften. Dann trete ich einen Schritt zurück und lasse die Eltern selbst Kontakt zu ihrem Kind aufnehmen. Das heißt, nicht ich gebe den Eltern das Kind, sondern die Eltern nehmen sich ihr Kind selbst. Ich finde das einfach schön und mache es deshalb auf diese Weise. Die Frau holt sich das Kind sowieso erst, wenn sie bereit dazu ist, wenn sie selber durchgeatmet hat, manchmal nimmt auch der Mann das Baby in Empfang, was auch sehr gut ist. So kann ich den Paaren genügend Zeit lassen, ihr neugeborenes Kind bei sich aufzunehmen.

111

Konflikte im Krankenhaus

Die Hebamme spielt unter der Geburt eine sehr wichtige Rolle. Sie ist mit ausschlaggebend dafür, wie diese verläuft. Gerade in den neunziger Jahren hatte ich es als junge Geburtshelferin schwer, weil ich eher der Typ Hebamme bin, der die Frau führt unter der Geburt. Und Anfang der Neunziger hatte die esoterische, pseudo-feministische Welle Hochkonjunktur. Das führte zu der fixen Idee, dass jede Frau am besten selbst entscheiden sollte, was sie vor und während der Geburt zu tun und zu lassen hat. Prinzipiell ist das ja erst einmal in Ordnung, auch ich würde eine Gebärende nie zu irgendetwas zwingen, was sie nicht möchte. Aber: Meine Aufgabe als Hebamme ist es auch, mit meiner Erfahrung die Frau dorthin zu führen, wo es ihr und dem Kind besser geht bei der Geburt. Und das weiß ich meistens besser als sie, das kann sie nicht allein entscheiden. Denn dafür ist dieser Prozess zu unkalkulierbar für die Frau, auch zu beängstigend. Es gibt ganz selten besonders starke Frauen, die das können, aber das ist nicht die Regel. Und deshalb ist es meine Aufgabe, die Gebärende aktiv zu begleiten. So bin ich eben nicht *everybody's darling,* will es auch nicht sein. Es gibt viele Frauen und Paare, die genau das sehr genießen, dass ich ihnen Sicherheit gebe und genau sage, was sie wann machen können, damit sie es leichter haben bei der Geburt und in der Zeit danach. Nicht zu jeder Frau passt jede Hebamme, das versteht sich von selbst. So gibt es Frauen und auch andere Hebammen, die das anders sehen. Ich habe jedoch festgestellt, dass es den Frauen sehr guttut, wenn jemand im Kreißsaal die Verantwortung übernimmt – und sie einfach durch dieses aufregende Ereignis der Geburt gut und sicher führt.

Rückblickend muss man sagen, dass es falsch war, dass Ärzte

und Hebammen noch in den siebziger Jahren äußerst autoritär und respektlos mit Gebärenden umgesprungen sind, und auch in den Achtzigern herrschte oft noch ein sehr unangenehmer Ton. Frauen wurden entmündigt, man ließ sie nicht mitreden, sie hatten kaum eine Wahl. Zu diesen Zuständen will niemand zurück. Aber dass es unter der Geburt wiederum gar keine Regeln geben sollte, das geht natürlich auch nicht. Schließlich muss eine Hebamme immer auch das Wohl des Kindes im Auge behalten – sie trägt also eine hohe Mitverantwortung. Aber ich habe mit meiner energischen, bisweilen auch mal autoritären Berufsauffassung in den Neunzigern nicht immer Verständnis geerntet.

Doch inzwischen hat sich vieles verändert. Nicht selten entbinde ich Frauen, die im Beruf sehr erfolgreich sind, selbst eher Führungspersönlichkeiten darstellen, Ärztinnen, Rechtsanwältinnen, Managerinnen. Und genau diese Frauen verlangen von mir die kompetente Führung, nicht das mitfühlende Händchenhalten. Auf der anderen Seite fällt mir immer wieder auf, dass sich Frauen, die auf der sozialen Ebene eine weniger starke, selbstbewusste Position erreicht haben, eher schwer damit tun, sich mir anzuvertrauen. Für sie hat die Geburt nämlich noch unbewusst eine andere wichtige Funktion: sie aufzuwerten in ihrer bisher eher schwachen Identität als Frau und Mutter.

Konflikte zwischen Eltern und Krankenhauspersonal stehen auch im Kreißsaal fast überall auf der Tagesordnung. Aber selten nimmt es so dramatische Formen an wie bei folgendem Beispiel Anfang der neunziger Jahre, als ich noch als angestellte Hebamme tätig war:

Eines Nachts kam ein Paar zu mir. Ich habe natürlich als Erstes den Zustand des Kindes im Mutterleib untersucht, die

Herztöne kontrolliert und gleich gemerkt: Dem Kind geht es sehr, sehr, sehr schlecht. Und wir müssen sehr schnell handeln, um dieses Baby noch heil auf die Welt zu holen. Es war ein Notfall, das hieß Kaiserschnitt, damit das Kind keinen Schaden erleidet. So habe ich der Frau einen Zugang in die Vene legen wollen, um ihr ein stabilisierendes Medikament zu spritzen und alle weiteren Maßnahmen einleiten zu können. Doch ihr Mann fuchtelte herum und schrie, das sei nicht abgesprochen und diesen »massiven Eingriff« lasse er nicht zu. Leute wie er konnten den Ernst der Lage natürlich nicht beurteilen, aber ich finde es schon bemerkenswert, wie vehement sich viele damals gegen jede Medizin gewehrt haben. Es war zu dieser Zeit sehr schwer, als Hebamme zu arbeiten. Auf der einen Seite wurde die maximale Sicherheit gesucht, auf der anderen jede angeblich »medizinisch nicht notwendige« Intervention von den jungen Paaren lautstark abgelehnt. Dann kam der Arzt dazu und sagte: »Okay, Frau Görner, dann gehen wir jetzt aus dem Kreißsaal und lassen das Kind sterben.« Das war natürlich sehr provokant, aber es hat im erhofften Sinn gewirkt. Das Paar gab in letzter Minute sein Einverständnis zum Kaiserschnitt; hätte es sich anders entschieden, wäre das Kind gestorben. Ohne das Ja der Eltern darf der Arzt nicht aktiv werden. So weit ist man tatsächlich gegangen in dieser Zeit. Das hat sich zum Glück geändert.

Als Hebamme bin ich auch nach jeder Geburt noch zwei bis drei Stunden im Kreißsaal beschäftigt. Da gibt es nicht nur Routinearbeiten zu erledigen. Zum einen müssen Mutter und Kind erst einmal beruhigt werden und sich erholen von den Strapazen der Entbindung. Das Kind liegt zugedeckt auf der nackten Haut der Mutter, manchmal kann sie auch gleich anfangen zu stillen, wenn das Baby ihr entsprechende Signale gibt. Mutter und Kind haben Zeit, sich aneinander zu gewöhnen. In diesen ersten Stunden wird das Kind auch irgendwann einmal untersucht, doch getrennt wird es von der Mutter nur bei medizinisch bedenklichen Auffälligkeiten.

Während die Eltern also Zeit haben, ihr Kind auf diesem Planeten ungestört zu begrüßen, muss ich nebenan den Geburtsbericht schreiben. Die genaue Geburtszeit, der Geburtsverlauf, die Körpergröße, das Gewicht und der Name des Kindes werden in der Akte festgehalten. Und dann muss ich noch den Kreißsaal aufräumen und für die nächste Geburt vorbereiten, auch das gehört zu meinen Pflichten als Hebamme. Anschließend verlege ich die entbundene Frau auf die Wochenstation und darf ihr Bett durch die Gänge schieben, egal, zu welcher Uhrzeit. Denn das nächste Baby kommt bestimmt. In deutschen Kreißsälen wird im Durchschnitt alle 47 Sekunden ein Kind geboren.

KAPITEL 7

Väter im Kreißsaal

Es war ein sonniger Sonntagmorgen im Mai. Ich war noch eine junge angestellte Hebamme und saß nach dem Frühdienst mit Renate, meiner besten Ärzte-Freundin, in der Pause beim Frühstück. Es schien ein ruhiger Tag auf der Entbindungsstation zu werden. Da hörten wir plötzlich einen Riesenlärm.

Ich öffnete die große Tür zum Kreißsaal. Und sah im Flur eine kleine Schwangere auf mich zulaufen, neben ihr ein ernst dreinblickender Mann, der mit seiner Rechten ihre Hand hielt und mit der Linken einen großen Koffer schleppte. Das Paar hatte es offensichtlich sehr eilig. Der Mann warf mir die Frau ohne ein Wort direkt in die Arme, schmiss den Koffer in hohem Bogen in den Saal – und war sofort wieder weg. Keine zehn Minuten später hatte die Frau ihre Geburt hinter sich. Als Mutter und Kind versorgt waren und sich alle von dem Schrecken erholt hatten, fragte ich die Frau: »Aber warum ist denn Ihr Mann bloß so schnell wieder verschwunden?«

Sie lächelte: »Das war nicht mein Mann, das war der Taxifahrer!« – »Ja, haben Sie ihn denn überhaupt bezahlt?« – »Nee, dafür hatte ich keine Zeit!« – »Wissen Sie wenigstens, wie er heißt? – »Nee, auch das nicht.« – »Na, das kriegen wir über die Taxizentrale schon raus«, sagte ich, »denn bei dem müssen Sie sich noch mal richtig bedanken. Der ist unser Held des Tages!« Das hat sie dann auch tatsächlich getan.

Dazu muss man wissen, dass die meisten Taxifahrer in unserem Land den Transport einer Schwangeren strikt ablehnen. Erst recht brächte sie keiner bis hinauf an die Kreißsaaltür. Ich hatte also wirklich ein seltenes Beispiel dafür erlebt, dass es noch echte Kerle mit Herz gibt, die im entscheidenden Moment alles richtig machen. Auch wenn sie noch nicht einmal der Vater sind.

Manchmal stehen werdende Väter aber auch ganz schön auf der Leitung. Als ich schon Beleghebamme war, rief mich einmal der Gatte einer von mir betreuten Tierärztin an und sagte, seine Frau mache so komische Geräusche. Ob ich denn mal mit ihr sprechen könne, fragte ich. »Nein, sie hängt gerade mit beiden Armen am dicken Ast von unserem Apfelbaum und gibt ständig solche seltsamen Töne von sich.« Ich wurde hellwach: »Sie bringen jetzt sofort Ihre Frau ins Krankenhaus!« – »Ich weiß aber nicht, wie ich das machen soll!«, kam es hilflos aus der Leitung. Ich sagte: »Pflücken Sie sie einfach ab!«

Das hat er dann auch noch rechtzeitig geschafft und sie in seinem Landrover zur Klinik gefahren. Als die beiden bei uns ankamen, hockte die Frau gerade im Vierfüßlerstand auf dem Rücksitz und machte immer noch »komische Geräusche«. Wir brachten sie gleich in den Kreißsaal, eine halbe Stunde später war das Kind geboren. Wer so spät kommt, den belohnt das Leben!

Und dann ist da noch die Geschichte, die ich als junge Hebamme erlebte: Da tauchte plötzlich ein schrecklich aufgeregter Mann mit einer Reisetasche vor dem Kreißsaal auf und schrie: »Wir kommen zur Geburt!« Ich schaute ihn leicht irritiert an und fragte: »Und wo ist Ihre Frau?« Die Schwangere saß noch schreiend mit Wehen im Auto – der Mann hatte sie in seiner panischen Hast im Parkhaus vergessen!

Da wären wir also mittendrin in einem sehr spannenden

Thema: Väter im Kreißsaal – ein Kapitel für sich! Was könnte ich da für Geschichten erzählen, wie haben die Herren mich schon geärgert! Weicheier, Besserwisser, Nervensägen! Und dabei wollen sie doch wirklich nur ihr Bestes geben, ich weiß es ja. Und mit vollem Recht dabei sein, wenn ihre Frau ihr Kind zur Welt bringt.

So kenne ich auch fast nur gewordene Väter, die jedem, der es hören will, erzählen, sie hätten die Geburt ihres Kindes als den großartigsten, tollsten und aufregendsten Augenblick ihres Lebens erlebt. (Die Frauen sind hinterher nicht immer so euphorisch!) Wer will als Mann auch schon zugeben, dass ihn die ganze Prozedur im Kreißsaal streckenweise doch ganz schön mitgenommen hat.

Denn der Mann im Kreißsaal ist nicht mehr die Ausnahme, sondern die sozial verbindliche Norm. Dem werdenden Vater bleibt gar keine andere Wahl: Die große Mehrheit der Frauen setzt heute voraus, dass ihr Mann »diesen wichtigsten Moment in unserem Leben« direkt miterlebt. Das ist in Deutschland noch nicht lange so: Noch bis vor 25, 30 Jahren gehörte die Teilnahme an der Entbindung nicht zum Rollenverständnis des Mannes. Wer als Vater in den Kreißsaal wollte, brauchte die Genehmigung der Oberhebamme. Zwar haben werdende Väter auch schon in früheren Jahrhunderten ihren Frauen bei der Geburt der Kinder indirekt beigestanden – neben Mutter, Tante, Schwester oder Nachbarin. Sie haben den Hauseingang und das Feuer bewacht und vielleicht noch heißes Wasser angeschleppt. Doch nicht nur die Hausgeburten, auch Entbindungen im Krankenhaus waren noch lange Zeit reine Frauensache, nur die Hebamme sowie Arzt oder Ärztin durften dabei sein. Die Väter mussten draußen warten – und sich in Geduld üben.

Damals in der unschuldigen Zeit vor der Erfindung des Ultraschalls machte man noch seine Witze über die Kette rauchenden Väter in spe, die im Klinikkorridor nervös auf und ab tigerten. Bis sie von der Hebamme irgendwann mit der guten Nachricht erlöst wurden: »Es ist ein Junge!« Oder mit der unverhofften Überraschung konfrontiert: »Es sind gleich zwei! Aber der Mama geht's auch gut!« Dann erst flogen die Sektkorken.

Mehr als 90 Prozent der werdenden Väter begleiten nach Schätzungen des Hebammenverbands inzwischen die Gebärenden in den Kreißsaal; nur ganz wenige Frauen wollen das nicht oder verzichten darauf. Die meisten Paare – aber auch die jüngste Generation der Hebammen – können es sich schon gar nicht mehr anders vorstellen. Andererseits bleibt den Schwangeren in der heute üblichen Kleinfamilie meistens nur noch der Vater als erste Bezugsperson und Helfer übrig. Alle Restrisiken einer Geburt hat nichtsdestotrotz zu 100 Prozent die Frau zu tragen. Der Mann kann jederzeit rausgehen, sie nicht. Er bleibt Zuschauer – wie teilnehmend auch immer. Manche wären lieber Aufpasser vor der Tür.

Härtetest und Reifeprüfung

Wer seine Frau mit der Aufgabe, »unser Kind« zur Welt zu bringen, alleinlässt, gilt als feiger Schuft, von dem wohl auch künftig nicht viel zu erwarten ist. Ob der Partner dem Geschehen gewachsen ist und ob seine Präsenz im Kreißsaal wirklich in jedem Fall hilft – danach wird kaum noch gefragt. Der männliche Elternteil soll anscheinend schon am Tag der Entbindung seine Reifeprüfung für die Vaterschaft ablegen. Wer als Mann –

aus welchen Gründen auch immer – die Geburt seines Kindes nicht live in der ersten Reihe miterleben will, dem schrillt ein schon fast aggressives Unverständnis entgegen.

Viele moderne Frauen betrachten seinen Beistand am Tag der Geburt geradezu als Härtetest für die Zuverlässigkeit und Krisenfestigkeit ihres Partners. Unbewusst wollen sie ihn durch die Geburt emotional stärker an sich binden, so vermute ich. Im Extremfall will die Frau ihrem Mann beim Gebären möglichst drastisch vor Augen führen, was sie ihm wert sein sollte: »Schau dir ruhig an, was ich alles leisten muss, um das Kind zur Welt zu bringen. Das tu ich ja schließlich alles für uns.« Doch diese Art von psychischem Druck führt selten zum Erfolg.

Ich habe mich oft gefragt, wann und warum dieser Druck entstand, dass Männer unbedingt bei der Geburt ihrer Kinder zuschauen sollen. Ich vermute, es war Ende der siebziger Jahre, als die westdeutsche Frauenbewegung ihre größten politischen Kämpfe (etwa den Feldzug gegen den Paragrafen 218) schon geschlagen hatte und nun immer mehr in einen esoterisch anmutenden Mutterkult abdriftete, der politisches Engagement mehr und mehr ersetzte. Männer waren da nicht länger willkommene Mitstreiter für die gesellschaftliche Emanzipation und den Weg in eine bessere Welt, sondern vor allem Angehörige eines von Geburt an feindlichen Geschlechts von Unterdrückern: Listige Märchenfrösche oder fiese Macho-Schweine – das Männerbild der Feministinnen war damals noch eher schwarz-weiß als bunt gemischt.

Und von den »neuen Vätern« war zu dieser Zeit noch weit und breit nichts zu sehen. Die akademischen Jungväter, die damals nicht gleich in der ideologischen Bösewichter-Ecke landen wollten, sahen sich quasi genötigt, sich möglichst schnell in Männergruppen und Spezialkursen zu Frauen- und

Babyverstehern umzubilden. In manchen dieser Abendveranstaltungen sollten sie sich mittels umgeschnallter Schwangerschaftsbauchattrappen in die Strapazen der tragenden Mutter einfühlen, ja sogar Presswehen simulieren. Da wurde – und wird – mit wirklich absurdem und realitätsfernem Theater viel Geld verdient, das die deutschen Krankenkassen meistens auch noch bezahlen.

Ich halte die Bedeutung, die der Anwesenheit des Vaters beim Geburtsakt für die künftige Qualität der Beziehung aufgebürdet wird, für unangebracht und wenig hilfreich. Den Wunsch nach Nähe in einem kritischen Moment hingegen verstehe ich vollkommen: Fast jede werdende Mutter will diesen sehr intimen, emotionalen Augenblick der Geburt mit dem Partner teilen; er soll ihr im Kreißsaal die Hand halten und den Rücken stärken. Und ich kann spätestens an der Interaktion des Partners mit der Gebärenden in den kritischen Phasen ablesen, wie liebevoll und krisenfest das jeweilige Paar ist, welche Qualität ihre Bindung besitzt. Da zeigen sich wie im sonstigen Leben sehr harmonische oder auch sehr spannungsgeladene und eher instabile Beziehungen. Letztere können aber auch durch das Wunder der Geburt nicht geheilt werden.

Das vor Erfindung der Antibabypille nicht wirklich planbare, höchstens ersehnte Ereignis der Niederkunft wird in unserer Gesellschaft inzwischen aufgeladen mit Erwartungen, welche die unmittelbar Beteiligten sehr leicht überfordern und letztlich frustrieren können. Es soll nicht nur alles möglichst glatt und problemlos klappen, es soll noch dazu ein einmalig schönes Erlebnis werden, an das man sich ein Leben lang erinnert.

Dieser recht verbreiteten Vorstellung von einem märchenhaften, ja fast schon mystischen Event steht der mitunter heftige Ablauf der konkreten Geburt gegenüber. Selbst die beste

Vorbereitung im Abendkurs vermag nicht den Schock zu verhindern, den es bedeuten kann, wenn der Mann seine Frau zum ersten Mal als leidendes, laut schreiendes, fluchendes Wesen erlebt, das seinen Emotionen freien Lauf lässt. Hier geht es nie ohne Schweiß und Tränen ab, von anderen spontanen Ausscheidungen gar nicht erst zu reden.

Müssen Männer unbedingt mit?

Es kann bei der Entbindung immer wieder zu plötzlichen Komplikationen bei Mutter oder Baby kommen, bei denen dann im Kreißsaal schlagartig kein Platz mehr für Amateure ist. Wenn ein zweiter Geburtshelfer, eine zweite Hebamme, ein Kinderarzt oder ein Anästhesist herbeieilen, kann der Vater nicht mehr helfen, dann wird es ernst. Auch falls der Mann plötzlich selbst kollabiert und ärztliche Hilfe braucht (wegen Blutdruckabfall oder Übelkeit), kann er von der Hebamme unmöglich noch zusätzlich betreut werden. Das ist oft wirklich ein Problem.

Ein Grund, den Mann gleich vor die Tür zu schicken, sind gefühllose Sprüche wie: »Jetzt stell dich mal nicht so an, Schatz!«, oder: »Werd mal fertig, das Spiel fängt gleich an!«. Hab ich alles schon erlebt. Besonders sensibel erschien mir jener Kerl, dessen Frau nach stundenlangen Presswehen nur wenige Minuten vor Mitternacht des letzten Oktobertages endlich niederkam. Er lobte seine Partnerin mit den mir unvergesslichen Worten: »Gut gemacht, Mausi! Das Kindergeld für diesen Monat haben wir noch geschafft!«

Ich will überhaupt nicht bestreiten, dass es viele hoch motivierte, liebevolle und talentierte Vertreter unter den werdenden Vätern gibt, die sich diesem meist eher uncoolen Ausnahmezustand gewachsen zeigen und sich dabei intuitiv richtig verhalten. Sie können der Hebamme sogar helfen, wenn ihre ruhige Präsenz die Gemütslage der Frau stabilisiert. Auch wenn wohl wenige dabei so erstaunlich cool bleiben wie jener Holsteiner Milchbauer, der mir einmal mitten in der Nacht ganz bedächtig erklärte, wie seine gebärende Gattin so tickt: »Lass sie mal, zwei Weh'n braucht se noch, denn geiht dat los …« Der Mann hatte wohl schon häufiger im Kuhstall Geburtshilfe geleistet – und er behielt sogar recht, was das vorhergesagte Timing seiner Frau betraf.

Vernünftige, einfühlsame Väter können die Hebamme rund um die Geburt tatsächlich auf vielfältige Weise entlasten: Sie können zu Beginn der Wehen mit der Gebärenden spazieren gehen, ihr ins Entspannungsbad helfen, ihre Hand halten, die Nerven beruhigen, die Atmung kontrollieren, den Schweiß abtupfen und Getränke holen. Wenn ich allerdings merke, dass der Mann mehr Angst hat als seine Partnerin, dann frage ich ihn freundlich, aber bestimmt, ob er sich nicht doch eine Kaffeepause vor der Tür gönnen möchte. Besonders sensible Männer sollte man wirklich nicht zum Zuschauen beim Geburtsakt zwingen, sondern ihnen eher fürsorgliche Nebentätigkeiten zuweisen. Und ihnen einen Stuhl an der Seite des Bettes anbieten, keinesfalls am Fußende. Auch kann eine zweite, der Frau nahestehende Bezugsperson (die beste Freundin, seltener die Mutter) nicht schaden, die den Wachenden notfalls ablöst. Ich habe jedenfalls schon viele sehr gute Erfahrungen damit gemacht, wenn Frauen die Geburten begleitet haben.

Doch so tapfer sich auch viele Partner schlagen, so häufig behindert die Anwesenheit eines ständig aufgeregten Mannes die Arbeit der Hebamme, die in direkter Ansprache die Gebärende durch das Auf und Ab der Wehen führt. Es ist nun einmal so: Von Frau zu Frau klappt die Verständigung in dieser kritischen Phase einfach besser. Männer haben, so meine Beobachtung, schlichtweg die schwächeren Nerven und geraten viel schneller in Stress.

Dabei überrascht es mich keineswegs, dass viele Männer mit ihrer wichtigen Nebenrolle in einem hoch technisierten Kreißsaal überfordert sind – in einer fremden Umgebung und als Zeuge medizinischer Abläufe, deren Zweck sie nicht verstehen. Das kann bei ihnen zu traumatischen Eindrücken führen, wenn etwa schnelle Entscheidungen notwendig werden, die Arzt oder Hebamme den Vätern dann nicht zeitnah erklären können, zum Beispiel ein Kaiserschnitt als Notfalloperation. Oder wenn das Neugeborene zum Kinderarzt gebracht werden muss, weil es ihm nicht so gut geht wie erhofft.

Lange Geburtsverläufe, in denen die Frau über viele Stunden große Schmerzen erleiden muss, können die Männer mitunter stark belasten. Auch extremer Schlafentzug macht dann vielen zu schaffen. Über all diese möglichen Schwierigkeiten unterhalten sich die Paare vor der Geburt nach meiner Erfahrung leider so gut wie nie. Besser wäre das schon – für alle Beteiligten.

Männer, die gute Väter sein wollen, möchten auch bei der Geburt am liebsten alles genau wissen und planen und so gut wie nichts dem Schicksal überlassen. Natürlich ist das eine maskuline Selbstüberschätzung. Nicht wenige Männer kommen allerdings in dem falschen Glauben in die Klinik, sie müssten den ordentlichen Verlauf der Geburt überwachen. Das ist natürlich die Aufgabe der Hebamme – und nicht die des Mannes. Wenn er seine Frau unter den Wehen schreien hört, verlangt er beispielsweise oft, dass das Klinikpersonal dagegen etwas tun solle, und setzt es mit seinen Vorschlägen unter Druck. Auch drängen manche Männer unter dem Eindruck der Wehenschmerzen spontan zum Kaiserschnitt, ohne auch nur im Geringsten beurteilen zu können, ob, wann und warum dieser Eingriff notwendig werden kann.

Wer aber schon von Medizin nichts versteht, behält wenigstens die Apparate im Auge. Das beruhigt und lenkt ab. Viele Väter starren im Kreißsaal dann ständig wie gebannt auf den Wehenschreiber, anstatt ihre Frau anzusehen. Das fasziniert mich schon deswegen immer wieder, weil sie oft keine Ahnung haben, wozu das Gerät eigentlich dient. Selbst während der heftigsten Wehen wollen sie von der Hebamme noch das CTG erklärt haben. Als ich einen von ihnen mal fragte, was er aus den Kurven auf dem Bildschirm herauslese, meinte er: »Die Aktien stehen gut!« So sind sie halt, die Banker.

Je mehr Menschen um die werdende Mutter herumstehen, desto verkrampfter reagiert die Frau im Endspurt und umso länger dauert es. Je kleiner die Zuschauerkulisse, umso leichter die Geburt. Das Geschehen im Kreißsaal erleben die Gebärende und ihr passiv zuschauender Partner ohnehin total unterschiedlich. Während die Frau fast nur noch sich selbst, ihr Baby und die Hebamme am Fußende wahrnimmt, wobei die körpereigenen Endorphine sie in eine Art schmerzlindernden Rausch versetzen, steht der Mann mehr oder weniger passiv dabei, bekommt dafür aber visuell und ungefiltert alles mit, was er sehen will oder vielleicht auch nicht sehen wollte. So sieht er unter Umständen, wie aus dem Schoß der Frau ein Kopf herausgepresst wird, dessen Größe ihn überrascht, fasziniert oder aber zutiefst verstört.

Es können in diesem dramatischen Augenblick sogar psychische Traumata ausgelöst werden, welche die Sexualität der jungen Eltern später schwer belasten. »Ich sag es ungern, aber der Eindruck einer Geburt kann bei manchen Paaren einen bleibenden Schaden hinterlassen. Wenn die Frau blutet, wenn sie reißt. Das gibt zwar keiner offiziell zu, aber bei manchen Paaren ist es dann erst mal ziemlich lange vorbei mit dem Sex«, warnte meine berühmte Kollegin Luise Kaller aus Berlin schon einmal in einem *Zeit*-Interview.

Dass die Präsenz im Kreißsaal noch lange keine Garantie für spätere Väterqualitäten darstellt, sondern auch zu psychischen Belastungen beim Mann führen kann, sind relativ neue Erkenntnisse. Inzwischen gibt es auch Stimmen, die fordern, den Mann selbst entscheiden zu lassen, ob er dabei sein möchte. Druck von außen sollten Paare in dieser privaten Angelegenheit schlichtweg ignorieren. Auch muss sich niemand entschuldigen oder rechtfertigen, wenn er lieber vor der Tür bleiben will.

Ich persönlich plädiere inzwischen dafür, den Vater in der Regel erst dann in den Kreißsaal zu lassen, wenn das Baby schon geboren ist. Dann kann und soll er sich liebevoll um Mutter und Kind kümmern. Er wird ohnehin noch viele Tage und Nächte Zeit haben, um mannhaft zu beweisen, dass er mehr kann, als ein Kind nur zu zeugen. Aber ich stelle mich auch nicht quer, wenn ein Paar sich das gemeinsame Geburtserlebnis wünscht.

Stress minimieren

Aus meinen Erfahrungen und vielen Gesprächen mit werdenden Vätern kann ich ein paar Tipps anbieten, die vielleicht helfen, etwas Stress aus der Situation zu nehmen. Also, liebe Väter:

1. Fahren Sie mit Ihrer Frau nicht zu früh ins Krankenhaus, fragen Sie vorher Ihre Hebamme oder telefonieren Sie mit dem Kreißsaal. Bleiben Sie ruhig und gelassen, so gut es geht. Fahren Sie vorsichtig!

2. Lassen Sie im Kreißsaal die Profis arbeiten, haben Sie Vertrauen. Weder Hebamme noch Arzt warten darauf, dass man ihnen ihren Job während der Arbeit erklärt. Folgen Sie den Anweisungen des Klinikpersonals!

3. Die richtige Atemtechnik in der Wehenphase (»Atmen, Jacqueline, atmen!«) müssen Sie Ihrer Frau nicht beibringen, das schafft sie schon allein. Holen Sie lieber selbst öfter mal Luft!

4. Loben Sie Ihre Frau nicht nur einmal, halten Sie ihr die Hand, aber übertragen Sie bitte nicht Ihre eigene Unruhe auf sie.

5. Seien Sie weniger neugierig! Stellen Sie sich auf keinen Fall ans Fußende, um die letzte Phase der Geburt vielleicht besser filmen zu können. Und bevor Ihnen schlecht wird, gehen Sie besser vor die Tür.

6. Bringen Sie sich Proviant mit! Die Geburt kann nämlich auch mal länger dauern. Eine Kanne Tee, genug Wasser und etwas zu essen braucht jeder Held. Schokolade beruhigt die Nerven.

7. Bereiten Sie sich in Theorie und Praxis auf die Zeit nach der Geburt vor. Zu tun gibt es mehr als genug: einkaufen, aufräumen, kochen, Wäsche waschen, Staub saugen, putzen … So sieht wahre Liebe aus!

Komisch ist: Wenn die Kinder geboren sind, rennen die Kerle am liebsten gleich aus dem Kreißsaal, um sofort sämtliche Freunde und Verwandte mit dem Smartphone anzurufen, anstatt wenigstens die erste Stunde bei ihrer Frau und dem gemeinsamen Kind zu bleiben. Darüber kann ich mich immer wieder nur wundern. Dabei ist längst erwiesen, wie gut es der späteren Vater-Kind-Beziehung tut, wenn der Mann von Anfang an ganz in der Nähe ist, am besten sogar Hautkontakt (Bonding) mit dem Baby hat. Kuscheln, wickeln, präsent sein, darum geht es. Dann haben es die Väter meist mit dem Baby später leichter.

Ich kenne aber auch Kreißsaalmuffel, aus denen dann trotzdem noch vorbildliche Papas wurden. Wenn die Anwesenheit der Väter während der Entbindung wirklich eine derart entscheidende Rolle für die Qualität der späteren Vaterschaft spielen würde, hätten ja Generationen von Kindern aus der Zeit vor 1980 darunter leiden müssen, dass ihr Papa nicht von Anfang an dabei war. Dafür gibt es aber keinerlei wissenschaftlichen Beweis. Die Beziehung der Eltern zum Baby wird in der Betreuung der ersten Monate und Jahre aufgebaut, nicht allein in den ersten Minuten.

Und dann gibt es ab und zu auch solche Helden, die zwar nicht bei der Entbindung dabei sein können, aber dafür ihren Frauen mitsamt dem Nachwuchs einen einmaligen Empfang zu Hause bereiten. Wie jener mir unvergessliche Holsteiner Dachdecker, der die Wartezeit während der Geburt dafür nutzte, die Botschaft »Tina, ich liebe dich!« in riesigen Hollywood-Buchstaben aufs Dach ihres Eigenheims zu montieren. Das hat doch was, oder?

KAPITEL 8

Ein Kaiserschnitt ist nicht die erste Wahl

Hebammen und Ärzte streiten immer wieder gern und ausdauernd darüber, wie sich Geburtsrisiken verringern lassen. Eine große Errungenschaft der Medizin, die vielen Müttern und ihren Kindern in den letzten 100 Jahren enorm geholfen hat, ist ohne Zweifel der Kaiserschnitt. Die Schnittentbindung unter Narkose hat sich bewährt als Notoperation bei besonders schweren Geburtsverläufen. Seit es sie gibt, können darüber hinaus vielfach zu erwartende Komplikationen bei der Geburt umgangen werden. Oft bedeutet der Kaiserschnitt den einzigen Ausweg in letzter Minute. Er kann Leben retten. Doch er taugt nicht, wie viele irrtümlich glauben, als Wellness-OP für schönere Geburten. Auch darin sind sich die Hebammen mit den (meisten) Ärzten einig.

Als ich Mitte der achtziger Jahre in Rostock als junge Geburtshelferin zu arbeiten begann, lag die Kaiserschnittrate in der dortigen Universitätsklinik bei 8 Prozent. Wir waren nicht besonders stolz darauf, wir fanden das normal. Heute wird schon fast jedes dritte Kind in Deutschland, Österreich und der Schweiz per Kaiserschnitt geholt; die Quote hat sich in Deutschland von 16 Prozent im Jahr 1991 auf 32 Prozent in 2011 glatt verdoppelt, Tendenz steigend. Und kaum jemand regt sich darüber auf. In den Geburtskliniken der Großstädte liegen die Kaiserschnittraten besonders hoch, auf dem Land sind sie deutlich niedriger. Beim Blick auf die Zahlen fällt auch auf, wie eklatant die Unterschiede zwischen alten und neuen Bundesländern sind: Im Saarland ist die Kaiserschnittrate mit 40 Prozent fast doppelt so hoch wie in Sachsen. In der Stadt Landau in der Pfalz bekommt jede zweite Frau einen Kaiserschnitt, ein Rekord, auf den niemand stolz sein sollte. Die Zahlen der Bertelsmann-Stiftung belegen nur, welch ein Wandel in kurzer Zeit stattgefunden hat.

Wenn vor 25 Jahren eine Frau in meiner ersten Klinik in Rostock einen Kaiserschnitt bekommen musste, haben wir sie bemitleidet – sowohl das Personal als auch ihre Freundinnen –, und alle sagten ihr: »Was hattest du nur für eine schwere Geburt.« Heute wird der Kaiserschnitt von der Mehrheit der Frauen als die *leichtere* Art der Entbindung angesehen, mit angeblich weniger Schmerzen und Nebenwirkungen. Ein äußerst erstaunlicher Wandel – aber nicht medizinisch, sondern in der gesellschaftlichen Wahrnehmung! Wir haben es gegenwärtig mit einer völlig anderen Betrachtungsweise des Kaiserschnitts zu tun, einem Imagewandel.

Medizinisch gesehen hat sich nichts Revolutionäres ereignet. Wohl haben sich seit 1980 die Narkosetechniken verbessert, und auch die Schnitttechnik ist heute viel schonender. Aber das ändert nichts daran, dass trotz allem die Entbindung mittels einer Öffnung der Bauchdecke für die Frauen objektiv gesehen immer noch die schwerere Geburtsvariante darstellt, mit ihren eigenen Risiken der Komplikation. Ihre gesundheitlichen Nebenwirkungen für das Baby sind auch keine Kleinigkeit, sie sind noch nicht einmal ausreichend erforscht. Warum also steigt in Deutschland – wie übrigens auch in anderen Ländern Europas – Jahr für Jahr die Anzahl der Kaiserschnitte? Was sind die Gründe für diese Entwicklung?

Warum die Rate steigt

Auf diese Frage gibt es keine einfache, monokausale Antwort, sondern es wirken mehrere Trends zusammen, die einander verstärken.

Frauen bekommen immer später Kinder
Der wichtigste erscheint mir, dass die Mütter in Deutschland immer später ihr erstes Kind bekommen. Ich habe in meiner Ausbildung in der DDR noch gelernt, dass jede Frau jenseits der 30 eine spät Erstgebärende ist und damit ihr Risiko steigt, per Kaiserschnitt zu entbinden. Heute gibt es fast keine Frauen mehr, die mit unter 30 Jahren ein Kind bekommen. Frauen um die 40 tragen aber eine Reihe von biologischen Risikofaktoren, die eine Geburt komplizieren können. Das Problem des fortgeschrittenen Alters betrifft die Erstgeburten; eine Mutter, die mit 38 ihr drittes Baby bekommt, ist ein anderes Thema.

Pränatale Diagnostik nimmt zu
Es gibt immer mehr Möglichkeiten pränataler Untersuchungen, was bedeutet, dass wir Geburtsrisiken sehen, die früher einfach nicht bekannt waren. Das führt leicht zu einer Pathologisierung von Befindlichkeiten. Je mehr unnötige Untersuchungen in der Schwangerschaft vorgenommen werden, umso größer ist die Bereitschaft der Paare, mit einem geplanten Kaiserschnitt »auf der sicheren Seite« zu sein.

Immer mehr Lifestyle-OPs
Der durch falsche prominente Vorbilder beförderte Wunsch nach Lifestyle-OPs, also nach Schnittentbindungen, für die es keinen medizinischen Grund gibt, ist ein weiteres Motiv, das

etwa jede zehnte Schwangere umtreibt (die Zahl ist grob geschätzt, denn diese Beweggründe lassen sich später durch Gefälligkeitsdiagnosen leicht verschleiern). In den vergangenen 20 Jahren ist der Wunsch nach einem geplanten Kaiserschnitt ohne medizinischen Grund, also nach einer Art Lifestyle-OP zur angeblich leichteren Geburt, gerade bei jüngeren Frauen fast zu einer Modeerscheinung geworden. Ich betrachte diese Entwicklung mit Sorge. Nur weil prominente Mütter wie Claudia Schiffer, Madonna, Victoria Beckham und Angelina Jolie sich den »Bikinischnitt« setzen ließen, glauben offenbar viele Schwangere, das sei die beste Lösung. Dabei könnten sie sich auch an Heidi Klum ein Beispiel nehmen, die immerhin jedes ihrer Kinder spontan geboren hat. Und Prinzessin Mary von Dänemark brachte im Januar 2011 sogar Zwillinge auf natürlichem Weg zur Welt. Es gäbe also durchaus genug Vorbilder für die spontane Geburt.

Angst vor Wehenschmerz

Die Angst vor Wehenschmerzen spielt auch eine große Rolle, obwohl diese durch eine Periduralanästhesie heute deutlich verringert werden können und keine OP erzwingen. Und doch sehen viele Frauen im Kaiserschnitt einen Weg, den Schmerzen bei der Geburt auszuweichen. Sie haben Angst vor dem Pressen. Was sie meistens nicht wissen: Der Kaiserschnitt erspart ihnen zwar die Wehen und den unmittelbaren Geburtsschmerz, aber dafür haben sie hinterher noch viele Tage und Nächte den Wundschmerz der langsam verheilenden Schnittwunde am Bauch. Auch Taubheitsgefühl und Befindlichkeitsstörungen an der Narbe können noch Wochen und Monate nach der OP auftreten. Während der Wehenschmerz oft sehr schnell wieder vergessen ist.

Angst vor Kontrollverlust

In meinen Vorgesprächen entdecke ich bisweilen eine diffuse, oft aber massive Angst der Männer vor diesem doch profund weiblichen Prozess der Geburt. Viele, die von ihren Frauen geradezu genötigt werden, mit in den Kreißsaal zu gehen, hätten lieber einen Kaiserschnitt, um sich den Anblick der Presswehen zu ersparen. Damit wäre das Thema in kurzer Zeit auf chirurgischem Weg erledigt – zu einem vorher festgesetzten Datum, das sich auch in den Terminkalender zwischen zwei Geschäftsreisen einbauen lässt. Und auch immer mehr junge Frauen ziehen es vor, an einem festgesetzten Termin zu entbinden, weil sie mit einem nicht genau planbaren Ereignis wie der spontanen Geburt nicht klarkommen. Es geht letztlich um Kontrolle eines natürlichen Geschehens, das sich eben nicht vollkommen kontrollieren lässt. Interessant finde ich, dass manche Frauen offenbar mehr Angst davor haben, unter der Geburt die Kontrolle über ihren Körper zu verlieren, als sich den Händen des Operateurs anzuvertrauen. So wird ja die Selbstbestimmung gleich wieder abgegeben – und Technik siegt über Natur.

Furcht vor Komplikationen

Die Erwartungen der Eltern, dass vor, bei und nach der Geburt alles glatt und ohne lästige Komplikationen verläuft, haben enorm zugenommen. Daraus entsteht ein juristischer Druck auf die Ärzte und Hebammen, haftungsrelevante Kunstfehler unbedingt zu vermeiden. Die Anforderungen an das Klinikpersonal sind höher denn je, und die Klagefreudigkeit steigt. Ärzte sind schon oft wegen eines unterlassenen Kaiserschnitts verurteilt worden, hingegen so gut wie nie wegen seiner Anwendung. Also müssen Ärzte bei ihren Entscheidungen auch vermehrt an mögliche juristische Konflikte nach der Geburt denken. Running Gag unter Klinik-Hebammen: »Sorg bitte dafür, dass das Kind später keine 6 in Mathe schreibt, sonst wirst du verklagt!«

Mangelhafte Ausbildung des Klinikpersonals
Je höher der Ausbildungsstand und je größer die Erfahrungen mit Spontanentbindungen in einer Klinik, umso niedriger die dortige Kaiserschnittrate. Zu einer guten Ausbildung gehört eben auch, sich mit den verschiedenen Geburtsvarianten auszukennen. So können mit entsprechendem Know-how auch Babys in schwierigeren Lagen ohne Chirurgenskalpell entbunden werden. Das erklärt die meisten Unterschiede zwischen den Kaiserschnittraten einzelner Kliniken in ost- und westdeutschen Städten. In den ostdeutschen Kliniken haben die Hebammen noch viele der klassischen Handgriffe gelernt und geübt. Und: Erfahrene Hebammen halten die Kaiserschnittraten in der Regel niedriger als ängstliche Ärzte! Wo jedoch etwa Beckenendlagen immer seltener spontan entbunden werden, geht dieses Praxiswissen irgendwann ganz verloren.

Beeinträchtigung des Sexuallebens
Die auch von Männern oftmals geteilte Sorge um nachteilige Folgen der Vaginalgeburt für das sexuelle Empfinden von Mann und Frau ist ein weiteres Problem. Auch manche Frauenärzte behaupten gern, dass ein Kaiserschnitt das Auftreten solcher Nachteile verhindere. Das gipfelte in den neunziger Jahren in einer großen US-Werbekampagne mit dem suggestiven Slogan: »*Preserve your love channel, take a caesarean!*« Das verdoppelte zwar prompt die Kaiserschnittrate in den amerikanischen Privatkliniken, machte den Sex nach der Ge-

burt aber nicht besser. Denn in Wahrheit sind die postoperativen Wirkungen eines Kaiserschnitts auf das Sexualleben der Frau viel gravierender als jene einer normalen Entbindung. Das klaglose Funktionieren der Vagina sollte unter Liebespartnern übrigens auch nicht das wichtigste Thema sein!

Ungenügende Beratung im Krankenhaus
Kritiker des Gesundheitswesens spotten gern: Das größte »Risiko« für die Frau, einen Kaiserschnitt zu bekommen, ist, älter als 35 Jahre zu sein – und privat versichert. Manche Privatkliniken sind bereits auf geplante Kaiserschnitte spezialisiert, das scheint ein lukratives Geschäftsmodell zu sein. Und für die Krankenhausärzte bringt der Kaiserschnitt nun einmal nichts als Vorteile. So ist der vorher festgelegte OP-Termin in den Gesamtablauf der Klinik viel besser einzuplanen als die zeitlich schwer abzuschätzende spontane Geburt im Kreißsaal. Fakt ist auch, dass in den Kliniken die Bitte um operative Entbindung gern erhört wird, weil der geplante Kaiserschnitt von den Kassen sehr gut bezahlt wird; er kostet mit 3936 Euro im Durchschnitt etwa das Doppelte dessen, was für eine Spontangeburt im Kreißsaal berechnet wird, mögliche postoperative Folgekosten nicht berücksichtigt. Es ist also eine Tatsache, dass Kliniken an Kaiserschnittoperationen mehr verdienen als an normalen Geburten. Frauen wird der Wunsch nach einer chirurgischen Entbindung heutzutage nicht gerade ausgeredet. Oftmals werden Schwangere schon bei ihrer ersten Untersuchung von Frauenarzt oder -ärztin gefragt, ob sie sich vielleicht einen geplanten Kaiserschnitt wünschen. Es gibt jedoch keinen Druck seitens der Kliniken in der Art, dass den Ärzten gesagt würde, sie müssten jetzt aus betriebswirtschaftlichen Gründen die Kaiserschnittrate erhöhen. So etwas ist mir nicht bekannt.

Wie hoch der Prozentsatz an Schwangeren ist, die ausdrücklich und auf eigenen Wunsch auf diese Weise entbunden werden, ist nicht leicht zu ermitteln, laut einer Umfrage soll ihr Anteil nur bei 2 Prozent liegen (*Brand eins:* »Die Welt in Zahlen«, Heft 10/Oktober 2013). Aber der Trend, dass immer mehr Frauen diesen Wunsch nach einer geplanten Sectio haben, scheint mir doch oft mit mangelnder Aufklärung zusammenzuhängen. Denn 50 Prozent dieser Frauen, denen ich die Alternativen zum Kaiserschnitt erläutere, entscheiden sich letztlich gegen ihn. Auch in guten Krankenhäusern werden den Schwangeren die Alternativen vor Augen geführt.

Diese Faktoren, die unterschiedlich große Anteile an der derzeit steigenden Schnittrate haben, produzieren zusammen auch deshalb eine höhere Zahl von Kaiserschnitten, weil viele Frauen, die bei der ersten Geburt einen hatten, beim zweiten Kind wieder einen verordnet bekommen, aus medizinischen Gründen. Auch wenn hier und da Versuche unternommen werden, die Kaiserschnittrate wieder zu senken, sehe ich noch keine Anzeichen für ein Ende der aus Hebammensicht bedauerlichen Entwicklung. Denn dazu bedürfte es eines gesteigerten Problembewusstseins – bei den Kliniken wie bei den Frauen selbst.

Medizinische Gründe für den Eingriff

Die einzige Operation ohne Risiko ist die Nicht-Operation. Wenn man also vom Risiko ausgeht, ist die spontane, normal verlaufende Geburt immer vorzuziehen. Sie ist am unkompliziertesten. An zweiter Stelle kommt aber schon der geplante Kaiserschnitt. Mit wesentlich höherem Gefahrenpotential folgen die Notfalloperationen – sowohl vaginale Geburten als auch Notfall-Kaiserschnitte. Bei der Beurteilung des Risikos im Einzelfall heißt es für mich als Hebamme: Ich muss vor allem den Notfall verhindern, ihn nach Möglichkeit ausschließen und unnötige Risiken gar nicht erst eingehen. Es gilt, Probleme im Mutterleib möglichst früh zu erkennen.

Manchmal ist die Spontangeburt besser, manchmal der Kaiserschnitt. Um das zu entscheiden, braucht man moderne Diagnosemethoden wie Ultraschall oder CTG und viel Berufserfahrung. Entscheidend für den Erfolg eines Kaiserschnitts ist der richtige Zeitpunkt, den es genau abzuwägen gilt. In der Regel versuchen Arzt und Hebamme, ihn so spät wie möglich zu legen, aber in bestimmten Fällen ist weiteres Warten gefährlicher als ein Eingriff.

Nur bei jeder fünften Geburt in Deutschland ist der Kaiserschnitt heute medizinisch indiziert. Für die Geburtshelfer ist es inzwischen ein relativ einfacher Eingriff, verglichen mit anderen Operationen. Auf der Höhe des Schamhaaransatzes wird üblicherweise ein 12 bis 17 Zentimeter langer Schnitt in die Bauchdecke vorgenommen. Dann dringt der Operateur in tiefere anatomische Schichten ein und öffnet die Gebärmutter der Schwangeren im unteren Bereich, so dass das Kind gut erreicht, entwickelt und herausgeholt werden kann. Der Eingriff dauert bis zum ersten Schrei des Kindes nur drei bis sieben Minuten. Das Kind wird von Arzt oder Hebamme dann sofort versorgt. Währenddessen entfernt man den Mutterkuchen, der Bauch wird wieder schichtweise verschlossen und die Wunde genäht. Die gesamte Operation dauert 20 bis 30 Minuten. Nach 14 Tagen ist die Wunde in der Regel verheilt. Später sieht man meistens nur noch eine kleine Narbe.

Man unterscheidet zwischen dem *primären* Kaiserschnitt –

vor dem Einsetzen von Wehen – und dem *sekundären* Kaiserschnitt, der zu einem Zeitpunkt nach dem Einsetzen der Wehen vorgenommen wird.

Der sekundäre Kaiserschnitt ergibt sich erst aus dem Geburtsverlauf. Die Wehen dauern bereits mehrere Stunden, die Frau ist schon unter der Geburt, und plötzlich tritt eine Notsituation ein. In den meisten Fällen dann, wenn »das Kind steckengeblieben ist«, wie Frauen das umgangssprachlich nennen. Dieser Ausdruck ist übrigens ebenso schrecklich wie falsch. Denn in Wahrheit bleibt kein Baby im Geburtskanal stecken, vielmehr schreitet die Geburt trotz Wehen nicht voran – das ist die exakte Beschreibung dieses prekären Zustandes. Man hat heute relativ strenge Richtlinien und Vorgaben darüber, welche Dynamik eine Geburt in gewissen Zeitabständen entwickeln sollte. Allerdings haben die Geburtshelfer einen ausreichenden Ermessensspielraum, um der Gebärenden genügend Zeit zu geben.

Bei regelmäßigen und kräftigen Wehen, so lautet die alte Hebammenregel, sollte sich der Muttermund pro Stunde um etwa einen Zentimeter öffnen. Dass das in Etappen oder auch mal schneller und mal langsamer geschieht, ist natürlich, also normal. Aber prinzipiell sollte die Kurve in diesem Maß nach oben gehen. Wenn sich eine Gebärende nicht innerhalb dieses zeitlichen Rahmens bewegt, dann entscheiden sich die Geburtshelfer aufgrund der nun steigenden Risiken für einen sekundären Kaiserschnitt. Wenn sich zum Beispiel der Muttermund einfach nicht öffnet oder das Köpfchen trotz heftiger Wehen keine Beziehung zum Becken aufnimmt, wird ein Kaiserschnitt unvermeidbar.

Notwendig wird der Eingriff auch, wenn die Herztöne des Kindes, die heute in regelmäßigen Abständen oder permanent überwacht werden, anzeigen, dass sein Zustand sich verschlechtert. Es darf Stress haben unter der Geburt, doch es muss mit Hilfe diverser Untersuchungen sichergestellt werden, dass es diesen Stress gut kompensiert. Das ist zum einen die Herzfrequenzableitung, das CTG, zum anderen kann man Blutuntersuchungen beim Kind vornehmen: Man nimmt von seinem Köpfchen einen Tropfen Blut ab und prüft, ob das Kind noch ausreichend mit Sauerstoff versorgt ist oder nicht. Wenn es hier Auffälligkeiten gibt, muss man einen Kaiserschnitt machen. In aller Regel hat man aber auch ausreichend Zeit für den Test.

Auch wenn das Gewicht des Kindes im Bauch auf mehr als 4500 Gramm geschätzt wird und es also im Verhältnis zum Becken der Mutter überproportional groß ist, wird häufig ein Kaiserschnitt vorgeschlagen. Dazu ein Beispiel aus meiner Praxis: Ich hatte einmal eine junge Frau mit einem beachtlich großen Bauch – das Gewicht ihres Babys wurde zwei Wochen vor Termin schon auf 4300 Gramm geschätzt. Die Ärzte und ich haben ihr deshalb den Kaiserschnitt empfohlen, doch sie wollte lieber spontan entbinden. Gut, dann haben wir erst einmal die Wehen kommen lassen. Unter der Geburt dramatisierte sich jedoch die Lage, die Herztöne des Kindes wurden immer langsamer. Wir mussten sehr, sehr schnell handeln. Mutter und Kind haben die Operation gut überstanden. Das Baby wog dann sogar 5000 Gramm. Das bedeutet nicht, dass Kinder über 4000 Gramm nicht auch problemlos spontan entbunden werden können. Ich habe das oft genug erlebt. Früher galt es als ungeschickt, die Mütter vorher mit genauen Gewichtsangaben zu verängstigen. Umso größer war dann die Freude über den gesunden »Wonneproppen«. Aber heute ist man bei den großen Babys lieber etwas vorsichtiger oder traut sich das nicht mehr ohne Eingriff zu. Bei einem großen Kind ist die Entscheidung für den Kaiserschnitt vom Einzelfall abhängig, weil auch der Körperbau der Frau beachtet werden muss.

Ein Kaiserschnitt wird heute in den meisten Fällen ebenfalls durchgeführt, wenn das Kind andersherum, also mit dem Kopf nach oben liegt, in der so genannten Beckenendlage. Das geschieht bei 3 bis 5 Prozent der Geburten. Man kann ein Kind selbst in dieser Position auf normalem Weg zur Welt bringen, das wurde bis vor etwa 20 Jahren sogar recht regelmäßig gemacht. Doch es muss eine genaue Untersuchung der Schwangeren und des Kindes erfolgen, weil es dabei doch leicht erhöhte Risiken für die Kinder geben kann.

Das große Problem ist, dass wir heute nur noch wenige Ärzte und offenbar auch zu wenige Hebammen haben, die das Handwerk beherrschen, »eine Beckenendlage vernünftig vaginal zu entwickeln«, wie man sagt. In vielen Facharztausbildungen ist diese Variante gar nicht mehr enthalten. 90 Prozent aller »Steißgeburten« werden heute per Kaiserschnitt abgewickelt, früher waren es nur 30 Prozent. Tatsache bleibt: Mit erfahrenem Personal könnten die meisten Steißlagen auch vaginal risikoarm entbunden werden.

Weitere Gründe, die einen Kaiserschnitt erforderlich machen:
    Wenn das Kind quer liegt; dann ist eine normale Geburt unmöglich.
    Wenn sich die Plazenta vor der Geburt des Kindes ablöst.
    Wenn die Nabelschnur vor dem kindlichen Köpfchen liegt und droht, die Sauerstoffzufuhr abzuklemmen. Liegt die Nabelschnur um den Hals, ist das hingegen kein Grund für einen Kaiserschnitt; das hat etwa jedes dritte Neugeborene. In der Regel macht das keine Probleme.

Wenn das Kind deutlich zu klein und auffällig unterversorgt ist (das können Pränataldiagnostiker heute ziemlich genau feststellen). Die Wehen wären zu belastend für das Kind.

Wenn die Wehen deutlich zu früh einsetzen (vor der 32. Schwangerschaftswoche).

Wenn spezielle, komplexe Erkrankungen in der Schwangerschaft vorliegen (zum Beispiel das HELLP-Syndrom, eine schwere schwangerschaftsspezifische Erkrankung mit komplexen Symptomen), die lebensbedrohlich für Mutter und Kind sind. Ein Kaiserschnitt kann hier ab der 24. Woche nötig werden, oft aber erst gegen Ende der Schwangerschaft. Selten kommt es zu echten, unvorhersehbaren Notfallsituationen im Kreißsaal, die einen sofortigen Umzug in den Operationssaal erzwingen. Aber es gibt sie; mit genügend Erfahrung können wir Geburtshelfer sie erkennen, bevor es kritisch wird. Wenn zum Beispiel die Herztonableitung des Kindes eine Notsituation erkennen lässt. Den so genannten Notfall-Kaiserschnitt wollen Ärzte und Hebammen unter allen Umständen verhindern, weil er für Mutter und Kind eine durchaus gefährliche Belastung bedeuten kann. Er muss innerhalb von Minuten durchgeführt sein – maximal 20 Minuten Zeit bleiben dann von der Entscheidung, das Kind zu holen, bis zu seiner Geburt; in gut eingespielten Entbindungsstationen ist diese Situation noch schneller beherrschbar.

Ein solcher extremer Notfall tritt zum Beispiel dann ein, wenn bei der Mutter nach längerer Wehentätigkeit die Gebärmutter reißt (Uterusruptur). Oder wenn nach dem Blasensprung die Nabelschnur vorfällt. Dann muss sofort operiert werden. Oder wenn bei Zwillingsgeburten der erste Zwilling gut geboren wird und der zweite sich quer legt und man ihn einfach nicht gedreht bekommt.

Ich finde, es gehört zu einer fairen Beratung dazu, dass man die Schwangere auch einmal auf derartige Extremsituationen hinweist, damit sie dann nicht aus allen Wolken fällt, wenn sie tatsächlich eintreten sollte. Die Notfall-OP stellt aber wirklich nur das letzte Mittel dar, um eine schwierige Geburt glücklich zu beenden.

Kaiserschnitt auf Wunsch

Auch in meine Sprechstunde kommen ab und zu Schwangere schon im 3. Monat mit dem festen Wunsch zum Kaiserschnitt. Das nehme ich erst einmal zur Kenntnis. Ich überrede die Frau dann nicht dazu, spontan zu entbinden, ich kläre sie nur darüber auf, was es bedeutet, sich freiwillig ohne medizinischen Befund einer solchen Operation zu unterziehen. Dann untersuche ich sie ein paar Monate später und überlege, ob in dem jeweiligen Fall nicht auch objektive Gründe für den Eingriff vorhanden sind. Allerdings gebe ich den Frauen keine Gefälligkeitsdiagnosen – im Gegensatz zu manchen Frauenärzten, die bei Bedarf eine psychosomatische Begründung für die eigentlich unnötige Operation finden.

Solange er medizinisch nicht notwendig und geboten ist, würde ich den Kaiserschnitt auf Wunsch nicht empfehlen. Zunächst befrage ich die Schwangeren, warum sie sich denn eine Operation wünschen. Und wenn dann so schwammige Begründungen kommen wie »mehr Sicherheit« und »keine Schmerzen«, die sie in irgendwelchen bunten Blättern oder Baby-Chatrooms gelesen haben, dann erkläre ich ihnen ganz sachlich die medizinisch möglichen Alternativen. Zum Beispiel eine rechtzeitig gesetzte Periduralanästhesie bei der normalen Spontangeburt, für mich die beste Methode, die am wenigsten Schmerzen zulässt. Wenn sich die Schwangerschaft normal und problemlos entwickelt, gibt es keinen vernünftigen Grund für diesen Eingriff. Dann rate ich den Frauen stets dazu, die Wehen kommen zu lassen und spontan im Kreißsaal zu entbinden.

Man muss Schwangeren vor der Geburt offen und vollständig erklären, dass ein Kaiserschnitt eine große Operation ist, kein leichter kosmetischer Eingriff, sondern mit allen Risiken behaftet, die eine Operation unter Narkose nun einmal mit sich bringt. Ich arbeite in einem Krankenhaus, wo folgende Vereinbarung gilt: Jede Frau, die mit dem Wunsch nach einem Kaiserschnitt kommt, wird noch einmal zu einem Beratungsgespräch mit einer Hebamme gebeten, um ihr ganz genau die Alternativen aufzuzeigen, ohne sie überreden zu wollen. Das halte ich für eine sehr vernünftige Regelung. Wenn eine Frau nach umfassender Aufklärung über das Für und Wider immer noch einen geplanten Kaiserschnitt haben möchte, dann soll sie ihn auch haben. Dann bin ich die Letzte, die sagt, das soll man nicht machen. Weil ich keiner Frau vorschreiben möchte, wie sie zu entbinden hat. Das ist allein die Sache der Frau. Aber wenn versucht wird, ihr das wie eine Schönheits-OP zu verkaufen, bin ich strikt dagegen.

Werdende Mütter denken sehr unterschiedlich über den Kaiserschnitt. Auf ihre Sorgen und Ängste muss die Hebamme ebenso Rücksicht nehmen, wie sie das Leben des Ungeborenen schützen muss. Da werden oft längere Gespräche nötig, um die Situation zu klären und zu einer Entscheidung zu gelangen. Ein Beispiel: Einmal kam eine 44 Jahre alte Frau zu mir, die eine abenteuerliche Vorgeschichte mit ihren ersten zwei Geburten hatte. Diese Frau äußerte den Wunsch nach einer spontanen Geburt. Je näher der berechnete Geburtstermin rückte, desto klarer wurde mir jedoch, dass eine Spontangeburt in ihrem Fall ein hohes Risiko bedeuten und in einer Katastrophe enden würde, was ich der Frau auch erklärte. Sie war ziemlich böse mit mir und sagte: »Wer als Kind bei der Geburt nicht um sein Leben kämpft, der wird auch später nicht um sein Leben kämpfen.« Ich antwortete ganz ruhig, dass ein Baby solch einen Kampf aber auch verlieren könne. Da war sie dann ganz erschrocken. Es wurde letztlich ein Kaiserschnitt durchgeführt, und alles ging glatt. Ein paar Wochen später schrieb mir die Frau, dass sie die Geburt als sehr schön empfand – und nichts vermisst habe, weil der ganze Druck von ihr genommen worden sei.

Es kommt auch vor, dass Frauen bereits eine sehr schwere Geburt erlebt haben – häufig ohne Schmerzmittel, die ihnen von ideologisch geprägten Geburtshelfern verweigert wurden – und deshalb nach einem Kaiserschnitt verlangen. Mir erscheint es vollkommen verständlich, dass sie sich diese Tortur beim zweiten Kind ersparen wollen. Zu mir in die Betreuung kam einmal eine junge Frau, selber Krankenschwester, die mir sagte, sie wolle auf jeden Fall einen Kaiserschnitt vornehmen lassen, weil die erste Geburt so schrecklich gewesen sei. Dann fragte ich sie, was denn beim ersten Kind schiefgelaufen sei. Und da erzählte sie mir, dass das Baby damals »ungeplant« war und ihre Beleghebamme ihr deshalb einreden wollte, »nur wenn Sie das Kind unter Schmerzen gebären, werden Sie es auch annehmen können«. Ich habe daraufhin den Geburtsbericht gelesen, es war in der Tat dramatisch, sogar eine Saugglocke kam zum Einsatz, und das alles ohne Schmerzmittel und ohne Narkose, mit schwersten Rissverletzungen. Die Frau konnte dann tatsächlich ihr Kind nicht gut annehmen, aber wegen der Folgen dieser schweren Geburt und nicht, weil das Baby ungeplant war.

So sprachen wir über den Kaiserschnitt. Ich erklärte ihr, dass wir sofort bei Einsetzen der Wehen eine Periduralanästhesie setzen könnten, damit sie keine Schmerzen hat, und dass wir die Geburt auf diese Weise steuern könnten und das in ihrem Fall ein wesentlich geringeres Risiko darstellen würde. Im Ernstfall könnten wir immer noch ohne Probleme zum Kaiserschnitt greifen. Irgendwann gegen Ende der Schwangerschaft ließ sie sich darauf ein. Sie bekam ihr Kind spontan und sicher. Und hat mir ein paar Tage später geschrieben, wie glücklich sie sei, das Kind auf diesem Weg geboren zu haben. Letztes Jahr bekam sie ihr drittes Baby – auf ganz natürliche Weise.

Risiken für das Kind

Ein weitverbreiteter Irrglaube lautet, dass Babys, die per Kaiserschnitt geholt werden, einen besseren Start ins Leben hätten, weil sie kein Geburtstrauma durchleiden mussten. Dem wird von anderen Experten entgegengehalten, dass Kinder, die nicht durch den Geburtskanal gegangen sind, weniger stressresistent seien. Ich halte von diesen Thesen überhaupt nichts. Untersuchungen haben allerdings ergeben, dass Kaiserschnitt-Babys leichter an respiratorischen Erkrankungen in den ersten Lebensjahren leiden, weil beim Kaiserschnitt Fruchtwasserreste und Schleim nicht so gut aus der Babylunge ausgepresst werden wie im Geburtskanal. Die Lunge bleibt länger »feucht«, es kann also leichter zu Entzündungen kommen. Bei diesen Untersuchungen werden allerdings auch alle Risikogeburten eingeschlossen, bei denen ein Kaiserschnitt wegen verschiedenster Komplikationen notwendig wurde.

Neuerdings wird auch gesagt, dass Kaiserschnitt-Babys leichter an Allergien erkranken, weil sie nicht mit den natürlichen Keimen im Geburtskanal in Kontakt gekommen sind. Auch vermutet man bei ihnen ein erhöhtes Risiko, später an Diabetes zu erkranken, was aber auch mit ihrem häufig ungewöhnlich hohen oder niedrigen Geburtsgewicht zusammenhängen kann. Es gibt zu diesen Risiken diverse Studien, die zwar inzwischen ganze Kongresse füllen, die jedoch den Frauen in der konkreten Situation nichts nützen. Es kommt immer auf den Einzelfall an.

Klagen statt vertrauen?

Da es in Deutschland kaum noch Frauen unter 30 gibt, die Kinder kriegen, werden die Risiken, die mit einer Geburt in diesem Alter verbunden sind, wie verzögerte Geburten, Frühgeburten oder Kaiserschnitt, kaum noch thematisiert. Doch an den biologischen Tatsachen hat sich nichts geändert. Und damit auch nichts an den objektiven Risiken für Spätgebärende – und es gibt auch ein paar ganz subjektive Gründe.

Heute sind Kinder sehr geplant, sehr gewünscht. Und da nicht so viele Kinder geboren werden, gibt man sich höchstens drei Versuche. Die sollen dann aber auch sitzen. Die Eltern möchten am liebsten schon vor der Geburt die volle Kontrolle über den gesamten Verlauf haben und erwarten, dass die Geburt hundertprozentig perfekt gemanagt wird. Wir Hebammen befinden uns in einem Zwiespalt und fragen uns immer wieder: Sind wir nur noch reine Dienstleister für die

Eltern oder Hebammen im traditionellen Sinn dieses uralten Berufs?

Es kommen Paare zu mir, die schon ganz genaue Vorstellungen haben von der Geburt ihres ersten Kindes. Diesen Ansprüchen kann ich aber als Hebamme nicht gerecht werden. Weil ich nicht zu 100 Prozent den Vorstellungen der Paare Genüge tun kann und dann auch noch dafür sorgen, dass Mutter und Kind gesund den Kreißsaal verlassen. Weil es in der Natur der Sache liegt, dass es unter der Geburt nicht immer nach den Wünschen der werdenden Eltern gehen kann. Im Kreißsaal findet keine Bescherung statt, die Hebamme ist kein Weihnachtsengel.

So gerät es mitunter zu einer schwierigen Gratwanderung, diese anspruchsvollen Paare erfolgreich durch eine Geburt zu leiten. Ich habe gerade erst wieder in der Zeitung gelesen, dass Geburtshilfe inzwischen nicht mehr für die Frau allein, sondern gleich für die Rechtsanwälte und Richter geleistet wird. Will sagen, dass die Kliniken heute mehr denn je darauf achten, dass die Entscheidungen der Ärzte und Hebammen in der Folge juristisch wasserdicht sind. Niemand will sich angreifbar machen. Dafür wird alles getan. Weil immer mehr geklagt wird. Zum Beispiel wegen Geburtsschäden.

Dazu ein besonders abschreckendes Beispiel aus der Fachpresse. Es gab vor ein paar Jahren den Fall einer Frau, bei der ein Not-Kaiserschnitt durchgeführt wurde und die anschließend gegen diese ärztliche Entscheidung geklagt hat. Die Sache endete mit einem Vergleich und der Feststellung, dass der Not-Kaiserschnitt nicht nötig gewesen sei. Die Klägerin ist übrigens Staatsanwältin von Beruf. Das ist deshalb interessant, weil bisher in der Rechtsprechung die behandelnden Hebammen und Ärzte von Patienten immer nur dann angezeigt wurden, wenn sie im Zweifelsfall gerade *keinen* Kaiserschnitt verordnet hatten! Ein absolutes Novum in der Rechtsprechung also. In dem geschilderten Fall hatten die Befunde zu einem kritischen Zeitpunkt befürchten lassen, dass das Kind einen Sauerstoffmangel erleiden könnte. Dass sich diese Sorge dann im Nachhinein als unbegründet herausstellte, ist die eine Sache. Dass durch das Urteil die ohnehin schon große Unsicherheit beim medizinischen Personal aber weiter ansteigen wird, eine andere.

Ist das nicht ein Widerspruch? Auf der einen Seite verlangen die jungen Eltern in der Klinik energisch nach maximaler Kontrolle und Sicherheit, gleichzeitig jedoch scheinen sie immer weniger Vertrauen in die Kompetenz der Medizin zu haben, weder in das beteiligte Personal noch in die moderne Technik. Aber wenn Vertrauen grassierendem Misstrauen Platz macht, schrumpfen auf beiden Seiten die Spielräume für vernünftige Entscheidungen – weil man ständig an alle möglichen rechtlichen Nachspiele denkt.

Da ich mit den Paaren früh spreche, kann ich schon bald erkennen, welchen Spielraum ich bei der Geburt haben werde, wie weit sie mir vertrauen, was sie bewegt. In der Vorbereitungszeit kann man über alle Eventualitäten des Geburtsverlaufs viel entspannter sprechen, als wenn man als angestellte Hebamme vom Dienst einfach nur die Kreißsaaltür aufmacht – und eine völlig unbekannte Frau auf einen zukommt. Es ist also der große Vorteil meiner Arbeitsweise als Beleghebamme, dass ich die Frauen mit ihren individuellen Ängsten, Stärken und Schwächen schon gut kenne, bevor sie zur Geburt in den Kreißsaal kommen.

Im konkreten Fall entscheiden

Der Kaiserschnitt bleibt ein umstrittenes und sehr komplexes Thema, das sich nicht rein medizinisch-technisch diskutieren lässt – und schon gar nicht mit ideologischen Scheuklappen. Was für die einen der Königsweg moderner Geburtshilfe darstellt, ist für die anderen der letzte einschneidende Beweis für eine männlich geprägte Entbindungskultur. Man kann das Pro und Kontra nur für den konkreten Geburtsfall beurteilen. Dabei dauert das Abwägen möglicher Risiken nicht selten bis in die letzten Tage, ja Stunden vor der Entbindung. Als Hebamme sehe ich das sehr pragmatisch.

Die Gesundheit von Frau und Kind steht an erster Stelle aller Überlegungen. Nicht zuletzt hängt viel vom Know-how der beteiligten Hebammen und Ärzte ab, ob ein chirurgischer Eingriff notwendig wird. Die Ängste und Wünsche der Frauen, auch eventuelle Modetrends können die Hemmschwelle zum Kaiserschnitt senken und tun es auch. Dabei stellt er nur in 15 bis 20 Prozent der Fälle die beste oder sogar einzig mögliche medizinisch angezeigte Entbindungsart dar. Immer dann, wenn es auf dem normalen Geburtsweg nicht besser oder gar nicht mehr geht.

Auf jeden Fall ist die Selbstbestimmung der gebärenden Frau zu respektieren: Egal, ob sie sich für eine spontane Geburt entscheidet oder die Entbindung per Operation – aus welchen Gründen auch immer – bevorzugt, ideologisch begründete Vorwürfe an die Mutter sind fehl am Platz. Ein Kaiserschnitt ist keine Schande und auch keine Geburt zweiter Klasse, welche die Bindung zum Kind gefährdet. Kluge Feministinnen haben erkannt, dass es beim Thema Kaiserschnitt keine verbindliche Position geben kann, die für alle Frauen gilt. Denn in manchen Fällen kann auch der Wunsch der Frau nach einem Kaiserschnitt eine Art Notwehr darstellen gegen die archaische Vorstellung, die nur eine möglichst strapaziöse »natürliche« Geburt ohne Narkose als Ausweis echter, heroischer Mutterschaft gelten lässt.

Bevor sich Schwangere ohne Not auf einen Wunsch-Kaiserschnitt festlegen, sollten sie sich aber unbedingt umfassend informieren. Denn die Wahl zwischen vaginaler Geburt und der Entbindung durch den Arzt ähnelt mitnichten der zwischen zwei Automodellen aus dem Verkaufskatalog – mit festgelegten, direkt vergleichbaren Vorzügen und Nachteilen. Dazu sind die Unterschiede zu eklatant: auf der einen Seite der medizinisch überwachte natürliche Prozess der Geburt, auf der anderen ein nur Minuten dauernder chirurgischer Eingriff. Was für die eine Frau ein Segen sein kann, kann einer anderen ein Trauma bescheren.

Viel eher könnte man sich die letzten Tage vor der Geburt wie die Fahrt auf einer Bundesstraße vorstellen, die alle 20 Kilometer eine Auffahrt zur parallel verlaufenden Autobahn bietet – die schneller zum Ziel führt, doch mit anderen Risiken verbunden ist. Der Zustand der Passagiere Mutter und Kind kann sich noch in den Stunden vor der Ankunft ändern, aber irgendwann ist doch der Moment erreicht, in dem es keine zwei Möglichkeiten mehr gibt. Deswegen ist es an der diese Reise begleitenden Hebamme, genau zu erkennen, wann ein Kaiserschnitt wirklich vorzuziehen oder nicht mehr zu vermeiden ist, als Notbremse sozusagen.

Bis vor 100 Jahren lagen die risikoreichsten Jahre im Leben einer Frau in der Zeit ihrer Fruchtbarkeit. Im Alter zwischen 15 und 45 verloren die meisten ihr Leben. Seit dem Zweiten Weltkrieg ist die Sterblichkeitsrate bei Müttern und Kindern in Deutschland dramatisch gesunken. In Anbetracht der medizinischen Fortschritte könnte man doch eigentlich erwarten, dass Schwangere heute viel entspannter und weniger ängstlich dem Ereignis der Geburt entgegensähen als ihre Vorfahren. Doch solch eine positive Haltung begegnet mir selten bei den Eltern, die zu mir kommen.

Was wir heute offensichtlich brauchen, ist nicht nur ein gesünderes Selbstvertrauen der gebärenden Frauen, sondern überhaupt eine normale, realistische und etwas weniger verklärte Behandlung des Themas Geburt. Offenheit, Vertrauen, gute Betreuung und fundierte Information sind in meinen Augen die besten Mittel gegen Hysterie und Illusionen. Auch auf diesem Weg könnte die Kaiserschnittrate wieder sinken. Denn nicht selten ist der imperiale Eingriff mit dem Skalpell für die Beteiligten einfach nur der bequemste, weil kürzeste Weg. Doch der ist nicht immer der beste.

Nachtrag:

Im September 2013 erschien die neueste Variante des Kaiserschnitts auf dem Markt, die sogenannte Kaisergeburt. Was etwas pompös daherkommt, ist eigentlich wenig mehr als eine neue Art, den Frauen (und Männern) diese Operation etwas netter zu präsentieren als gewohnt. Einen medizinischen Unterschied zur traditionellen Methode gibt es kaum, neu ist nur die Art und Weise, wie daraus ein Event in Zeitlupe gemacht wird. Die Methode soll dafür sorgen, dass sich bei Müttern und Vätern auch im OP-Saal das »positive Glücksgefühl« einstellen kann, das bisher angeblich den spontanen Entbindungen vorbehalten war. Jetzt können die Eltern auch dabei zuschauen, wenn das Baby vom Arzt vertikal aus der Gebärmutter geholt wird. Außerdem wird der Ablauf verlangsamt, um dem Neugeborenen eine bessere Anpassung an die neue Umwelt zu erlauben. Sind die Eltern einverstanden, wird im entscheidenden Moment das OP-Tuch gelüftet – und die Mutter (mit noch geöffnetem Bauch) kann ihrem Kind direkt in die (allerdings mit Sicherheit geschlossenen) Augen blicken. Die Ärzte bemühen sich auch, so wenig Blut wie möglich sichtbar werden zu lassen und auch die geöffnete Bauchdecke zu verbergen.

Das Echo auf die innovative »Kaisergeburt« war auffallend geteilt. Während es von führenden Gynäkologen des Landes erwartungsgemäß Unterstützung gab, sparte der Deutsche Hebammenverband nicht mit klarer Kritik. »Es ist verharmlosend, die OP ›Kaisergeburt‹ zu nennen. Hier wird den Frauen vorgegaukelt, dass eine OP sanft und natürlich sein kann«, sagte Martina Klenk, die Verbandspräsidentin, zur *Berliner Morgenpost*. Durch solche Illusionen könne der Trend zum Wunschkaiserschnitt weiter zunehmen. Recht hat die Frau.

KAPITEL 9

Der schönste Vorname
von allen

»Na, wie soll das Kind denn heißen?« Diese nicht ganz unwichtige Frage stelle ich spätestens, wenn das Baby abgenabelt ist und seine Mama nach den Geburtsstrapazen wieder halbwegs ansprechbar. »Theodor, aber ich weiß nicht, wie man das schreibt«, war eine der Antworten, die mich noch am wenigsten überraschten. Von frisch Entbundenen erwarte ich keine fehlerfreie Orthografie. Doch es gab auch schon recht ausgefallene Namen, die ich ins Geburtenbuch der Station eintragen durfte. Gewagte Kombinationen wie Joshua Finn und Sören Amadeus waren darunter oder ungeheuer gespreizte wie Michele Chantale Tilkowski und Wilhelmina Philippa Krause (oder so ähnlich). Ich staune immer wieder, was sich Eltern für ihre Neugeborenen so alles einfallen lassen. Über Geschmack lässt sich nicht streiten. Fred Borstelmann klingt dagegen doch erfrischend normal, oder?

Bei den Familiennamen hat man bekanntlich kaum eine Wahl, höchstens Streit auf dem Standesamt mit im schlimmsten Fall einem siebensilbigen Doppelnamen als Ergebnis, mit dem ein Mädchen später bestenfalls Frauenbeauftragte von Osnabrück werden kann. Aber jedes Kind braucht nun einmal einen Vornamen, so sind in Deutschland die Vorschriften. Selbst kann es sich den naturgemäß nicht aussuchen. Und später auch kaum ändern. Dafür geben sich seine Eltern, wie es scheint, die allergrößte Mühe, ihm einen Rufnamen zu basteln, mit dem sie sein späteres Leben so weit wie möglich verkomplizieren können. Zwei von drei Kindern, so eine aktuelle Umfrage, mögen ihren Namen nicht. Woran mag das wohl liegen?

Ich würde mir lieber meine flinke Zunge abbeißen, als die Wahl der Eltern zu kommentieren oder ihnen gar Gegenvorschläge zu unterbreiten. Eine ältere Kollegin von mir, eine resolute Hebamme aus Berlin, fühlte sich einmal bemüßigt, einer jungen Mutter den Hinweis zu geben: »Cilena, det ist keen Name nich, so heeßt 'ne Kartoffelsorte!« Aber ich halte fein meinen Mund und mische mich höchstens ein, wenn ich bei dem heiklen Thema ausnahmsweise gefragt werde. Nie würde ich so weit gehen wie die mir unvergessliche Mecklenburger Oberhebamme Berta, bei der ich in den achtziger Jahren die Ehre hatte, ein Praktikum im Kreißsaal zu absolvieren. Wenn die mittags über den Marktplatz der Kleinstadt kam, schlug sogar der lokale SED-Parteisekretär die Hacken zusammen. Wenn die resolute Berta eine Frau entbunden hatte, die zum Beispiel nicht auf Anhieb wusste, wie man ihren Wunsch-Babynamen Jacqueline buchstabiert, dann holte die Oberhebamme *Das kleine Vornamenbuch* (VEB Bibliographisches Institut, Leipzig 1978) aus ihrer Schublade – und suchte mit der verblüfften jungen Mutter aus dem Angebot von Abraham bis Zölestine einen schönen Vornamen aus, was selten länger als fünf Minuten dauerte. »Das kannst du doch nicht machen!«, sagte ich einmal zu ihr. »Und ob ich das kann! Wir haben hier im Kreißsaal schließlich die Verantwortung dafür, dass die Eltern ihre Kinder mit anständigen Namen ins Leben entlassen!« Diese Verantwortung überlasse ich liebend gern den Eltern. Und Originale wie Berta gibt es heute sowieso nicht mehr. Auch keine Enkel, die nach ihrem Opa benannt werden.

Aber dann ist da ja noch die Sache mit den Helden. Die ganze DDR hat sich im Sommer 1980 amüsiert, als unser Kult-Sportreporter Heinz Florian Oertel den Olympiasieger von Montreal und Moskau im Marathon Hannes Waldemar Cierpinski auf der Zielgeraden mit den Worten feierte: »Liebe junge Väter, oder angehende, haben Sie Mut! Nennen Sie Ihre Neuankömmlinge des heutigen Tages ruhig Waldemar! Waldemar ist da!« Nur die Archive der ostdeutschen Standesämter wissen noch, wie viele sich am 1. August 1980 und den Tagen danach von Oertels Begeisterung tatsächlich haben anstecken lassen und ihre Söhne Waldemar oder Florian genannt haben.

Doch wie klingt das alles harmlos, verglichen mit dem Babynamen-Zirkus, der in diesem Land inzwischen alberne bis hysterische Formen angenommen hat, mit wöchentlich wechselnden Hitlisten, Hunderten von Websites und sogar Babynamen-Generatoren, die in einer Zehntelsekunde Vornamen zu Dutzenden auf den Monitor zaubern. Immer verrückter und exotischer werden diese Namen, oft sind es Moden, die kaum ein paar Monate überleben. Doch das arme Kind muss dann sein ganzes Leben so heißen wie zum Beispiel die deutsche Siegerin des Eurovision Song Contests in Oslo 2010. Wie vermutlich ein paar Tausend andere deutsche Mädchen ihres Jahrgangs.

Die 673 544 Jungen und Mädchen, die 2012 in diesem Land das Licht der Welt erblickt haben, erhielten über 50 000 verschiedene Namen. Nach den Top-Ten-Favoriten Luka/Luca, Maximilian und Alexander sowie Sophie/Sophia, Marie und Maria geht das Feld weit auseinander. Und die Eltern werden immer erfindungsreicher. Der Vorname Jesus wurde von einem deutschen Gericht schon 1998 für zulässig erklärt, aber wird bisher doch eher als Zweitname in der Geburtsurkunde versteckt.

So viel scheint aber sicher: Die Namensgebung entscheidet keineswegs über den späteren Charakter und Lebensweg eines Kindes. Sie zeigt vielmehr, dass Eltern häufig um jeden Preis originell sein wollen und nach einem Vornamen suchen, der das Kind von allen anderen unterscheidet. Für diesen Effekt würde etwas wie »Quasimodo« vollkommen genügen, so einen Namen vergisst niemand auf dem Schulhof. Aber machtvoll und sexy soll er ja auch noch klingen. Familientradition und Heimatregion zählen heute kaum noch, stattdessen inspiriert man sich in der weiten Welt des Pop- und Showbusiness. Aber es bleibt nun einmal ein kleiner Unterschied, ob ein Kind in Beverly Hills aufwächst oder in Berlin-Mitte.

Die Bedeutung von Namen

Wozu dient eigentlich ein Name? Als die Welt noch nicht so stark bevölkert war – und sowieso alles viel überschaubarer –, lebten die Menschen in Horden zusammen, aus denen später Familien wurden. Der Bedarf an der Unterscheidung innerhalb der Sippe war noch gering. Die alten Germanen hörten deshalb auf wenige Namen wie Hadubrandt, Siguboto und Ingeborg, und auch im frühen Mittelalter war der Trend zur Individualität noch nicht so mächtig, dass man viele Namen brauchte. Der Geburtsname war vor allem dazu da, die Zugehörigkeit zu einer Sippe zu betonen, deshalb hat man die Söhne in Schweden, Norwegen und vielen anderen Ländern oft gleich nach ihren Vätern benannt (Gustav Gustavsson). Wahrscheinlich hatten die Frauen in den wenigsten Familien ein Mitspracherecht bei der Namensfindung.

Oder aber man wünschte sich, der Sohnemann werde so

stark wie ein Bär (daraus wurde Bernhard) oder ausdauernd wie ein Wolf (daher der Name Wolfram) sein. Später kamen Attribute dazu, die körperliche Merkmale (»der Lange«), Berufsbezeichnungen (»Schmied«) oder Herkunft (Neuendorfer Hans) hervorhoben. In Korea hieß vor 1500 Jahren jeder Fünfte einfach Kim. Forscher werteten diese Entdeckung kürzlich als ein Zeichen hoher kultureller Stabilität. Davon sind wir ja heute mehr denn je entfernt, auch wenn sich niemand die Zeiten um 1900 zurückwünscht, als in Deutschland die drei häufigsten Männernamen Wilhelm, Karl und Heinrich waren, während die Frauen auf Anna, Marta, Frieda getauft wurden, auch gern Gertrud oder Margarethe (seltsamerweise stand »Anna« genau 100 Jahre später wieder an der Spitze der Hitliste!).

Mit der Industriellen Revolution wuchs die Bevölkerung rasant, eine moderne Völkerwanderung setzte ein, und die kleinen Dorfgemeinschaften lösten sich auf im Dschungel der neuen Großstädte. In den bürgerlichen Familien, wo der Adelstitel schmerzlich vermisst wurde, tröstete man sich damit, den Kindern mindestens drei Vornamen zu geben, wobei auch gern an verstorbene oder betagte Vorfahren erinnert wurde und in katholischen Gegenden selbst Jungen den Beinamen »Maria« tragen mussten. Zudem wurden gern die Namen der Apostel als schützendes Siegel angebracht: Johannes, Paul, Peter, Thomas und so weiter. Schon damals legten die Eltern den Kindern den Wunsch mit ins Taufbecken, dass ihr Name ihnen Glück bringen und auf dem Weg ins Leben eine gewisse Kraft und Sicherheit verleihen sollte. Fast immer wurde auch erwartet, dass der Sprößling dem Familiennamen Ehre mache, zumindest keine Schande. Aber wünschen hat schon damals nicht viel geholfen, die Kinder machen später doch, was sie wollen.

Bereits vor 150 Jahren gab es Geburtsanzeigen in der Lokalpresse, aber keine Hitlisten oder Internetportale, in denen sich Vornamenforscher tummeln, die allerlei tiefsinnige Bedeutungen in die Namen legen, damit sich die Eltern am besten gleich die Charakterzüge aussuchen können, die sie dem Steppke anheften wollen, bevor er überhaupt »Mama« oder »Papa« zu sagen weiß. Wissenschaftler haben herausgefunden, dass die Namensgeber mit ihrer Wahl unbewusst bestimmte Vorstellungen auf das Kind projizieren. Jungen etwa, die harte nordische Namen wie Arne, Rasmus, Erik, Victor, Lars oder Torsten erhalten, sollen später wie von selbst fleißige, nüchterne, durchsetzungsfähige Kerle werden. Weil man solche Stärken einem kleinen Luigi oder Angelo nicht zutrauen würde, sind solche Namen eher selten im Norden.

Aber niedersächsische Mädchen, die mit weichen, vokalreichen, südländisch anmutenden Namen ausgestattet werden wie Laura, Maria oder Julia, sollen später die typisch weiblichen Qualitäten entwickeln, die ihnen helfen, sich den richtigen Millionär für ein sorgenfreies Leben zu angeln. So wird das eigene fragwürdige Rollenverständnis gleich der nächsten Generation eingeimpft. Wahr daran ist nur, dass es schon immer Mädchennamen mit Sexappeal gab – und eben andere, eher brave und zugeknöpfte wie Birte und Dörte, die später vielleicht mehr auf protestantischen Kirchentagen von sich reden machen. Daran sollten Eltern schon denken.

Kevin allein zu Haus?

Meine Erfahrung mit Hamburger Eltern und ihren Namensvorlieben hilft mir oft zu erraten, aus welchem Stadtteil eine Familie kommt. Klassische Bürgervornamen wie Friedrich,

Karl und Charlotte deuten fast immer auf die Elbvororte im Hamburger Westen hin, die Eltern der Neles, Lenas sowie von Max und Oliver wohnen hingegen eher in den beliebten »Szenevierteln« Eimsbüttel oder Ottensen, und wer sein Töchterchen Angelina und den Sohnemann Jason oder Justin taufen will, ist häufig in Barmbek oder Wandsbek zu Hause. Wobei man sich davor hüten sollte, die Auswahl extremer Babynamen nur als Randgruppenphänomen zu betrachten. Ich glaube auch nicht, dass es nur vom Bildungsniveau der Eltern abhängt, wie passend oder lächerlich ein Wunschname ausfällt.

Das Kind kann sich seinen Namen nicht selber aussuchen. Alle Eltern geben sich aber die größte Mühe, ihrem Nachwuchs mit Hilfe des Namens einen guten Start ins Leben zu verschaffen. Viele erinnern sich an Film- oder Romanhelden oder spekulieren auf vermeintlich Karriere fördernde Rufnamen, die auch nicht immer glücklich gewählt sind. Alexander oder Maximilian heißt bald jeder zehnte Junge, und in den Kitas wimmelt es von Maries und Sophies. Dabei gibt es so viele Kindernamen, die einfach schön sind, schön normal. Mehr als eine halbe Million Namen stehen zur Qual der Auswahl parat.

Es muss ja nicht gleich Siegfried oder Reinhilde sein, aber erst recht nicht Wolke, Flocke oder gar Corleone und Sexmus Ronny (Letzterer vor Kurzem erst genehmigt vom Standesamt Hamburg-Nord). Auch Apple, Dakota Cheyenne oder Marie Juana sind als Mädchennamen nicht verboten. »Der Staat muss lediglich darauf achten, dass das Wohl des Kindes durch den Namen nicht gefährdet wird«, sagte Jürgen Rast, der Präsident des Bundesverbandes der Deutschen Standesbeamten, im März 2013 dem *Spiegel*. Die Standesämter werden besonders in den Großstädten immer nachsichtiger, verhindern nur noch das Schlimmste: Osama Bin Laden muss zum Beispiel

159

kein Junge heißen, auch wenn die Eltern ihn gern als späteren Gotteskrieger sehen würden.

In der DDR war übrigens im Sinn der antifaschistischen Grundhaltung der Vorname Adolf verboten, der taucht inzwischen wieder vereinzelt auf. Winnetou und Pumuckl stellen für die Standesbeamten kein Problem dar, die so benannten Kinder werden es ihnen später danken. Aber das bleiben zum Glück ebenso exotische Ausnahmen wie die nach Blumen benannten Kinder des Starkochs Jamie Oliver. Wer will schon Mohnblume (Poppy Honey) oder Gänseblümchen (Daisy) heißen müssen?

Eine Mode kann sogar zum negativen Vorurteil werden. Vor 20 Jahren nannten viele Eltern ihre männlichen Babys Kevin, nachdem der Film *Kevin allein zu Haus* 1990/1991 um die Welt ging und es auf Platz 98 der erfolgreichsten Filme aller Zeiten schaffte. Das lag nur daran, dass sie dachten, wer auf den Namen Kevin hört (oder eben gerade nicht hört!), ist genauso clever und mutig wie der kleine Filmheld Kevin McCallister (gespielt von Macaulay Carson Culkin), der sich in der Slapstickkomödie ohne seine Eltern gegen zwei – wenn auch ziemlich dämliche – Gangster durchsetzt. So wimmelte es in den Kindergärten der neunziger Jahre nur so von kleinen Kevins; und doch ging der Elternwunsch nicht bei jedem Kind in Erfüllung. Vielmehr entstand unter Lehrern laut einer Studie der Universität Oldenburg angeblich ein weitverbreitetes Vorurteil: »Kevin – das ist kein Name, sondern eine Diagnose!« Und zwar für sozial schwach und lernunwillig. Dazu wurden Hunderte deutsche Lehrer befragt, die ihren Antipathien freien Lauf ließen.

Ich glaube aber nicht, dass Lehrer so dumm und herzlos sind. Es gab damals einfach nur besonders viele Kevins; die Chance, dass ein verhaltensauffälliger Schüler nun gerade so hieß, war da natürlich entsprechend groß. Und die Kevins bekommen trotzdem Studienplätze, das hat eine Studie der Uni Leipzig bestätigt. Auch Mandy, ein von DDR-Müttern in den achtziger Jahren gern gewählter Mädchenname, stand nicht für mangelnde Bildung der Eltern, sondern seine Beliebtheit hatte einen anderen Grund: Die englische Koseform von Amanda sollte der Sehnsucht der Ostdeutschen nach Reisefreiheit Ausdruck geben.

Bedenklicher finde ich heute einen Trend zum Infantilen. Als wenn die süßen Kleinen nicht über das Vorschulalter hinauswachsen dürften. Die Lust an langen Namen ist vorbei, jetzt sollen sie selten mehr als höchstens zwei Silben zählen. Doch seit dem Jahr 2000 etwa begnügen sich viele Eltern schon mit so genannten Lallnamen wie Mia, Lara, Lea oder Lola. Finn, Jan, Tim und Tom (alle aus der Top-25-Hitliste von 2012) sind vielleicht praktisch kurz und international gut zu merken, aber auch leicht zu verwechseln. Auch mit Fantasienamen aus Hollywood kommt das Kind nicht weit, weil der gute Nachname zwingend dazugehört – und eine Kombination wie Robert Redford einfach nicht zu toppen ist.

Und weil Lana Turner sich eben ganz anders anhört als Lena Törner. Oder würden vielleicht Schimären wie Angelina Häberle oder Brad Brunckhorst ihren Trägern gesellschaftlichen Aufstieg und Glamour garantieren? Wohl kaum, oder höchstens: trotz des albernen Namens. Filmstars können sie später immer noch heiraten. Oder der Papa heißt Schweiger, Wepper oder Ochsenknecht mit Nachnamen und sorgt gleich selbst dafür, dass die Kids schon als Minderjährige eine Rolle bekommen, Talent hin oder her.

Aber ganz im Ernst: Es erscheint mir einfach wichtig, dass Vor- und Nachname harmonieren, sowohl optisch als auch gesprochen. Tückisch sind etwa französische Namen wie Jacqueline oder Madeleine, die zu den grausamsten Abkürzungen geradezu provozieren. Natürlich muss der Vorname beiden Eltern gefallen, der zweite Vorname kann als Alternative gut aussehen. Er gibt den Freunden und Verwandten noch die Möglichkeit, den gängigeren Rufnamen auszutesten. Drei Vornamen halte ich indes für übertrieben. Auf keinen Fall sollte man sich verrückt machen lassen vom unendlichen Variantenreichtum des Internets. Oder möchten Sie als Teenager gern einmal erfahren, dass ihr Vorname einst aus dem Pampers-Babynamen-Generator purzelte? Ich habe schon erlebt, wie sich junge Paare noch im Kreißsaal gestritten haben, ob ihr Nachwuchs nun Maximilian oder Alexander heißen soll. Schön sind solche Szenen nicht. Und ich verstehe auch nicht, wie es dazu kommen kann: Eltern haben doch nun wirklich fast neun Monate Zeit, um sich einen schönen Namen für Bub oder Mädchen zurechtzulegen. Ich kann den jungen Müttern und Vätern nur den Rat geben, sich früh an die Namensfindung zu machen und dabei unbedingt daran zu denken, wie lange ein Mensch mit seinem Namen leben muss.

Sie sollten ihre überhitzte Fantasie ruhig einmal damit beschäftigen, sich Situationen vorzustellen, in denen der Vorname eine nicht unwichtige Rolle spielt: im Sportverein, in der Schule, im Beruf, im Urlaub. Bis hin zu der Überlegung, wie sich der gewählte Name wohl in erotischen Situationen anhören würde: »Yannick Ronaldo Ariel, mein Schatzi, ich bin verrückt nach dir.« Dann schon lieber im richtigen Moment ein paar griffige Tiernamen, oder? Aber bloß nicht »Muschi« oder »Mümmel«, diese Namen kommen selbst bei Haustierfreunden gerade völlig aus der Mode.

KAPITEL 10

Aberglaube und Rituale

Auch um Schwangerschaft und Geburt herum werden Aberglaube und überlieferte Rituale langsam, aber sicher verdrängt vom Glauben an die Allwissenheit des Internets. Und doch staune ich immer wieder darüber, wie viele meiner Zeitgenossen noch an dem alten Zauber hängen.

Der Aberglaube hat ja seine durchaus unterhaltsamen Seiten, aber auch einen ernsten Hintergrund: Noch vor 200 Jahren wussten die meisten Menschen so gut wie nichts darüber, was während der Schwangerschaft im weiblichen Körper vor sich geht; um sicher zu sein, dass sie auch wirklich in anderen Umständen ist, musste die Frau auf die »erste Kindsregung« warten, die selten vor der 19. Woche einsetzte. Aberglaube sollte das fehlende Wissen ersetzen, mit Hilfe seiner Macht wollte man das ungeborene Leben schützen. Um das Geheimnis der Mutterschaft zu verstehen und Gefahren von dem werdenden Leben abzuwenden, erfanden die Menschen strenge Regeln, welche die Mutter zu beachten hatte. Ihr bürdete man nämlich die ganze Last der Verantwortung auf. Eine Fehlgeburt oder eine Behinderung des Neugeborenen konnten nur einen Grund haben: Die Mutter war nicht vorsichtig genug gewesen.

Es gab für die arme Frau aber auch zu viel zu befolgen: Sie durfte die Beine nicht übereinanderschlagen, kein Wasser tragen und sich nicht mit engen Halsketten schmücken, weil man glaubte, dann lege sich die Nabelschnur um den Hals des Ungeborenen. Trank sie aus der Flasche, könnte ihr Kind später zum Säufer werden, so glaubte man. Die leere Wiege durfte vor der Geburt keinesfalls geschaukelt werden, sonst müsse das Neugeborene später viel weinen. Auch seine Wäsche durfte erst im letzten Augenblick besorgt werden, um bloß kein Unglück für Mutter und Kind heraufzubeschwören. Und das ist nur eine kleine Auswahl der Verbote und Vorschriften.

Mir begegnen in meinem Berufsalltag auch heute noch Reste bäuerlichen Aberglaubens. Erst neulich habe ich eine Frau in einem Dorf am nördlichen Hamburger Stadtrand besucht. Sie wohnte mit ihrer Großmutter zusammen, und die alte Dame hat sich bei mir beklagt, dass ihre Enkelin immerzu Wäsche aufhänge, was sie doch besser nicht machen solle. »Warum denn nicht?«, fragte ich. »Ja, wissen Sie das denn als Hebamme nicht mehr? Wenn eine schwangere Frau Wäsche auf die Leine hängt, dann wickelt sich doch die Nabelschnur um den Kopf des Kindes.« Das finde ich deshalb interessant, weil eben uralte Ängste hinter diesen Regeln, was eine Schwangere alles nicht tun darf, stehen.

Spitzer Bauch, runder Bauch

Heute wissen Schwangere im Gegensatz zu früher schon recht bald, ob es ein Junge oder ein Mädchen wird. Dafür sorgt der Ultraschall. Doch bis vor nicht allzu langer Zeit galt als ein populärer Frühindikator für das künftige Geschlecht der Leibesfrucht die Form ihres Bauches. War er rund, nahm man an, es wird ein Mädchen, war er spitz, ein Junge. Das ist natürlich Unsinn. Ich habe im Laufe meiner Tätigkeit nie einen signifikanten Unterschied zwischen angeblich runden oder spitzen Frauenbäuchen erkennen können. Wie ein Bauch sich ausformt, hängt nur davon ab, wie die Schwangere von Natur aus gebaut ist. Eine kleine kräftige Frau wird nie einen spitzen Bauch haben. Und eine groß gewachsene Frau mit einem mittelgroßen Kind wird nie einen richtigen Kugelbauch bekommen. Mit dem Geschlecht des Fötus in der Gebärmutter hat das nichts zu tun.

Ein anderes Märchen besagt, dass eine Frau, die beim Austragen häufig an Sodbrennen leidet, ein Baby bekommt, das besonders viele Haare auf dem Kopf hat. Das Sodbrennen hängt natürlich mit dem physischen Druck der Gebärmutter auf den Magen zusammen und hat absolut nichts mit der Kopfbehaarung des Kindes im Bauch zu tun. Auch für den nicht sehr charmanten Spruch: »Es wird bestimmt ein Mädchen, weil es doch heißt, dass Töchter der Mutter die Schönheit rauben«, würde ich mich als angehende Mutter bedanken. Und wenn eine Frau nicht pünktlich zum ausgerechneten Geburtstermin entbindet, wurde daraus früher gern gefolgert, dass es nur ein Mädchen sein könne. Weil Mädchen ja mehr Zeit bräuchten, um sich vor der Geburt noch schön zu machen für ihren ersten Auftritt, und sich deshalb immer verspäten. Das ist zwar niedlich, aber leider falsch.

Der oft als himmlischer Geburtshelfer beschworene Vollmond spielt nach meiner langjährigen Erfahrung keine das Kreißsaalaufkommen steigernde Rolle, sehr wohl aber ein abrupter Wetterwechsel. Bei schwüler Gewitterstimmung werde ich tatsächlich häufiger zu Geburten gerufen als bei stabiler Hochdrucklage. Auch den schönen Glauben, dass Sonntagskinder Glückskinder sind, gibt es schon lange. Man erwartet, dass sie es leichter haben werden als andere Kinder, eben auf der Sonnenseite des Lebens landen. Und ich werde mich hüten, den Eltern diese Idee auszureden. Auch gibt es schlimmere Schicksale, als am Heiligabend zur Welt zu kommen. Dann herrscht im Kreißsaal immer eine ganz besondere Atmosphäre.

Walgesänge und die Magie von Zahlen

Ich lasse den Paaren viel Freiheit in der Frage, wie sie die Geburt ihres Kindes atmosphärisch ausgestalten wollen. Mitunter kommen da kreative Talente zum Vorschein, und interessante religiöse Rituale gelangen zur Aufführung. So hatte ich einmal ein auffallend entspanntes Paar – der Bauch der Frau war sehr groß, und sie hatte bereits heftige Wehen –, das hat im Kreißsaal erst einmal einen kleinen Altar mit Buddhafiguren und Räucherstäbchen aufgebaut. Ich habe es machen lassen – und die Frau hat ein Kind von 4700 Gramm auf normalem Weg zur Welt gebracht. Da habe ich gedacht: Wenn's hilft, dann bauen wir den Altar das nächste Mal gern wieder auf. Beim zweiten Kind ging es auch nicht ohne den Altar, das Kind war wieder genauso groß – und alles lief bestens. Wenn es nützt, kann die Frau auch mit dem Segen Buddhas oder des Dalai Lama ihr Kind kriegen, warum denn nicht? Da bin ich vollkommen undogmatisch. Ganz entspannt im Hier und Jetzt.

Und doch mache ich nicht jede Inszenierung mit. So kam vor zehn Jahren einmal eine Frau zu mir, weil sie eine ganz individuelle Vorstellung plante: Sie wollte ihren gesamten Chor zur Geburt mitbringen. Zu welcher Sekte sie gehörte, habe ich nie herausgefunden. Jedenfalls sollte der Chor von etwa 25 bis

30 Leuten sie während der gesamten Wehen durch machtvolles Singen ablenken und unterstützen. Ich blieb freundlich, doch sie merkte schnell, dass sie mich für ihre Idee nicht erwärmen konnte, und entschied, dass ich sie wohl nicht verstehe. Ich habe sie dann an ein nettes kleines Krankenhaus in ihrem Städtchen verwiesen, wo man sicher flexibler auf ihren originellen Wunsch reagieren könne. Mir fiel ein Stein vom Herzen, denn ich weiß, dass solche Geburten meist katastrophal verlaufen, weil Frauen, die von einer laut tönenden Masse Mensch umgeben sind, ihr Kind selten optimal ins Leben befördern. Egal, ob es dabei nach Händel oder Hardrock klingt.

Musik im Kreißsaal ist ein häufig auftretendes Thema, über das man geteilter Meinung sein kann. Schließlich weiß man seit Wilhelm Busch, dass Musik »stets mit Geräusch verbunden« ist. Dazu kann ich eine lustige Story erzählen. Ein Paar brachte die bekannte CD »Die Gesänge der Buckelwale« mit zur Geburt. Und ich bin beinahe eingeschlafen von dem Sound; das sehnsüchtig monotone Geheule der Riesen-Meeressäuger zog sich über Stunden hin. Irgendwann musste ich den Leuten sagen: »Wissen Sie was, das geht mir einfach auf den Geist! Wir kommen nicht weiter, wenn ich mir das länger anhören muss. Dann hat die Hebamme irgendwann keine Kraft mehr.« So haben sie den CD-Player ausgeschaltet – und keine zehn Minuten später war das Kind da.

Sieben Wochen später durfte ich dann die Freundin dieser jungen Mutter entbinden. Sie kam in den Kreißsaal, ihr Mann holte schon die besagte Wal-Meistersänger-CD aus der Tasche, doch da sagte die Frau zu ihm: »Ach, Dieter, ich habe gehört, Frau Görner mag diese Gesänge nicht; es geht schneller, wenn die nicht an sind.« Ihr Kind brauchte dann nur zwei Stunden bis zur Geburt. Fazit: Der Mensch ist kein Buckelwal.

Manchmal erlebe ich aber auch Rituale, die viel mit Spinnerei zu tun haben. Ein Paar verhielt sich besonders seltsam. Kaum war das Kind geboren, warf sein Vater ein rotes Badehandtuch über das kleine Mädchen. Ich durfte es nicht anfassen. Ich bin zwar ohnehin sehr zurückhaltend beim Anfassen von Babys, weil sie das in den ersten Momenten nicht so sehr mögen. Aber dieser Vater behauptete, es sei traumatisierend für das Baby, wenn eine fremde Person es anfasse, und er habe das rote Tuch über sein Kind geworfen, damit es sich weiter wie in der Gebärmutter fühle. Da habe ich ihm erklärt, dass die Gebärmutter von innen nicht rot aussieht, sondern einfach nur dunkel. Aber es ist das Ereignis der Eltern, und wenn es zum glücklichen Abschluss kommt, bin ich die Letzte, die sich hinstellt und sagt, dies oder jenes sei falsch und überflüssig. Nur dem Kind darf es nicht schaden, da passe ich auf.

Um die magische Kraft des Mutterkuchens wabert bis heute viel heidnischer Wunderglaube. Immer wieder werde ich gefragt, ob es glücksbringend sei, die Plazenta mit nach Hause zu nehmen und im Garten zu vergraben. Dann frage ich gern nach dem Grund und bekomme zu hören, sie möchten einen Baum darauf pflanzen, weil sie die Symbolik so schön fänden. »Und was machen Sie, wenn der Baum nicht anwächst?« Tja, dann gucken sie ganz enttäuscht.

In den Grenzbereichen zur Magie sind die Menschen auch anfällig für seltsame Heilsversprechen aller Art. So lassen sie sich aus der Plazenta homöopathische Globuli anfertigen, das kostet etwas über 100 Euro. »Wofür oder wogegen ist das Medikament denn?«, frage ich dann betont naiv. Darauf habe ich noch nie eine überzeugende Antwort erhalten. Und auch damit lassen sich Geschäfte machen, ganz klar.

Auch der präzise Augenblick der Geburt, der heute ohnehin schon peinlich genau registriert werden muss, wird schnell zum Fetisch, zum mystischen Omen, wenn der Tag der Entbindung eine besonders einprägsame Zahlenreihe enthält. Nur weil das in irgendeinem Maya-Kalender steht oder in einem Handbuch für esoterische Numerologie. Es soll auch Leute geben, die das Geburtsdatum ihres Kindes manipulieren möchten, damit der Mond nicht im Skorpion steht oder der Aszendent zum Sternzeichen der Mutter passt. Dass Kliniken sich für diesen esoterischen Unfug hergeben, dass die Krankenkassen sich nicht an den Zusatzkosten stören? Das muss mir mal jemand erklären. Ich hätte es im 21. Jahrhundert nicht für möglich gehalten.

Auch der eitle Wettbewerb, welches Baby in Deutschland in welcher Klinik seinen ersten Schrei als erstes Kind in den möglichst ersten Sekunden eines neuen Jahres tut, bevor es ein anderes tun kann, ist eine absurde Veranstaltung, die nur ein lästiges Renommiergehabe bedient und den Hebammen in der Silvesternacht zusätzliche Arbeit macht.

Kulturelle Unterschiede

Wenn ein neuer Mensch geboren wird, will man ihm alles Gute wünschen und böse Dinge von seinem Leben möglichst fernhalten. Aber die Sitten und Bräuche sind eben nicht überall gleich. In vielen Kulturen hat etwa noch der so genannte böse Blick eine große Bedeutung. Das Neugeborene wird abgeschottet von der Außenwelt, was ich prinzipiell ja sowieso befürworte. Aber damit ihm später kein Unglück widerfährt, muss es vor allem vor dem bösen Blick geschützt werden. Kindern aus dem arabischen Raum wird deshalb zur Abwehr häufig eine Goldmünze, eine goldene Schleife oder Nadel an den Strampler geheftet.

Mit Familien aus östlichen Kulturkreisen habe ich ja auch gelegentlich zu tun. Da sind noch ganz andere Arten von Wunderglauben lebendig, die man als weltoffene Hebamme kennen sollte. Ich hatte zum Beispiel einmal ein noch recht junges sympathisches Paar aus der Ukraine in Betreuung. Die Frau hat ein wirklich bildhübsches Mädchen zur Welt gebracht. Das Kompliment sagte ich den Eltern auch. Da wurden diese plötzlich ganz böse mit mir, und ich durfte sie nicht mehr zu Hause besuchen. Bis mir eine Kollegin, die sich mit solchen Sitten auskannte, erklärte, dass man die Kinder in diesen Regionen der Welt auf gar keinen Fall loben dürfe, weil Lob als ein schlechtes Omen für die Kinder gelte. Etwas Gutes über sie sagen dürfe man also auf keinen Fall, weil das dem Kind später Unglück bringe.

Daran habe ich mich rechtzeitig erinnert, als ich vor einiger Zeit wieder eine nette Ukrainerin entbunden habe, eine moderne Frau und superschlaue Mathematikerin. Sie bestätigte mir den alten Aberglauben. Und als dann ihr – auch wieder sehr ansehnliches – Kind heil und glücklich geboren war, habe ich laut gesagt: »Oh weh, bist du aber ein hässliches kleines Mädchen!« Die Eltern waren total happy. Und die anwesende Großmutter hat schallend gelacht. Die Nachsorge war nicht nur entspannt, sondern ich lernte auch einiges über ukrainische Nationalgerichte. Sehr nahrhaft und lecker.

Ich erinnere mich noch gut an ein Erlebnis mit einer pakistanischen Großfamilie, das ich vor 20 Jahren hatte. Für ihren Clan hatte ich bereits mehrere Kinder geholt und gehörte deshalb schon halbwegs zur Familie. Und erfuhr, dass in Pakistan schon wenige Tage nach der Geburt des Kindes sein Namenstag gefeiert wird, der dort als viel wichtiger gilt. Dazu luden sie mich ein. Als ich die Treppe hochkomme, steht da schon der pakistanische Großvater mit grauem Vollbart und einem Riesen-Rasiermesser in der Hand und sagt zu mir: »Sie dürfen jetzt den Kopf des Kindes rasieren!« Das sei eine große Ehre.

Obwohl pakistanische Babys alle mit vielen schwarzen Haaren auf die Welt kommen und ich auch im OP-Saal nicht ungeschickt bin, musste ich den alten Mann enttäuschen: »Den Gefallen tue ich Ihnen nicht, das müssen Sie selbst machen«, sagte ich zu ihm. Der Großvater schritt also ohne weitere Verzögerung zur Tat, das schreiende Kind blieb heil dabei – und ich wurde nicht vom Hof gejagt, sondern durfte vier Stunden lang essen und trinken und tanzen. Solange man den Kindern nicht schadet, sie körperlich nicht misshandelt oder traumatisiert, habe ich als Hebamme nichts gegen Rituale.

KAPITEL 11

Lob des Wochenbetts

Jetzt ist das Baby endlich da! Alle wollen es sehen, bewundern, anfassen, auf den Arm nehmen … Aber halt, stopp! Nicht so schnell! Die ersten sechs bis acht Wochen nach der Geburt sollte die junge Mama es gaaanz ruhig angehen lassen. Deshalb gefällt mir das alte Wort »Wochenbett«, obwohl der Begriff ein wenig altmodisch klingt. Er bedeutet natürlich nicht, dass die frisch Entbundene jetzt wochenlang mit ihrem Baby im Bett bleiben soll. Schließlich gibt es jede Menge neue Aufgaben für sie. Aber im frühen Wochenbett, also während der ersten zehn Tage nach der Geburt, muss sie sich schonen und absolute Ruhe einhalten. Kurze Besuche sollten nur engsten Verwandten oder Freunden erlaubt werden. Und im späten Wochenbett, das die sechste bis achte Lebenswoche des Kindes umfasst, darf sich der Radius von Mutter und Kind allmählich erweitern, immer in kleinen Schritten.

Schon Schwangerschaft und Geburt haben die Mutter viel Kraft gekostet. Sie ist jetzt hypersensibel, durchlebt eine Achterbahn der Gefühle, alle Eindrücke wirken sehr intensiv auf sie ein. Diffuse Ängste und euphorische Momente wechseln sich ab wie Sonne und Regen im April. Auch das Stillen, der Schlafmangel und die vielen neuen Dinge, an die sie jetzt denken muss, zerren an ihren Nerven. Beide, die Mutter und ihr Säugling, müssen sich erst aneinander gewöhnen, ihren natürlichen Rhythmus finden. Darauf muss die Umgebung Rücksicht nehmen.

Versuchen wir uns doch mal in die Lage des Babys zu versetzen. Neun Monate war es im Schutz der Gebärmutter. Jetzt muss es erst einmal richtig ankommen. Es braucht viel Zeit, um sich mit dem hellen »Licht der Welt« anzufreunden, das es nun umgibt. Auch die Unruhe und der Krach machen dem Kind zu schaffen. Eigentlich möchte es nur im Nest liegen und gestillt werden. Stattdessen wirken so viele Reize auf es ein – wie sieben Fernsehprogramme auf einmal!

Dazu muss man einfach wissen: Kein Säuger wird so unreif geboren wie der Mensch. Er wird ja nicht nach 40 Wochen geboren, weil er reif genug ist für die Welt, sondern weil er sonst zu groß wäre, um noch durch den Geburtskanal zu passen. Alles an einem Neugeborenen ist also noch unfertig. Das Kind muss erst einmal das Leben lernen. Das ist sehr anstrengend. Auch seine Organe sind noch unreif, das Herz-Kreislauf-System, die Leber, die Nieren – vom Gehirn gar nicht erst zu reden. Das ist zu diesem frühen Zeitpunkt normal. Das kann ein Baby auch aushalten, sonst hätten wir alle nicht überlebt. Aber es bedeutet auch, dass man den kleinen Menschen nicht noch zusätzlich belasten sollte, als es die üblichen Reize um ihn herum schon tun. Er gehört nach Hause, er braucht Wärme, Körpernähe. Große Reizüberflutungen sollte man in den ersten zehn Lebenswochen einfach vermeiden.

Ruhe ist die erste Mutterpflicht in dieser elementaren »Nestbau«-Phase. Das Baby braucht Nahrung, Wärme, Sauberkeit – und möglichst wenig Stress. Jetzt hat die Mutter noch einmal die Möglichkeit, das Tempo selbst zu bestimmen, später wird das viel schwieriger sein.

In dieser Zeit besuche ich die Frauen recht regelmäßig, im

frühen Wochenbett kann das auch täglich sein, um nach der Mutter und dem Kind zu sehen. Ich berate sie beim Stillen, ich zeige ihr, wie man ein Neugeborenes richtig pflegt und versorgt. Ich begutachte, ob die Rückbildungsvorgänge bei der Frau regelgerecht verlaufen, und gebe ihr Ratschläge bei Beschwerden im Wochenbett, wie etwa schmerzende Brustwarzen, Kaiserschnittnarben oder Dammverletzungen. Das reicht von altbewährten Hausmitteln wie schwarze Teebeutel oder Quarkkompressen und anderen lindernden Umschlägen bis hin zu Rückbildungstees und Bauchmassagen. Ich kontrolliere, ob das Kind sich gut entwickelt, und überweise bei Auffälligkeiten (wie zum Beispiel Infektion am Bauchnabel, Pilzinfektion im Mund oder eitrige Bindehautentzündung) an den vertrauten Kinderarzt der Familie. Die Menschen sind heute leider viel zu sehr auf das Ereignis Geburt fokussiert. Und denken zu wenig darüber nach, was unmittelbar danach in den ersten Lebenswochen des Neugeborenen auf sie zukommt. Schwangerschaft, Geburt und Säuglingspflege – für alles gibt es Kurse. Nur leider wissen viele Frauen nicht ausreichend Bescheid über die Vorgänge und Notwendigkeiten der ersten Wochen nach der Entbindung. Sie reduzieren diese Zeit in ihrer Vorstellung auf Stillen und unruhige Nächte, wovor viele sehr große Angst haben. So sieht das leider etwas negative Bild aus, das man sich heute vom Wochenbett macht.

Im Krankenhaus oder zu Hause?

Für die meisten Frauen beginnt das Wochenbett auch erst einmal wenig harmonisch im Krankenhaus, denn ein Großteil der Mütter bleibt nach der Entbindung noch ein paar Tage dort; die wenigsten gehen gleich nach Hause. In der Klinik werden sie betreut von Personen, die sie eigentlich gar nicht kennen. Das sind die intimsten Tage im Leben einer Frau, und sie ist umgeben von wildfremden Menschen. Zwar steht ihr ein Team mit guten Fachärzten, Schwestern und Hebammen zur Seite, aber sie ist in einer schwachen Position. Viele Mütter haben große Angst um ihr Kind, in ihrem Körper verändert sich einiges, und häufig leiden sie noch an Nachwehen oder der Kaiserschnittnarbe. Und der anfänglichen, überschwänglichen Freude folgt schon nach wenigen Tagen eine traurige Phase, eine Phase der Orientierung. Weil man sich in der veränderten Lebenssituation erst zurechtfinden muss.

Eine ganze Reihe von Müttern wird nach der Geburt von einer Störung geschwächt, die postnatale Depression heißt. Warum es Wochenbettdepressionen gibt, weiß man bis heute nicht. Die Forschung macht hormonelle Umstellungen im weiblichen Körper nach der Entbindung dafür verantwortlich, doch die Gründe, warum Frauen in dieser Lage sehr traurig werden können, sind sehr komplex, auch das soziale Umfeld und die Versorgung spielen dabei eine Rolle. Eine richtige Depression ist immer ein Fall für den Fachmann, den Psychiater. Denn sie muss von einem Arzt behandelt werden – und zwar so schnell wie möglich, auch um des Kindes willen.

Für den so genannten Babyblues sind meist hormonelle Turbulenzen verantwortlich: »Erst läuft die Milch, dann laufen die Tränen«, wie wir Hebammen sagen. Ungefähr am zweiten, dritten Tag nach der Geburt bekommt die Mutter plötzlich sehr viel Milch, den so genannten Milcheinschuss, und das kann sehr anstrengend und schmerzhaft für sie sein. Ausgerechnet in dieser Zeit befindet sie sich in einem relativ hektischen Krankenhausalltag. Männer sind da seltener präsent; es gibt zwar Krankenhäuser, die ein Familienzimmer anbieten, aber meistens sind die Männer dann doch nicht dabei. Also können sie ihr Kind noch gar nicht mitversorgen, sie bleiben erst einmal Zuschauer. Und Mutter und Baby werden vor allem medizinisch betreut. Was sie aber eigentlich bräuchten, sind Ruhe und Geborgenheit. Dem kann das Krankenhaus beim besten Willen nicht gerecht werden.

Eine Alternative zu diesem Szenario stellt die ambulante Geburt dar. Die Frauen entbinden im Krankenhaus und gehen einige Stunden später mit dem Baby nach Hause. Dort ist alles gut vorbereitet, es wartet der Mann, vielleicht auch eine Frau aus der Familie, die im Hintergrund den Haushalt versorgt und sich um alles Nötige kümmert. Das können die Mütter oder Schwiegermütter sein, aber auch die Schwester oder beste Freundin. Die erledigen dann die grobe Arbeit im Haushalt, so dass sich die Eltern um ihren Nachwuchs kümmern können. Ich halte das für die optimale Lösung, leider gibt es sie nur viel zu selten. Es ist keine Frage, dass die junge Familie Unterstützung und Hilfe gut gebrauchen kann, auch wenn sie das selbst vielleicht ganz anders sieht.

Für die Frau hat sich das Leben durch das Baby schlagartig verändert. Als Mutter muss sie Höchstleistungen vollbringen. Das kann sie nur in einer harmonischen, gut organisierten Umgebung. Dazu gehört zuallererst eine aufgeräumte, saubere Wohnung, so banal das vielleicht klingt. Ich kann das nicht oft genug betonen, gerade weil das Thema von vielen nicht richtig ernst genommen wird. Man hört stattdessen so unbedarfte Tipps wie: »Lass den Haushalt doch erst einmal schleifen, lass die Wäsche liegen …« Ich halte solche Ratschläge in dem Moment für schlichtweg katastrophal. Weil nämlich die Gedanken der Mutter sowieso schon chaotisch genug sind, sie hat nicht nur Freude, sondern auch viele Ängste, die sie plagen: »Schaff ich das alles, kann ich das bezahlen, behalte ich meinen Job, wie wird das mit der Wohnung, mit meinen Freunden? Bekomme ich was von meinem Leben zurück?« Und wenn sie dann gleichzeitig mit einem Kind und einem ungeordneten Haushalt zurechtkommen muss, halte ich das für wenig sinnvoll. Das heißt ganz im Ernst: Entweder ich organisiere das selber oder ich hole mir Hilfe, damit der Haushalt wieder funktioniert, auch mit dem Kind. Denn sonst wird es in den ersten Wochen nach der Geburt sehr schwer, den vielen alltäglichen Anforderungen gerecht zu werden.

Ich finde es in diesem Zusammenhang bemerkenswert, dass heute manche Leute schon nach drei Wochen bei Facebook mehr als 250 digital existente »Freunde« haben, aber wenn es darum geht, auch mal ganz analog einzukaufen und der jungen Mama eine Suppe zu kochen, dann hat keiner Zeit. Dann ist keiner da.

Wenn kein Familienmitglied und keine Freundin einspringen kann, gibt es noch eine andere Möglichkeit: sich solche Dienstleistungen zu kaufen, indem man so genannte Wochenbett-Pflegerinnen engagiert. Was sich früher nur die begüterte Wöchnerin leisten konnte, nämlich eine Frau, die Erfahrungen mit dem Wochenbett hat und Mutter und Kind versorgen kann, gibt es zumindest in Großstädten heute wieder als Hilfsangebot. Das kostet zwar etwas, aber wenn man bedenkt, was alles ausgegeben wird für einen modischen Kinderwagen und Baby-Krimskrams, dann wäre es doch zu überlegen, ob diese vorübergehende Investition sich nicht lohnt. Aber ich bleibe dabei: Eigentlich sind hier Familie und Freunde gefordert. Das ist in aller Regel das Beste.

In alten Kaufmannsfamilien im Hamburger Westen habe ich noch solche intakten Strukturen entdeckt, die garantieren,

177

dass sich die Frauen der Familie gegenseitig helfen, vor und nach der Geburt. Das fängt mit Besorgungen auf dem Wochenmarkt oder in der Drogerie an, geht weiter mit Mittagessen kochen und auf die Geschwister aufpassen. Dazu gehört das Wäschewaschen, und manchmal muss man sogar vorübergehend Kranke versorgen, um die sich die junge Mutter nicht selbst kümmern kann. Ist mit der einen was, sind sofort zwei andere Frauen zur Stelle, um die Lücke zu füllen. Diese Frauen zeigen hier eine unglaublich solide, praktische gelebte Frauensolidarität, wie ich sie in anderen Gruppen der Gesellschaft kaum kennengelernt habe, am ehesten noch bei italienischen, russischen und polnischen Familien. Und das hat nur am Rande etwas mit Geld zu tun. Das ist eine über Generationen gewachsene kluge Lebenspraxis, mit der alle zufrieden sind, auf die sie sich verlassen. Wochenbettdepressionen tauchen unter solchen positiven Begleitumständen gar nicht erst auf.

Ich erfahre immer wieder, dass Frauen, die nach der Geburt gleich in ihr vertrautes Zuhause zurückkehren und ihr Kind selbst versorgen können, wesentlich besser mit der neuen Situation zurechtkommen. Die Paare, die sich die verlangsamte Zeit des Wochenbetts auch wirklich nehmen und sie zu Hause verbringen, haben einen viel besseren Start ins Familienleben als jene, bei denen die Frau länger als nötig im Krankenhaus bleibt und die dann sehr hektisch zu Hause versucht, allen Aufgaben gerecht zu werden und trotzdem möglichst viel von ihrem alten Lebensstil beizubehalten. Dieser Spagat gelingt sehr selten.

Unterstützung durch den Partner

Und der Partner? Wie kann er optimal einbezogen werden, um seine Frau zu entlasten und das Kind mitzuversorgen? Zunächst einmal muss er verstehen, dass die Paarbeziehung jetzt in den Hintergrund gedrängt wird, weil natürlich der Säugling die Hauptrolle spielt. Alles dreht sich um das Baby. Aber nach drei, vier Monaten sollte sich das langsam wieder ändern.

Früher blieb die Frau zu Hause, und der Mann ging weiter zur Arbeit; Kinder betreuen war Frauensache. Das heißt aber nicht, dass die Väter damals alle schlecht und lieblos zu ihrem Nachwuchs waren. Heute wollen sich die jungen Väter durchaus aktiv beteiligen. Und das Elterngeld gibt ihnen ja auch die Möglichkeit dazu. Durch die staatliche Zuwendung können die Männer die ersten Lebensmonate ihres Kindes bei ihm sein – und immer mehr von ihnen regeln das mittlerweile auch so. Ich rate ohnehin dazu, dass Väter von der ersten Stunde an ihr Kind mitversorgen. Sie können es naturgemäß nicht stillen, aber fast alles andere können sie tun. Zum Beispiel kuscheln. Säuglinge mögen es auch, herumgetragen zu werden, sie schreien dann weniger als jene, bei denen der Vater keine tragende Rolle übernimmt. Auch das Baby baden und wickeln können Väter. Ich rate ihnen, es zu tun, denn ich bemerke immer öfter, dass sie das gern wollen.

Den Frauen wiederum rate ich, die Männer auch zu lassen. Denn es gibt noch immer viele Frauen, die gleich nach der Geburt die Macht über das Baby an sich reißen, anstatt sich den Pflegedienst mit dem Partner zu teilen, was nicht nur viel klüger ist, sondern auch die emotionale Bindung der jungen Familie enorm stärkt und langfristig stabilisiert. Wenn eine Frau glaubt, nur sie allein wüsste, was gut für das Kind ist, drückt sie damit keine Stärke aus. Mit dieser egozentrischen Einstellung schadet sie sich vielmehr selbst und bringt sich und die ganze Familie um viele glückliche Momente, die sie gemeinsam genießen sollten.

Und doch bleiben Konflikte nicht aus; sie gehören einfach immer dazu, wenn sich etwas Neues entwickelt. Wenn ein Kind kommt, werden die Karten neu gemischt. Es ist erst einmal eine reale Belastung für die Beziehung, bevor dann eine stärkere Bindung entsteht, da machen sich viele Menschen falsche Vorstellungen. Ein Kind kann die Partnerschaft stärken und vertiefen, aber gewiss nicht gleich in der Wochenbettphase. Da sind vor allem viel Geduld und noch mehr Ausdauer gefragt.

Sich Zeit nehmen

Die ersten Wochen nach der Geburt sind enorm aufreibend. Rund um die Uhr muss der Säugling gefüttert, gesäubert, gewickelt und versorgt werden. Das kostet eine Menge Kraft. Sobald das Kind schläft, sollte die Mutter also versuchen, sich zu erholen und neue Kraft zu tanken. Sonst sind permanente Übermüdung und Erschöpfungszustände die Folge. Perfekt muss die Frau nicht funktionieren, aber das Baby akzeptiert auch kein »Gleich!« oder »Später«, sondern kennt nur ein »JETZT SOFORT!« Dafür kann es nichts, die Natur hat es so eingerichtet. Es kämpft instinktiv um sein Überleben, wenn es schreit und quengelt, um auf seine vitalen Bedürfnisse aufmerksam zu machen.

Ich habe schon Leute getroffen, die drei Tage nach einem Kaiserschnitt eine Shoppingtour unternommen haben, das Neugeborene im Tragetuch dabei. So etwas ist katastrophal und unverantwortlich. Ich begreife so viel Dummheit nicht. Ich verstehe auch nicht den offenbar übermächtigen Drang der Großstädter, mit ihrem Nachwuchs am liebsten ins Café oder in die Kneipe zu gehen, um es herumzuzeigen. Das Infektionsrisiko halte ich für viel zu hoch! Ich würde mein Neugeborenes nie und nimmer solchen Gefahren aussetzen. Auch das Autofahren mit einem Säugling ist auf das absolute Minimum zu reduzieren: Es ist laut, da sind Abgase – und die Konzentration am Steuer ist so frisch nach der Geburt auch nicht die allerbeste.

Wichtiger als alles stolze Herumzeigen ist ein geregelter Tagesrhythmus, schon bevor das Kind in den Haushalt kommt. Dass die Eltern ihr Essen zu festen Mahlzeiten einnehmen, selbst wenn sie das vorher nicht taten. Dass man mit dem Kind einmal täglich spazieren geht – und zwar nicht im Einkaufszentrum, sondern im Park. Dass man es wäscht und badet. Und das alles zu einer bestimmten Uhrzeit, an die es sich gewöhnt. Nur so kann das Kind lernen, wie ein Tag funktioniert. Meine Erfahrung ist: Es lernt erstaunlich schnell, aber eben nur dann, wenn feste Regeln vorgegeben werden, an denen es sich orientieren kann. Kinder, die früh an feste Mahlzeiten gewöhnt werden, sind später entspannter. Ich habe immer wieder Folgendes erlebt: Wenn ich Frauen betreue, die ihr drittes, viertes oder fünftes Kind versorgen, unterliegen die häufig einem sehr streng geregelten Zeitplan, damit alle Familienmitglieder zu ihrem Recht kommen. Die Säuglinge stellen sich auffallend früh auf diesen Zeitplan ein, sind sehr ausgeglichen und selten »Schreikinder«; oft haben sie auch nach wenigen Wochen schon längere Schlafphasen. Auch für die Eltern zahlt sich ein Mehr an Disziplin später in einem Weniger an Stress aus, das ist pädagogisch getestet und erwiesen.

Die Zeit der ersten Wochen mit einem Neugeborenen ist auch eine Zeit der Wunder. Das Paar lernt sein Baby richtig verstehen und entdeckt jeden Tag etwas Neues an ihm. Wer sich Ruhe gönnt und sich die Zeit nimmt, sein Kind und dessen Entwicklung zu beobachten, kann diese Wochen richtig genießen. So erfahren Mütter und Väter, was dem Kleinen gefällt. Schmusen ist schön, rumtragen macht Freude, Faxen machen ist erlaubt. Schnell geht sie vorbei, die erste Zeit, diese jetzt gemachten Erfahrungen lassen sich nicht wiederholen. Und es kommen noch neue, noch aufregendere Monate.

Während des Wochenbetts muss sich die Familie schließlich auch allmählich daran gewöhnen, ohne die vertraute Beleghebamme zurechtzukommen, die ihr bis zu acht Wochen nach der Geburt hilfreich zur Seite stand. Ganz selten sind es gerade die Väter, denen es schwerfällt, Abschied von »ihrer« Hebamme zu nehmen. Dazu eine kleine Geschichte, die sich vor etwa 20 Jahren zugetragen hat:

Eines Tages kam ein südländisch aussehender Mann zu mir – sehr charmant, sehr gepflegt und elegant gekleidet. Er erinnerte mich äußerlich stark an Anthony Quinn als Alexis Sorbas. Der Herr bat mich, seiner Frau bei der Geburt ihres dritten Kindes zu helfen und sie zu betreuen; es sei ein Nachzügler, sie hätten bereits zwei gemeinsame erwachsene Söhne. Ich habe das Angebot gern angenommen, allerdings wusste ich da noch nicht, worauf ich mich einließ. Der Herr war stets freundlich, aber er passte sehr genau auf, dass seine Gattin gut versorgt wurde, und ich habe mein Bestes gegeben. Bei der Geburt des Kindes geriet der Mann völlig aus dem Häuschen, denn es war ein Mädchen, das hatte er sich sehr gewünscht. Er hat alle umarmt und geküsst, die im Kreißsaal nicht schnell genug weg waren. Und er bat mich, seine Frau bei der Nachsorge zu Hause weiter zu betreuen, was ich tat. Dabei hätte seine Frau, eine erfahrene, bescheidene Mutter, eigentlich gar keine Betreuung gebraucht, weil ihre eigene Mutter und ihre Schwester sie schon umsorgten.

Die Familie wohnte in einem beliebten Hamburger Szene-Stadtteil. Und ich fragte den Hausherrn: »Wo soll ich denn da parken?« (Dort im Allgemeinen praktisch unmöglich.) Er sagte: »Für einen Parkplatz wird gesorgt, fahren Sie einfach vors Haus.« Das tat ich und wurde von zwei muskelbepackten jungen Männern mit gegeltem Haar empfangen, die offenbar den für mich reservierten Parkplatz bewachten. Die schwarze, vornehme Limousine ihres Chefs stand in der Tiefgarage. Dann wurde ich eingewiesen und nach oben geführt in eine große Luxuswohnung, ausgestattet mit dem edelsten Mobiliar. Als ich dann später wieder herunterkam, traf ich erneut auf die beiden freundlichen Muskelpakete; sie hatten meinen Wagen bewacht. Und so war es jedes Mal. Ich habe mich selten so sicher gefühlt bei einem Einsatz. Und dann waren da immer kleine Präsente für mich, die ich aber nicht angenommen habe, aus Prinzip nicht.

Als die Nachsorge beendet war, wollte mich der Vater dann abwerben. Er sagte, er wolle seine Gattin »aus Sicherheitsgründen« ein Jahr in seine Heimat zurückschicken, er habe dort ein Haus auf einer Insel. Und ob ich bereit wäre, seine Frau dorthin zu begleiten. Er bot mir das Doppelte meines damaligen Jahresgehalts an. Doch ich lehnte ab mit der Begründung: »So wie ich die Sache einschätze, würde ich beim ersten kleinen Schnupfen Ihres Töchterleins bei den Fischen liegen.« Da musste Alexis Zorbas II laut und herzlich lachen und sagte: »Sie sein ein sehr kluge Frau.« Und ließ mich ziehen, ohne einen zweiten Versuch zu machen, mich umzustimmen. Zum

Abschied sagte er nur: »Wenn du irgendwelche Probleme hast, musst du mir nur Bescheid sagen. Denn die Hebamme gehört bei uns zur Familie. Wir nennen sie die zweite Mutter.«

An diesem Abend habe ich wieder einmal beschlossen, meinen Beruf noch nicht aufzugeben. Denn ich liebe nicht nur die Mütter und ihre Kinder. Sondern auch meine Freiheit, Nein sagen zu können.

KAPITEL 12

Brust oder Flasche?
Stillen aus Sicht einer Hebamme

Als Hebamme und Mutter weiß ich sehr genau, wie wertvoll und wichtig das Stillen ist. Ich habe meine beiden Töchter gestillt und Tausenden von Müttern gezeigt, wie es geht. Das gehörte schon immer zu den Aufgaben einer Hebamme. Keine Frage: Zu stillen ist die schönste, natürlichste und gesündeste Art, ein Baby zu ernähren. Die Muttermilch gibt dem Neugeborenen all die Nährstoffe und die Flüssigkeit, die es braucht, und kann als Nahrungsquelle für die ersten vier Lebensmonate sogar vollkommen genügen: Sie enthält Eiweiß, Kohlenhydrate, Fette, Mineralien, Vitamine.

Die körperwarme, süße Muttermilch ist auf die Bedürfnisse des Säuglings optimal eingestellt, ein wahrer Zaubercocktail. Viele Studien haben nachgewiesen, dass die Brustnahrung dazu geeignet ist, das Kind vor allerlei später drohenden Allergien und Krankheiten zu bewahren, weil sie die körpereigenen Abwehrstoffe der Mutter auf den Säugling überträgt. Gesicherte Erkenntnis ist heute ebenfalls, dass gestillte Babys seltener an Magen-Darm-Infektionen sowie an Entzündungen der Luftwege und des Harnwegtrakts, des Mittelohrs und anderer Organe leiden als nicht gestillte Kinder. Aber ein magisches Allheilmittel gegen jede mögliche Infektion und ein lebenslang garantierter Krankheitsschutz fürs Kind ist selbst die Muttermilch nicht.

Mutters Milch ist kostenlos zu haben. Sie ist zudem hygienisch einwandfrei, wohingegen es bei künstlicher Nahrung trotz aller Vorsicht zu Verschmutzungen bei der Herstellung wie bei der Zubereitung kommen kann. Muttermilch ist jederzeit verfügbar, wenn das Kind Hunger hat, ein sehr großer Vorteil für alle Frauen, die ihr Kind immer bei sich haben (müssen). Darüber hinaus bietet das Stillen auch der Mutter eine ganze Menge an gesunden Nebenwirkungen. Zum einen werden durch das Trinken an der Brust die Rückbildungsvorgänge hormonell optimal angeregt: Die Gebärmutter bildet sich schneller wieder zurück und reduziert sich in etwa sechs bis acht Wochen auf ihre ursprüngliche Größe. Zum anderen wird die emotionale Bindung der Mutter zum Kind aufgebaut – wenn auch nicht durch das Stillen allein.

Der Saugreflex ist angeboren

Das erste Anlegen an die Brust findet bereits im Kreißsaal statt. Ich nehme mich dabei sehr zurück, weil ich Mutter und Kind die Chance geben möchte, sich in Ruhe kennenzulernen. Die Mutter sollte den ersten Versuch mit der so genannten Vormilch allein unternehmen, denn zu viel Leistungsdruck von außen schafft nur Unruhe. Davon halte ich nichts. Die Mutter erkennt an den Signalen ihres Babys in der Regel selbst, ob es trinken will. Ich gebe ihr Tipps und unterstütze sie. Die meisten Frauen kommen fast ohne Hilfe klar, sie legen ihr Neugeborenes von sich aus an die Brust, denn das ist ein Instinkt.

In den meisten Ratgebern steht, dass der angeborene Saugreflex des Kindes in den ersten 30 Minuten nach der Geburt am größten ist und das Kind deshalb sehr rasch angelegt werden sollte. Aus meiner Erfahrung ist das zu pauschal. Es gibt Kinder, die schon nach einer Viertelstunde sehr aktiv sind und trinken wollen, und es gibt andere, die brauchen viele Stunden, bis sie so weit sind. Deshalb halte ich nicht viel von solchen Standardvorgaben. Der beste Zeitpunkt des ersten Anlegens ist individuell verschieden, und es ist meine Aufgabe als Hebamme, ihn zusammen mit der Frau zu finden. Es gibt auch Situationen, in denen ein frühes Anlegen nicht möglich ist, weil die Mutter zu erschöpft ist oder das Kind zu schwach. Und manchmal sind Mutter und Kind eben noch nicht bereit fürs Stillen.

Neuerdings wird von einigen Still-Beraterinnen empfohlen, dass Neugeborene bereits im Kreißsaal unbedingt von beiden Brüsten trinken sollen. Darin sehe ich eine komplette Überforderung von Mutter und Kind. Man sollte sich nur einmal kurz in die Lage des Neugeborenen versetzen: Es hat ja schon durch die Geburt eine gewaltige Leistung erbracht – und muss sich nun mit seinem ganzen Wesen an diese neue Welt anpassen. Das Trinken bedeutet eine enorme Leistung für das Baby, nach der es ein, zwei Stunden später erschöpft einschläft. In den ersten Lebenstagen muss der Säugling von der Hebamme besonders gut beobachtet werden, wie auch die Frau darüber aufgeklärt gehört, dass ein Kind alle drei bis vier Stunden gestillt werden muss.

Denn das Neugeborene darf nicht zu viel an Gewicht und Körperflüssigkeit verlieren, mehr als 10 Prozent seines Geburtsgewichtes dürfen es auf keinen Fall sein. Deshalb ist regelmäßiges Trinken lebenswichtig. Andernfalls muss man mit künstlicher Nahrung nachhelfen. Frauen, die bald zu Hause sind, regeln Frequenz und Menge des Stillens oft besser und natürlicher, weil sie dort nicht so kontrolliert werden wie jene, die noch im Krankenhaus bleiben. Eine frisch Entbundene, die sich mit ihrem Neugeborenen gut betreut in häuslicher Umgebung befindet, richtet sich häufig instinktiv nach den Bedürfnissen ihres Kindes. Natürlich braucht sie in dieser Phase mindestens einen täglichen Hausbesuch durch ihre Hebamme. Diese kontrolliert den Zustand und das Gewicht des Babys. Ich habe immer wieder mit Staunen beobachten können, dass ambulant entbundene Mütter in der Lage sind, ihr Neugeborenes recht schnell wieder auf sein Geburtsgewicht hochzupäppeln. Dazu benötigen sie nur drei bis fünf Tage. Im Vergleich brauchen Kinder, die erst einmal stationär auf der Geburtenstation betreut werden müssen, nicht selten bis zu zwei Wochen, um ihr Geburtsgewicht wieder zu erreichen. Woran liegt das?

Das kommt schlicht und einfach von der ungesunden Unruhe, die im Krankenhaus den Aufenthalt von Mutter und Kind ständig stört. Angefangen mit dem Besuch der Zimmernachbarin über den des Baby-Fotografen, der seine Leistungen schon Stunden nach der Geburt anbietet, bis hin zu den regelmäßigen Unterbrechungen durch die Reinigungskräfte (die im Krankenhaus unverzichtbar sind!) und andere Dienstleister. Und immer wieder kommt die Still-Beraterin. Diese ganzen »Störfaktoren« zusammen behindern die hochsensible Anfangsphase der Mutter-Kind-Beziehung. Wenn die Muttermilch etwa zwei bis drei Tage nach der Entbindung richtig fließt, wenn der Milcheinschuss stattfindet, haben viele Frauen große Schmerzen in den Brüsten. In dieser kurzen Übergangsphase muss ich ihnen als Hebamme Mut machen, denn diese Tage gehen schnell vorbei, und die Frauen fühlen sich danach rasch besser. Die Kinder sind jetzt sehr unruhig, weil sie Hunger haben. Sie werden munterer, machen die Augen auf – und schreien auch schon mal kräftiger. In den darauffolgenden Tagen wird die Brust dann weich und die Muttermilch – genau nach dem Bedarf des Kindes produziert – trinkfertig, à la minute sozusagen.

Beinahe 90 Prozent der deutschen Mütter geben ihrem Neugeborenen die Brust, im Schnitt beträgt die Still-Dauer 6,5 Monate. Zum Vergleich: 1994 bekamen 76 Prozent der Neugeborenen die Brust, 2005 bereits 81,5. Das ergab eine Antwort der Bundesregierung auf eine Anfrage der Grünen-Fraktion. Wie lange Mütter ihr Kind auf diese Weise versorgen, ist individuell sehr verschieden und lässt sich statistisch nur schwer erfassen. Manche beenden es schon nach ein paar Wochen, andere finden es so schön, dass sie gar nicht mehr damit aufhören können. Länger als sechs Monate stillt aber nur etwa jede dritte deutsche Mutter. Im europaweiten Wettbewerb landen die deutschen Babys auf Platz fünf, bei den nach sechs Monaten noch ausschließlich gestillten Kindern auf dem achten Platz. Die höchsten Still-Quoten werden aus Norwegen gemeldet, gefolgt von Schweden, Island und Italien.

Wenn die Familie damit zufrieden ist und es gut organisiert bekommt, kann die Mutter ihr Baby meinetwegen auch ein ganzes Jahr und länger stillen. Aber ab dem 5. Monat sollte es auch andere Lebensmittel in Breiform kennenlernen dürfen: Gemüse, Getreide, Fisch und Fleisch. Ich empfehle zudem, ab und zu einmal abgepumpte Muttermilch aus der Flasche zu geben, damit der Säugling schon vor dem Abstillen Erfahrungen mit dieser Ernährungsform machen kann.

Eine Frau, die stillt, braucht Unterstützung und Verständnis. Schlafmangel ist ihr ständiger Begleiter. Was sie nicht braucht, ist Bevormundung und zusätzlichen Stress durch zertifizierte Besserwisser.

Frauen, die nicht stillen
können oder wollen

Der borniert Schlachtruf der überzeugten Still-Missions-schwestern lautet: »Jede Frau kann stillen!« Als Hebamme mit 30 Jahren Berufserfahrung kann ich ganz klar sagen, dass der Satz nicht stimmt. Nicht jede Mutter kann ihrem Kind die Brust geben, und nicht jede Frau möchte das. Und das ist kein Drama, es ist in Ordnung. Bei manchen Müttern schmerzen die Brüste derartig, dass sie jedes Mal weinen, wenn sie ihr Kind anlegen. Die Brustwarzen sind vom Saugen angeknabbert, entzündet, sie bluten. Dann gibt es Anomalien an der Brust, die es dem Kind unmöglich machen, daran zu saugen. Frauen, die Brustoperationen hinter sich haben, vermögen häufig nicht optimal zu stillen. Auch Frühchen können oft nicht von Anfang an voll gestillt werden, weil sie zu schwach sind, um von der Brust zu trinken. Bei richtiger Betreuung durch eine kompetente Hebamme kann erst nach Wochen oder sogar Monaten das zu früh geborene Kind voll gestillt werden.

Still-Experten behaupten gern, dass Babys, die auch mal das Fläschchen bekommen, unter einer »Saugverwirrung« leiden. Darüber musste ich schon immer schmunzeln, weil ich bisher kein Baby erlebt habe, das nicht zwischen Brust und Flasche unterscheiden konnte. Damit wird den Frauen nur wieder suggeriert: »Wenn du deinem Kind auch nur einmal das Fläschchen gibst, dann hast du alles versemmelt!« Das ist natürlich Unsinn.

Und es gibt Frauen, die wegen ihrer beruflichen Situation oder weil sie bereits Kinder haben, einfach beschließen, nicht zu stillen. Eine solche Entscheidung ist von allen Seiten zu respektieren. Diese Frauen sind keine schlechten Mütter, und ihre

Kinder werden nicht dümmer oder kränker oder traumatisier-
ter als Kinder, die gestillt werden. Es gibt auch Babys, welche
die Brust von Anfang an anschreien und nicht akzeptieren. Das
kommt zwar selten vor, ich habe es aber schon erlebt. Wenn es
selbst mit viel Geduld nicht gelingt, das Kind zum Trinken zu
bewegen, und die Frau ihm dann die Flasche gibt, entspannt
sich das Baby schnell. Und es kehrt wieder Ruhe in der Familie
ein. Es ist sehr wichtig, das Stillen immer zuerst aus der Sicht
des Säuglings zu bewerten – und nicht zu versuchen, dem Kind
den eigenen Willen aufzudrücken oder ein starres Still-Regle-
ment durchzusetzen.Die meisten Frauen, die wegen Still-Pro-
blemen Vorwürfe zu hören bekommen, entwickeln Schuldgefühle, die allerdings zum Glück in der Regel nicht sehr tief
reichen. Wenn ich mit ihnen darüber rede, lösen sie sich bald in
Luft auf. Leider sind die zahlreichen Still- und Rückbildungs-
kurse Orte massiver sozialer Kontrolle, geleitet von selbst er-
nannten Priesterinnen des Muttermilchkults. Weil jede neue
Mutter, die dorthin geht, zuallererst mit der bohrenden Frage
konfrontiert wird: »Und DU? Stillst du noch?« Und eine Frau,
die darauf antwortet: »Nein, ich kann nicht« oder »ich möchte nicht« oder »es klappt bei mir nicht so optimal«, bekommt
auf mehr oder weniger subtile Art vermittelt, dass sie als Mutter nicht vollwertig leistungsfähig ist. Unter den Frauen gibt
es leider immer mehr Konkurrenzdruck, wer die beste Mutter
ist. Und das wird mit Vorliebe auch an der Still-Dauer festge-
macht. Diesem psychischen Druck begegnet die aufgeklärte
Kursteilnehmerin am besten, indem sie lächelt und einfach
sagt: »Jawohl, ich stille voll …« Letztlich gehört auch das zur
Privatsphäre, oder nicht? Ich sage meinen Frauen: »Sie wissen
doch: Es geht niemanden etwas an!« Das erleichtert ungemein.
  Die meisten männlichen Partner haben übrigens ein sehr

entspanntes Verhältnis zum Stillen, überlassen die Entscheidung darüber auch gern ihren Frauen. Ich habe andererseits auch schon krasse Gegenbeispiele erlebt. Es gab Fälle von Eifersucht, weil die Männer das Sexualorgan der weiblichen Brust für sich allein reklamieren wollten – wie es auch Männer gibt, die trotz größter Still-Probleme darauf bestehen, dass ihre Frau stillt. Wo statt Milch aber Blut und Tränen fließen, muss ich als Hebamme die Mutter schützen und eingreifen. Denn weinende Still-Mütter machen Babys auch nicht glücklich. Und Raum für erotische Gefühle, die manche Mütter beim Stillen entwickeln, bleibt da erst recht nicht.

Ein extremer Fall war jener uneinsichtige Psychologe, der seine Frau selbst noch mit blutigen, angerissenen Brustwarzen zwingen wollte, weiterzumachen. Er hatte Angst, das Kind könnte ohne Muttermilch keine normale Entwicklung nehmen. Die Mutter hat es unter großen Schmerzen noch eine Weile probiert, dann musste ich das Unternehmen abbrechen. Bis zuletzt hat er versucht, sie zu zwingen. Es hat mich sehr viel Kraft gekostet, ihn zu überzeugen. Ein anderer Mann lehnte das Stillen kategorisch ab, mit der machohaften Bemerkung zu seiner Frau: »Davon bekommst du Hängetitten!« Ich habe das Paar diesen Streit allein ausfechten lassen, obwohl ich das Verhalten des Mannes als besonders roh und übergriffig empfand.

Stillen als Dogma

Leider ist das Stillen inzwischen ein öffentliches, ideologisch vergiftetes Reizthema, das hoch emotional verhandelt wird. Auch in Deutschland tobt darum ein bald 30-jähriger Glaubenskrieg. »Brust oder Flasche?« heißt die Frage, die den Müttern aufgezwungen wird. Und wehe, sie geben die falsche Antwort. Ich sage: »Keine Frau muss stillen. Aber es ist ein Glück, wenn sie es gern tut.«

Ich betrachte das Stillen als den natürlichen Weg, sein Baby gesund zu ernähren. Wenn es klappt – in Ordnung, wunderbar. Wenn nicht, muss man andere Wege finden, was heutzutage kein unlösbares Problem mehr darstellt. Denn die Qualität der Baby-Ersatzkost ist gewährleistet, wird ständig verbessert – und die Kontrollen sind so scharf wie bei keinem anderen Produkt. Dass dafür nach gesetzlichen Vorgaben in Deutschland keine Werbung gemacht werden darf, heißt überhaupt nicht, dass die Inhaltsstoffe des Ersatzprodukts etwa minderwertig wären. Es ist den Forschern bisher lediglich nicht gelungen, die geniale Zusammensetzung der Muttermilch perfekt zu imitieren.

Den Frauen sage ich immer: »Ihr habt nicht in erster Linie die Pflicht, eure Kinder zu stillen, aber ihr habt die Pflicht, eure Kinder satt zu machen. *Wie* ihr das macht, ist mir egal.« Aber ich gebe ihnen auch zu bedenken: Du kannst mal krank sein, wie soll das Kind dann gefüttert werden, wenn es nur die Brust und nicht die Flasche kennt? Der Mann sollte auch in der Lage sein, das Kind zu füttern. Es gibt Frauen, die sich, wenn sie ausschließlich stillen, keine Stunde von ihrem Kind trennen können. So lassen sie dem Partner gar keine Möglichkeit, sich an der Versorgung zu beteiligen.

Man kann das Stillen jedenfalls nicht vollkommen losgelöst vom sozialen Umfeld und der materiellen Situation der Familie diskutieren. Denn nicht jede Mutter hat das Glück, einen guten Mann an ihrer Seite zu haben, der sie unbegrenzt mit allem versorgen kann, was sie braucht.

Ich habe ihn schon lange so satt, diesen lauten Streit ums Stillen. Der Konflikt wurde von außen in die Kreißsäle und in die Schlafzimmer getragen, wird in Cafés und Talkshows ausgefochten. Dogmatische Still-Beraterinnen – den Beruf gab es vor 30 Jahren noch gar nicht! – haben ihn den Frauen aufgezwungen. Als Hebamme bekommt man dann die Exzesse und Folgen dieses unsinnigen Kulturkampfs beinahe täglich zu spüren – und in einigen Fällen bringen sie sogar Babys in Lebensgefahr. Allmählich reicht es!

Längst geht es nicht mehr darum, ob und warum Stillen für ein Baby gesund ist, sondern offensichtlich um die Macht zu entscheiden, wer als gute Mutter gelten darf. Dem Stillen werden heute vollkommen überzogene Bedeutungen beigemessen, die weit über den tatsächlich unbestrittenen Nährwert der Muttermilch hinausgehen. Dieser Trend in den westlichen Industrieländern hat bedenkliche Konsequenzen für das Rollenverständnis von Frauen und Müttern in unserer Gesellschaft. »Breast is best!« ist zum Schlachtruf weiblicher Fundamentalisten in den USA und anderswo geworden. Stillen als Kult und Weltanschauung.

Schon zu Beginn meiner Ausbildung zur Hebamme herrschte in den Kliniken die Meinung vor: Es ist besser, wenn die Frau ihr Baby stillt. Man hat den Frauen die Neugeborenen an die Brust gelegt, vielleicht nicht gleich im Kreißsaal, aber schon kurze Zeit später. Und wenn sie nicht genug getrunken hatten, das lässt sich ja feststellen, dann wurde einfach Nahrung per Flasche hinterhergeschüttet. Das hat man damals bei jedem Kind so gemacht, was dazu führte, dass es mit dem Stillen sehr bald vorbei war. Nur wenige Frauen stillten damals ihr Kind länger als vier bis sechs Wochen.

Schließlich kam es zu einem Aufstand unter jungen Müttern. Sie sagten: Wir wollen unsere Kinder auch nachts stillen und sie bei uns haben. Diese berechtigte Forderung kehrte sich dann bald um in einen neuen Irrsinn: dass nämlich die Kinder bei den Müttern geblieben sind, aber um jeden Preis. Auch wenn die Geburt sehr schwer war, müssen die Frauen heute ihre Kinder Tag und Nacht bei sich behalten und stillen, was auch belastend sein kann. Wenn eine Frau ihr Baby nicht alle vier bis fünf Stunden stillt, wird sie von den Schwestern ermahnt, nicht den Erfolg des Stillens zu gefährden. Heute sind wir in deutschen Kliniken so weit, dass den Babys nur noch unter schweren Bedenken etwas zugefüttert wird. Selbst untergewichtige Problemkinder, die es am Anfang sehr schwer haben, müssen sich erst mühevoll die Chance »erarbeiten«, zusätzlich Nahrung aus der Flasche zu bekommen, auch wenn sie die Extraportion erkennbar brauchen. Was ich genauso wahnsinnig finde. Nur eine kleine Minderheit der Frauen wehrt sich gegen diese massive Bevormundung durch die Still-Beraterinnen, die bis zum Psychoterror ausarten kann.

Mitverantwortlich für diese verkrampfte Situation ist eine gemeinnützige Organisation, die als private Selbsthilfegruppe begann, heute aber eine einschüchternde Macht darstellt und sich in das Leben der Frauen und Mütter einmischt: die La Leche Liga. Sie wurde 1956 von konservativen amerikanischen Müttern gegründet, die sich der damals in den USA wie in Westeuropa vorherrschenden Praxis entgegenstellten, Babys möglichst bald abzustillen und an die Flasche zu gewöhnen. Damals gab es in den USA nicht einmal mehr Hebammen, die es den Frauen zeigen konnten. Sieben gleichgesinnte katholische Mütter fingen so an, die anderen Frauen von den Vorteilen des Stillens zu überzeugen. So weit, so harmlos.

Das Anliegen sprach sich herum, aus der Gruppe wurde bald

eine Bewegung mit sozialer Mission, mit Statuten und moralischem Anspruch: Waren es 1961 erst 63 Müttergruppen, die das Recht auf Stillen propagierten, zählte man in den Vereinigten Staaten 15 Jahre später schon 3000. Und 1981 gab es dort bereits 17 000 von der La Leche Liga ausgebildete ehrenamtliche Still-Beraterinnen. 1977 wurde die deutsche Sektion gegründet.

Heute gibt es in Deutschland keine Entbindungsstation mehr, in der die Still-Beraterinnen nicht aktiv sind. Seit Anfang der achtziger Jahre werden sie bei uns auch ausgebildet. Früher übernahm das im Krankenhaus einfach die »Brustschwester«, jetzt wurde aus einer recht simplen Handreichung ein regelrechter Beruf. Die teure Ausbildung lassen sich die meisten Still-Beraterorganisationen von den Kliniken bezahlen, die das schon aus Imagegründen gern tun. Man will ja schließlich mit dem Service als »Babyfreundliches Krankenhaus« punkten.

Gleich mit der ersten Ernährungsberatung beim Frauenarzt erhalten Schwangere Hinweise zum Stillen, quasi schon kurz nach der Befruchtung werden die Frauen aufs Stillen gepolt. Es gibt dazu so genannte Still-Vorbereitungskurse, auch spezielle Büstenhalter und Schalen zum Formen der Brust und vieles mehr. Auf diesem riesigen Markt der zum größten Teil entbehrlichen Still-Accessoires wird sehr viel Geld verdient. Von den Ratgebern zu diesem sensiblen Thema gar nicht zu reden.

Die Still-Beraterin kommt nur wenige Stunden nach der Geburt zu den Müttern ans Wochenbett und zeigt ihnen, wie sie das Kind anlegen sollten, und redet ihnen mehr oder weniger drohend ins Gewissen: dass sie ihr Kind auf jeden Fall stillen sollen, am besten gleich mindestens zwei Jahre lang, wenn nicht sogar fünf bis sieben Jahre, das erste halbe Jahr sowieso ausschließlich. Mit ihren festzementierten Thesen üben die in

196

Verbänden organisierten und geschulten Still-Beraterinnen in den Kliniken und den Still-Gruppen enormen Druck auf alle Mütter aus. Ich habe zu oft erlebt, wie Frauen sich über die zudringlichen Methoden beklagt haben, als dass ich das verschweigen möchte.

Nicht alle Still-Beraterinnen, die ich kenne, agieren autoritär und unsensibel, mit einigen von ihnen kann man sogar reden. Und auch unter den Hebammen gibt es noch viele, die so pragmatisch denken wie ich. Doch die dogmatischen MuMi-Fundis unter ihnen setzen in ihrem Weltbild das problemlose, von nichts behinderte Stillen als globalen Normalfall voraus, womit sie implizit alle Frauen diskriminieren, die nicht diesem Ideal entsprechen können oder wollen. Die gesellschaftliche Realität (Herkunft, Umfeld, Familie, Beruf) der Frauen wird weitgehend ausgeblendet, für individuelle Kompromisse lässt das Still-Diktat wenig Raum.

Dem Kind aber im erkannten Bedarfsfall keinerlei andere Nahrung zu geben, das ist für mich nichts anderes als Kindesmisshandlung. In vielen Kliniken, das weiß ich aus eigenen Erfahrungen, nimmt das Still-Dogma mitunter so fanatische Züge an, dass es immer wieder vorkommt, dass ausgetrocknete Kinder neben ihren heulenden Müttern liegen, nur weil man die Flasche mit Zusatznahrung verweigert, ja für ein Ding des Teufels hält. Der Starrsinn kann in Einzelfällen so weit gehen, dass barmherzige Hebammen auf der Entbindungsstation den entkräfteten Babys nachts heimlich die Flasche geben müssen, weil die Still-Beraterin das der Mutter verboten hat – obwohl das Kind erkennbar an Mangelerscheinungen leidet.

Ich wende mich strikt dagegen, dass aus dem Stillen eine Religion gemacht wird, als sei es das einzig wahre Heilmittel für alle Probleme, die einer jungen Mutter begegnen. Und ich finde es unmöglich, dass Frauen, die nicht stillen können oder wollen, als Mütter zweiter Klasse behandelt werden, die sich unverschämte Vorwürfe anhören müssen.

Die französische Feministin und Philosophin Elisabeth Badinter hat in ihrem hierzulande viel zu wenig beachteten Buch *Der Konflikt – Die Frau und die Mutter* erläutert, welche reaktionären politischen Ziele sich hinter dem weltweiten Kreuzzug gegen das schreckliche Milchpulver verbergen. Es geht um nichts Geringeres als das Einbetonieren alter Rollenzuweisungen an die Frau mit Kind im 21. Jahrhundert.

Der streitbaren Philosophin (und dreifachen Mutter) fiel unangenehm auf, was in Deutschland offenbar noch keine Feministin bemerkt hatte: dass die Propaganda der Still-Aktivistinnen die jungen Mütter in letzter Konsequenz an den Haushalt fesseln und vom Berufsleben und den Kinderkrippen fernhalten soll. In deren Vorstellung ist nur eine kompromisslose Vollzeitmutter eine gute Mutter, wofür sie jeden Preis zu zahlen habe. Um die Rückkehr an den Herd als neues Frauenideal durchzusetzen, wurden nicht nur die Kinderkrippen verteufelt, sondern auch die Mutterschaft als Mission idealisiert.

»Die Kehrseite der Medaille«, bemerkt Badinter, »bilden ganz offenkundig die Schuldgefühle all jener, die sich in der hier vorgezeichneten Rolle nicht wiederfinden. Mütter, die lieber die Flasche geben und sich deshalb nicht in gleicher Weise mit ihrem Baby körperlich verbunden fühlen können, werden stigmatisiert …« Badinter spricht von einer »maternalistischen Ideologie«, die sich seit 20 Jahren ständig ausbreite – wozu die La Leche Liga wechselnde politisch-soziale Allianzen eingegangen sei: mit Öko-Protestbewegungen, Ärzteverbänden, Regierungen und politischen Organisationen. Sie sitzt sogar seit Jahren beratend in der WHO (Weltgesundheitsorganisation) und hat einen politischen Einfluss erreicht, um den sie viele Lobbyisten beneiden würden. Wichtige Kritikpunkte Elisabeth Badinters kann ich bestätigen, auch wenn der direkte Vergleich mit Frankreich nicht immer einfach ist:

Das fundamentalistische Still-Dogma schließt die moderne, berufstätige Frau aus und diskriminiert sie.

Es befiehlt den Müttern den Rückzug in den Haushalt und die finanzielle Abhängigkeit von Mann oder Staat.

Es schließt eine nähere Bindung des Vaters an das Kind aus. Dieser soll die Macht der Mutter über das Kind keinesfalls einschränken und sie vor allem als Versorger unterstützen.

Nicht stillende Frauen werden systematisch gemobbt.

Das Mutterbild ist reaktionär, auch Kitas werden strikt abgelehnt.

Der Alltag von studierenden und berufstätigen Müttern von heute, die eben nicht monate- oder gar jahrelang ihr Baby stillen können, ohne ihre materielle Existenz zu riskieren, kommt in dieser einfach gestrickten Ideologiewelt ebenso wenig vor wie ein Vater, der eine aktive Rolle bei der alltäglichen Kinderernährung in den ersten Monaten übernehmen will. Das Stillen wird völlig überhöht als Königsweg zur gefühlsmäßigen Bindung der Mutter zum Baby erklärt, was wiederum alle anderen möglichen Interaktionen zwischen ihr und dem Kind abwertet. Die Beziehung des Vaters zum Neugeborenen spielt in diesem Konzept ohnehin nur eine Nebenrolle, selbst wenn er sich dazu bereit erklärt, wechselweise nachts die Versorgung des Säuglings zu übernehmen. Ja, die bedingungslose 24-Stunden-Still-Bereitschaft soll vielmehr als Dienstmerkmal der guten wahren Mutter überhaupt gelten.

Von individuellen Umständen, Einwänden und Problemen wollen die Still-Beraterinnen am liebsten gar nichts wissen.

Ich muss oft die Interessen von Mutter und Kind gegen sie durchsetzen. Leider haben schon zu viele Ärzte und Hebammen in diesem Konflikt resigniert, oft wider besseres Wissen. Das kreide ich ihnen an.

Eine Still-Beraterin muss akzeptieren, wenn Frauen das Stillen ablehnen. Wenn eine Mutter beschließt, nicht oder nicht mehr stillen zu wollen, so hat sie ihren Grund dafür, und man wird sie auch nicht vom Gegenteil überzeugen können. Besonders wichtig ist, ihr zu vermitteln, dass sie deshalb keine lieblose »Rabenmutter« ist.

Erst wenn die nicht stillende Mutter genauso viel Respekt und Verständnis erfährt wie die stillende, kann von Selbstbestimmung der Frau die Rede sein. Wir brauchen keine Still-Polizei, die den Müttern strenge Vorschriften und ständig Druck macht. Wir brauchen eine ruhige, pragmatische Beratung, die den Frauen im Wochenbett und danach hilft, ihr Kind auf die beste, für sie selbst und die Familie machbare Weise satt und zufrieden zu bekommen. Punkt.

Aus dem Stillen ein Evangelium zu machen, halte ich für überflüssig, schädlich und dumm.

KAPITEL 13

Neue Väter, alte Väter

Wickelwettbewerb – das muss ich mir ansehen. Ein Fernsehteam ist auch schon auf Position vor der Schaubühne auf der Babymesse. Vier erwachsene Männer knien sich hin wie 100-Meter-Sprinter vor dem Startschuss. Das Publikum ist fast ausnahmslos weiblich. Die Aufgabe der Kandidaten: an einem von Mützchen bis Söckchen angezogenen und gepamperten Plüschtier zu beweisen, wie schnell sie eine Babywindel wechseln können. Dem Sieger winkt eine Jumbopackung Pampers. Der Moderator erklärt kurz die Spielregeln. Los geht's!

Der Champion, ein nervöser Schlanker mit Augenringen, braucht nur knapp drei Minuten dafür, seinen Teddy aus- und wieder einzupacken, nur sitzt die Windel am Bärchen-Po etwas zu locker. Die vier Männer geben ihr Bestes, die Frauen schauen aufmerksam zu, haben nur zum Klatschen nicht die Hände frei; die halten gerade Schnuller, Fläschchen, Kaffeebecher. Lustig findet es nur der Moderator, auch ich kann nicht lachen. Denn mir fällt in dem Moment der Mann wieder ein, der vor Jahren in München auch so einen Väter-Wettkampf gewonnen hat. Nur auf diese alberne Tour hatte er doch noch einen Kitaplatz für sein Kind erobern können. Der NDR zeigte abends lieber den Krabbelwettbewerb, bei dem vier knapp einjährige Säuglinge von ihren Mamas über die Rampe gehetzt

201

wurden wie Karnickel oder Meerschweinchen. Auch den Anblick fand ich schlimm. Es läuft etwas ziemlich schief in diesem kinderarmen Land, dachte ich beim Verlassen der Messehalle.

Familienvater will gelernt sein

Ich verkünde nichts Neues, wenn ich behaupte: Auch in Deutschland hat sich die Rolle des Vaters in den vergangenen 50 Jahren stark verändert. Die jüngste Männergeneration – ich meine damit die Geburtsjahrgänge zwischen 1970 und 1990 – tut sich in vieler Hinsicht schwerer mit der Vaterrolle als ihre eigenen, oft genug abwesenden Väter. Warum? Es gibt keine stabilen gesellschaftlichen Vorgaben mehr, an denen sie sich orientieren können, die Karriereaussichten sind für die meisten unsicherer geworden, und potentielle Mütter stellen alte und neue Forderungen, die einander oft noch widersprechen. Die Väter sollen für Frau und Kind auf einmal völlig neue Aufgaben lösen und jeden Tag Dinge übernehmen, auf die sie nicht vorbereitet sind – und die ihr alter Herr früher schlicht verweigert hätte. Weil Babypflege und Kindererziehung Frauensache war. Bis vorgestern.

Das traditionell konservative Rollenkonzept des autoritären Familienoberhaupts (mit Mama fleißig und gehorsam an Herd und Wiege) ist Geschichte. Der Papa alter Schule hat sich indes nicht über Nacht davongemacht; seine bürgerliche Autorität sackte vielmehr nach und nach in sich zusammen wie ein baufälliges Haus, an dessen Balken jahrzehntelang der Holzwurm genagt hat. Nicht der Feminismus hat die Patriarchen hinweggefegt, sondern die arbeitsteilige kapitalistische Produktionsweise. Weil sie die letzten Großfamilien in alle Winde zerstreut und dafür gesorgt hat, dass die Väter immer mehr arbeiten müssen für einen Reallohn, der trotz Kindergeld nur mit Mühe eine Familie allein ernähren kann. Und zu Hause ist so ein Vater ohne Macht schon lange keine Respektsperson mehr. Darüber hinaus haben die beiden Weltkriege Millionen von Kindern ganz ohne Vater aufwachsen lassen. Die psychologischen Folgeschäden dieser Katastrophen für ihre Überlebenden wirken immer noch nach. Die heile Welt der glücklichen Familie ist also im Grunde genommen eine TV-Illusion, die im gesamten 20. Jahrhundert so nicht gestimmt hat, höchstens in den westdeutschen Wohlstands-Boomjahren 1960 bis 1972.

Bis ins letzte Jahrzehnt vor dem Millenium war jung heiraten, eine Familie gründen und Kinder kriegen für westdeutsche Jugendliche etwa so cool wie ein Bausparvertrag mit 16 oder Zelten mit den Eltern am Steinhuder Meer. Und die Antibabypille half ungewollte Frühehen aus moralischen Gründen zu vermeiden. Es gab keine Eile. Nur die Demografen machten sich Sorgen um Deutschlands vergreisende Zukunft: Die Geburtenrate sank, im Westen stärker als in der DDR.

Nach der deutschen Wiedervereinigung 1990 brach auch in den so genannten neuen Bundesländern kein Babyboom aus, ganz im Gegenteil. Denn da kämpften viele Menschen erst einmal um ihre nackte Existenz. Immer später trauten sich die Männer zu, das Abenteuer Familie zu wagen. Vom Armutsrisiko Kind war jetzt ständig die Rede. Männliche Angst vor dem Wagnis Familie war nie bloß reine Feigheit, es gab durchaus realistische Gründe dafür, die immer noch nicht ausgeräumt sind.

Wenn man derzeit über die Lage junger Familien in Deutschland und über die Entwicklung der Geburtenzahlen spricht, wird immer gern bemängelt, dass gerade Akademikerinnen kaum noch Kinder bekommen. Dazu muss man sagen, dass sie auch besonders große Schwierigkeiten haben, jemanden zu finden, mit dem sie eine Familie gründen können.

Es fängt schon damit an, dass kein Konsens mehr darüber besteht, zu welchem Zeitpunkt in seinem Leben ein Mann eine Familie gründen kann und soll, was früher noch eine elementare Statusfrage für ihn war. Und wann ist ein Mann heutzutage erwachsen? Ist er das mit 25 oder mit 30 Jahren oder erst mit 50, wenn seine berufliche Laufbahn gefestigt ist, oder erst mit fast 60, wenn er über finanzielle Sicherheit verfügt? »Wann ist ein Mann ein Mann?«, hechelte Herbert Grönemeyer schon vor 30 Jahren ziemlich ratlos und gab nur die Erkenntnis zum Besten, dass »Männer schon als Baby blau« sind. Zu den Vätern schwieg des Sängers Höflichkeit.

Es gibt gegenwärtig keine gesellschaftlich vorgegebene Orientierung mehr, die traditionellen Rollenmodelle und gewohnten sozialen Strukturen lösen sich auf wie in allen Bereichen der Gesellschaft. Diese Entwicklung macht auch den Männern Angst. Und das halte ich für eine der aktuellen Ursachen dafür, dass viele Männer nicht bereit sind, eine Familie zu gründen, während die Frauen immer verzweifelter auf der Suche nach ihrem *Mister perfect* sind. Den einsatzbereiten Traummann gibt es eben nicht, trotz Parship, Facebook, Smartphone und *Speed-Dating*. Das ist oft das Problem; nicht nur die Verweigerung der Frauen, die »lieber Karriere machen« wollen, wie es immer noch leicht abschätzig heißt.

Fakt ist, dass sich Männer um die 30 heute häufiger der Familiengründung verweigern als noch vor 20 Jahren. Dieses Verhalten – das ich nicht »Zeugungsverweigerung« nenne, weil es sich ja nicht um Zuchtbullen handelt – hat ziemlich viele Ursachen. Es hat aber nur vordergründig mit der egozentrischen Single-Gesellschaft zu tun, die der lustbetonten Selbstverwirklichung mehr Platz einräumt als früher. Viele fühlen sich dem Unternehmen Familie und der damit verbundenen Verantwortung einfach nicht gewachsen.

Hinzu kommt, dass in den Siebzigern und Achtzigern junge Männer von ihren Müttern nicht selten zu hören bekamen: »Leg dich bloß nicht zu früh mit einer Frau fest!« – interessanterweise von Müttern, die häufig noch ein klassisches Rollenmodell gelebt haben und vielleicht nur heimlich davon träumten, wie die 68er den lebenslangen »Ehe-Knast« abzuschaffen.

Was Frauen erwarten – und Männer leisten können

Für Männer, die schon als Kinder und Jugendliche nicht gelernt haben, verlässliche soziale Bindungen einzugehen, wird es aber ungeheuer schwer, in der jungen Familie ihre Rolle zu finden und so viel Verantwortung nicht vor allem als etwas Bedrohliches wahrzunehmen. Denn es wird viel auf einmal von ihnen erwartet: Sie sollen auf der einen Seite möglichst die Haupternährer der Familie sein, weil die Mehrheit der deutschen Frauen nach der Geburt eines Kindes nur noch Teilzeit arbeiten möchte. (Dabei gibt es interessante Unterschiede zwischen Ost und West: In den neuen Bundesländern arbeiteten die Frauen insgesamt häufiger als im früheren Bundesgebiet. Östlich der Elbe ist dabei der Teilzeitanteil mit 34 Prozent deutlich niedriger als bei den westdeutschen berufstätigen Frauen, von denen fast jede zweite [49 Prozent] einen Teilzeitjob hat [Statistisches Bundesamt für das Jahr 2010].)

Das heißt in der Konsequenz, dass die Männer bis zur Rente relativ viel Geld in einer Festanstellung verdienen müssen, weil besonders in den Großstädten die Lebenshaltungskosten immer weiter steigen. Tendenziell werden jedoch unbefristete Vollzeit-Arbeitsverträge immer mehr zur Ausnahme, und junge Männer hangeln sich zunehmend von einem Vertrag zum nächsten. So sieht leider keine stabile Basis aus.

Auf der anderen Seite soll der junge Vater für seine Partnerin ein toller Liebhaber sein, natürlich auch ein liebevoller Papi, der seine Freizeit aktiv sowohl mit der Frau als auch mit dem Kind verbringt und also nicht zu spät nach Hause kommt.

Der weibliche Wunschkatalog ist einfach nicht realistisch. Vor so hohen Erwartungen haben die jungen Männer Angst. Dass 40 Prozent der Scheidungen im ersten Jahr nach der Geburt des ersten Kindes eingereicht werden, könnte man auch als Alarmzeichen werten – für eine totale Überforderung der modernen deutschen Kleinfamilie. Ich gehöre übrigens nicht zu denen, die den Leidensweg der alleinerziehenden Mutter für die bessere Lösung halten. Denn da landen die Frauen wieder genau in der Opferrolle, aus der sie doch eigentlich herauswollten.

Die klassische Vaterrolle wurde komplett aufgeweicht – ohne dass es einen neuen tragbaren Entwurf für die Zukunft gibt. Hatten wir vor drei Jahrzehnten noch eine Vätergeneration, die sich fast ausschließlich um ihren beruflichen Werdegang kümmern musste und dafür zu Hause bekocht und umsorgt wurde, haben wir jetzt eine Vätergeneration, die alle Bedürfnisse zugleich abdecken soll, dafür aber leider schlecht gerüstet ist.

Mütter, die damals ihren Söhnen jede Hausarbeit abgenommen haben und sie in der Illusion ließen, auch später würde das jemand für sie übernehmen, haben ihnen und ihren Frauen keinen guten Dienst erwiesen. Denn was Hänschen nicht gelernt hat, lernt Hans nur sehr schwer. Auch wenn er jetzt Alexander oder Maximilian heißt und bereit ist, den Müll zu entsorgen und nachts ein Fläschchen zu wärmen. Ein bisschen Kochen und Staubsaugen kann mancher, putzen will fast keiner von ihnen. Hausarbeit gilt immer noch als unmännlich. Man kann als Frau schon froh sein, wenn der Partner während der Lehr- oder Studienzeit wenigstens einen kleinen Single-Haushalt geführt hat. Denn als Vater muss er plötzlich mehr Disziplinen beherrschen als ein Zehnkämpfer; Auto fahren und Smartphone bedienen zähle ich dabei nicht mit. Aber vernünftig Einkaufen, einen Babybrei kochen, Wäsche waschen, eine Wohnung sauber halten und zum Kinderarzt gehen, wären Dinge, die schon direkt nach der Geburt gekonnt werden müssen. Aber auch das lässt sich lernen, es ist nicht unmöglich.

Und der ganze strategisch-logistische Aufwand soll ja letztlich den Kindern nutzen. Was auch nicht einfach zu erreichen ist. Denn einerseits üben Mütter starke Macht über ihre Kinder aus, gleichzeitig fordern sie von ihren Partnern unbedingte Teilhabe ein. Ich beobachte es immer wieder: Je besser die Paarbeziehung, umso besser auch die des Vaters zum Kind. Weil ein Vater, der Platz hat, eine eigenständige Beziehung zu seinem Kind aufzubauen, auch unabhängig von der Mutter, viel leichter seine Rolle als Vater findet als jener, dem die Mutter wenig Raum lässt bei Pflege und Erziehung.

Es gibt bereits viele junge Männer, die ihre Vaterrolle sehr schnell finden und ihre Aufgaben hervorragend meistern. In Partnerschaften, die erfüllt sind von gegenseitigem Respekt, überträgt sich diese positive Einstellung auch auf das Verhalten der Eltern zum Kind. Es gibt Männer, die sich nach der

Geburt sehr liebevoll um ihre Frauen und ihre Kinder kümmern. Die nicht jammern, wenn sie nachts aufstehen müssen. Die ihre Rolle finden und ausfüllen. Doch es gibt eben auch jene Männer, die das nicht können. Und es gibt solche, die das überhaupt nicht können – und sich dann auch ziemlich zügig von ihrer kleinen Familien wieder trennen. Aber für die große Mehrheit der Väter gilt: Am guten Willen fehlt es nicht. Das unterscheidet sie schon von der Generation ihrer eigenen Väter, weil die in aller Regel noch das klassische Rollenmodell gelebt haben. Aber die real gelebte Väterrolle wird immer noch sehr stark von der Frau und über die Frau definiert, und häufig gibt es keinen Plan, wie das Familienleben zu gestalten ist.

Ich kann allen jungen, frisch verliebten Paaren nur empfehlen, sich schon vor der Geburt ganz detailliert Gedanken über die Arbeitsverteilung ab Tag eins nach der Niederkunft zu machen. Denn wenn das vernünftig und einvernehmlich geregelt wird und jeder seine Aufgaben kennt, gibt es viel weniger Stress und Konflikte, wenn das Kind da ist. Und üben sollte man natürlich auch. Jeder sollte das tun, was er am besten kann. Aber den anderen auch machen lassen, wenn er vielleicht noch nicht perfekt ist. Die Frauen könnten da ruhig etwas geduldiger werden, finde ich.

Männer brauchen einfache Aufgaben, Zeitvorgaben, eine Struktur; Improvisieren dagegen ist weniger ihre Stärke. Wenn sie wissen, was anliegt, können sie auch im Haushalt sinnvoll und verantwortlich agieren. Wer sagt überhaupt, dass wickeln und füttern die meiste Arbeit macht? Wenn der Vater sich täglich um Aufgaben wie Frühstück machen, Geschirrspüler ein- und ausräumen, Müllentsorgung, Staub saugen und den Einkauf kümmert, dann hält er der Mutter den Rücken besser frei, als wenn er sich nur ums Wickeln kümmert.

Die Diskussion darüber, welche Tätigkeiten typisch männlich oder weiblich sind, ist reine Zeitverschwendung. Handwerkliche Fähigkeiten sind kein Männerprivileg mehr. Und Frauen haben nicht das Monopol auf liebevolle Babypflege.

Die Männer, die überhaupt keine Erfahrungen mit Babys haben und noch dazu starke Hemmungen, sich etwas beibringen zu lassen, sollten vor der Geburt einen ordentlichen Säuglingspflegekurs besuchen, wo sie jungväterliche Handgriffe lernen und trainieren können, die sie für die ersten Lebenswochen unbedingt brauchen: wie man ein Baby versorgt, anzieht, badet und wickelt, wie ein Kind schlafen muss. Außerdem lernen sie, welche medizinischen Untersuchungen wann nötig sind und warum. Und wie schon gesagt: Sie müssen keine Geschwindigkeitsrekorde brechen. Wie sagte der alte Familienmensch Theodor Fontane: »Courage ist gut, aber Ausdauer ist besser. Ausdauer, das ist die Hauptsache.«

Und auch die Mütter handeln im eigenen Interesse, wenn sie ihren Partnern helfen, ihre Rolle als Vater zu finden, und sie nicht als Konkurrenten sehen. Denn auf der einen Seite wünschen sich die Frauen die absolute Teilhabe des Mannes, auf der anderen wollen sie aber sehr häufig nichts von ihrer Macht abgeben, die ihnen als wichtigste Bezugsperson ihres Babys zugefallen ist.

Bei der neuen Vätergeneration sehe ich große Fortschritte, die ich sehr begrüße. Die meisten Männer geben sich große Mühe, ihre Frauen zu unterstützen. Üben müssen sie alle. Denn von den eigenen Eltern haben sie es ja nicht gelernt, was Mann mit einem Baby macht – und was nicht. Ich will gar nicht sagen, dass Väter um die 50 keine Kinder mehr großziehen können. Aber sie sind nicht mehr so belastbar. Und die jüngeren machen es einfach entspannter, es ist leichter für sie.

Elterngeld, Elternzeit, Partnermonate

Elterngeld und Elternzeit sind soziale Errungenschaften, deren Wert und Wirkung ich als Hebamme ziemlich konkret beurteilen kann. Nach meinen bisherigen Erfahrungen hat die Reform mit der Handschrift der CDU-Ministerin Ursula von der Leyens durchaus positive Effekte, vor allem für junge Familien. Inwieweit ist es auch eine Chance für die jungen Väter?

Mütter und Väter können sich die Elternzeit aufteilen; wie sie das machen, ist ihre Entscheidung. Bei den meisten Paaren nimmt die Frau die ersten zwölf Monate und der Mann die restlichen zwei »Väter-Monate«. Manche Väter nehmen gleich nach der Geburt zwei Monate Elternzeit. Und das geschieht mit wachsender Begeisterung, wie ich beobachten konnte. Auch wenn ich danach oftmals zu hören bekomme: »Also arbeiten gehen ist auch ganz schön. Es ist schon anstrengend zu Hause mit dem Kind.« Ich finde es gut, wenn die Väter unmittelbar nach der Geburt in der Familie präsent sind; und meine Erfahrungen bestätigen, dass das meistens ganz gut klappt.

Diese Lösung hilft der Frau in der Regel auch am meisten, denn die ersten Wochen nach der Entbindung sind für sie besonders anstrengend, und es gibt im Haushalt jede Menge zu tun. Auch für die Bindung des Kindes an seinen Vater ist das günstig. Aber ab der sechsten, siebten Woche fangen die Paare dann häufig an, ein bisschen komisch zu werden. Dann wird es höchste Zeit, dass einer von beiden wieder arbeiten geht und aus dem Kleinfamilienalltag herauskommt. Das ist meistens der Mann. Denn wenn man sich 24 Stunden am Tag nur mit sich und dem Kind beschäftigt, hat man irgendwann genug. Und das Kind will ja vielleicht auch mal seine Ruhe haben.

In seltenen Fällen nehmen die Väter vier und die Mütter

zehn Monate. Und wenn sie gespart oder geerbt oder im Lotto gewonnen haben, gehen sie dann mit ihrem Säugling auf Weltreise. Aber es gibt heute auch Männer, die sogar sechs Monate Elternzeit nehmen. Doch die Mehrheit bleibt bei zwei Monaten; viele haben Angst, Probleme in ihrem Beruf zu bekommen, wenn sie länger weg sind. Manche nehmen sich die zwei Monate nach Ablauf des ersten Lebensjahres des Kindes und helfen dann vielleicht bei der Eingewöhnung in die Kita. Die Elternzeit wird also sehr individuell und unterschiedlich gehandhabt. Meiner Meinung nach sind diese so genannten Väter-Monate nur ein Einstieg in eine etwas kinderfreundlichere Zukunft. Denn die Weichen werden immer noch in der Arbeitswelt gestellt.

Von Mustervater bis Egoist

Wie gehen Männer mit ihrer veränderten und sich weiter verändernden Rolle als Vater um? Ich habe zu dieser Frage keine soziologische Langzeitstudie anzubieten. Doch ich kann aus 30 Jahren Berufspraxis ein paar Geschichten erzählen von Vätern, die mich positiv beeindruckt oder auch schockiert haben. Die folgenden fünf Beispiele stellen keine soziologisch relevanten Prototypen dar, aber sie geben einen – zwangsläufig unvollständigen – Eindruck von dem, was Männer heute als Väter leisten können – oder eben auch nicht.

Beispiel 1: Der Mustervater
Ein junges Paar: Der Mann hat sich gleich nach der Geburt um die Versorgung des Kindes gekümmert, hat sich sogar mit in die Klinik aufnehmen lassen, ist nachts aufgestanden, weil

die Frau von den Strapazen geschwächt war; er hat das Neugeborene gewickelt, hat es versorgt und der Frau zum Stillen gereicht. Mir fiel auf, dass er sehr schnell eine natürliche und enge Beziehung zu dem Kind aufbauen konnte. Und das Baby war sehr entspannt. Das hat der Vater sehr gut gemacht. Er nahm die ersten zwei Monate Elternzeit und kümmerte sich intensiv um seine neue Familie.

Bei einem Hausbesuch drei Wochen nach der Geburt wurde ich Zeuge, wie der Mann dem Baby das Jäckchen falsch herum anzog und die Frau richtig böse mit ihm wurde. Da habe ich ihr gesagt: »Das ist der Preis der neuen Vätergeneration. Dass die Väter, wenn sie sich einbringen, natürlich auch kleine Fehler machen dürfen, die übrigens dem Kind keinerlei Schaden zufügen. Ganz im Gegenteil, sie schweißen Vater und Kind sogar enger zusammen. Und dabei entsteht dann auch eine eigene Beziehung, bei der die Mutter nichts zu suchen hat.« Das ist etwas, was die heutige Müttergeneration lernen muss: Macht abzugeben! Der Vater ist eben keine Ersatz-Mama. Väter gehen fast immer risikobereiter mit ihren Kindern um – und das müssen die Frauen aushalten. Die Frau hat dann wirklich über meine Kritik nachgedacht und gesagt, es fiele ihr sehr, sehr schwer, das zuzulassen. Ich gab ihr den Rat: »Gehen Sie doch einfach mal weg und gucken Sie nicht hin!«

Beispiel 2: Der Helfer
Es war eine ungewöhnlich schwierige Geburt, das Kind kam drei Wochen zu früh zur Welt und brauchte sehr viel Pflege gleich nach der Entbindung – die Mutter musste also länger in der Klinik bleiben als üblich. Der Vater wollte ihr dennoch so viel wie möglich helfen und wich seiner Frau und seinem Kind nicht von der Seite. Am vierten Tag nach der Geburt kam

ich in das Wochenbettzimmer der Klinik und fand einen Mann vor, der völlig abgekämpft auf seinem Stuhl saß. Da habe ich mit dem Paar gesprochen und ihm klargemacht, dass sein Einsatz zwar sehr löblich ist, man sich seine Kräfte aber auch einteilen muss. Ich empfahl dem Mann, einfach mal nach Hause zu gehen, um wieder eine Nacht durchzuschlafen. Denn seine Kräfte würden auch gebraucht, wenn Mutter und Kind nach Hause kommen. Er wollte das zunächst nicht, die Frau war aber sehr damit einverstanden – und so fuhr er endlich heim. Und konnte dann am nächsten Tag ausgeruht und frisch rasiert zur Klinik fahren, um seine Lieben nach Hause zu holen.

Doch er hatte vorher noch für einen perfekten Empfang gesorgt: Alles war fix und fertig vorbereitet, der Kühlschrank gefüllt, ein Essen vorbereitet, das Bett frisch bezogen. Jedes Mal, wenn ich zu einem Hausbesuch in diese Familie kam, zeigte er mir stolz, was er gerade wieder Leckeres gekocht hatte. Ich überlegte schon, ob ich nicht zur Essenszeit zu ihnen fahren sollte: Es duftete immer so gut aus der Küche.

Dieser Mann war offenbar in der Lage, alle häuslichen Pflichten zu übernehmen. Ein Mann mit solchen Kompetenzen wird auch in der Lage sein, seine Frau zu versorgen und sein Kind zu erziehen. Weil er einfach die normalen Dinge des Alltags bewältigen kann. Und das hat mich schon beeindruckt. Ein Einzelfall ist das nicht; es gibt tatsächlich mittlerweile viele junge Männer, die gut im Baby-Haushalt zurechtkommen – aber leider auch fast genauso viele, die das nicht können und nicht wollen. Kochende Väter sind noch lange nicht die Regel. Viele Paare lassen sich nach der Geburt sogar Essen vom Lieferservice bringen, weil sie es nicht schaffen, das Baby zu versorgen und gleichzeitig zu kochen.

Beispiel 3: Der Beschützer

Einmal habe ich ein junges glückliches Paar betreut, frisch verheiratet und verliebt wie verrückt, das sich auf die Geburt seines Kindes gefreut hat und dem Ereignis auch sehr gelassen entgegensah. Eine Freude für jede Hebamme. Sechs Wochen vor dem errechneten Geburtstermin kam es ganz plötzlich zum Einsetzen der Wehen, und das Kind wurde zwar sehr schnell und fast problemlos geboren – aber eben doch als Frühgeburt. Nun traten nach der Geburt bei der Mutter erhebliche Komplikationen auf, so dass die Frau auf der Intensivstation aufgenommen werden musste. Und der Mann musste sich auf einmal der neuen Situation stellen. Er sagte sich: Ich lasse mein Kind auf gar keinen Fall allein.

So hat er sich auf einen Stuhl auf der Intensivstation gesetzt und sich mehrere Tage und Nächte nicht wegbewegt. Er hat sein Kind bewacht. Ich fand das sehr beeindruckend. Er nahm in einer Woche nach eigenen Angaben acht Kilo ab, bis ich mal zu ihm gesagt habe: »Essen nicht vergessen!« Dann habe ich ihm klargemacht, dass das wenig Sinn mache, was er da tut. Die Mutter erholte sich allmählich, das Baby entwickelte sich überraschend gut. Und er müsse seine Kräfte einteilen und sich auch mal um sich selbst kümmern. Das hat er dann auch schweren Herzens getan. Aber nach ein paar Stunden war er schon wieder da und bezog Posten auf seinem Stuhl in der Station.

Ich habe das Paar noch zwei weitere Male betreut, die Frau brachte relativ unkompliziert noch zwei Kinder zur Welt. Und dieser junge Vater hat tatsächlich zu allen Kindern, besonders jedoch zu seinem Erstgeborenen, eine sehr intensive Beziehung. Eine sehr liebevolle Beziehung. Das liegt wohl zum einen in seiner Persönlichkeit begründet, dass er so etwas überhaupt tut und relativ bedingungslos durchhält. So etwas kann man nicht lernen, so eine Haltung hat man oder man hat sie nicht. Und es liegt natürlich auch daran, dass je früher ein Vater sich um seine Kinder kümmert, umso intensiver später ihre Beziehung ist. Das ist einfach meine Erfahrung. Und jedes Mal, wenn ich später diese Familie besuchte, war es eine wahre Freude. Ich werde diesen Vater und sein Verhalten nicht so schnell vergessen – denn das war schon heldenhaft.

Beispiel 4: Der alte Vater
Vor etwa zehn Jahren hatte ich ein Paar, eine noch relativ junge Frau und einen rund 30 Jahre älteren Mann, in Betreuung. Sie waren schon viele Jahre zusammen, die Beziehung schien sehr gefestigt. Einmal habe ich die Schwangere im Vertrauen gefragt, wie sie damit umgehe, dass ihr Mann sein Kind doch mit einiger Wahrscheinlichkeit nicht mehr ins Erwachsenenalter hinein begleiten würde. Sie hat mir geantwortet: »Er hat mich immer nur gefördert, er hat mich nie gebremst.«

Das Kind wurde ein wenig zu früh geboren, es gab auch ein paar kleinere Komplikationen. Als ich dann einmal zur Nachsorge gekommen bin, nach drei bis vier Wochen, da saß der Vater im Sessel – und hat seinem Kind eine Geschichte erzählt, mit einer tiefen, wohlklingenden Stimme. Und das Neugeborene schaute ihn mit weit geöffneten Augen unverwandt an, schien das Gehörte aufzusaugen wie ein Schwamm. Er sagte plötzlich zu mir: »Ich habe ja oft ein schlechtes Gewissen, weil ich ein so alter Vater bin.« Da wollte ich ihn beruhigen. Ich antwortete: »Wissen Sie, Ihr Kind wird so viel von Ihnen mitbekommen wie viele andere in ihrem ganzen Leben nicht.«

Beispiel 5: Der Egoist

Es gibt aber trotz allem immer wieder einmal Männer, deren Verhalten selbst mich krisenerprobte Geburtshelferin sprachlos macht. So ging es mir mit einem schon etwas älteren Paar: Der Mann war ein erfolgreicher Rechtsanwalt, und die Frau bekam ihr zweites Kind. Es war ein Freitagnachmittag, und die Geburt verlief sehr kompliziert. Als ich die Frau dann einige Stunden später in die Hände der Schwestern auf der Station übergeben habe, hat der Mann sie zärtlich geküsst und sich mit den Worten verabschiedet: »Das war doch eine sehr anstrengende Woche für mich. Ich fahr jetzt erst einmal nach Sylt in unser Wochenendhaus.« Das erste gemeinsame Kind, das drei Jahre alt war, verfrachtete er vorher noch zu den Großeltern, darum wollte er sich auch nicht kümmern. Die Frau war so erschöpft und derart mit ihrem Neugeborenen beschäftigt, dass sie nicht protestierte. Sie schien auch von seinem Verhalten nicht sonderlich überrascht, sie war ja auch schon ein paar Jahre mit ihm zusammen. Aber mich hat der Typ sprachlos gemacht. Liebloser geht es eigentlich nicht.

KAPITEL 14

Kinder, die anders sind

Wenn eine Frau ein Kind erwartet, bewegt sie außer großer Vorfreude auch die immer wieder aufkeimende Angst: Hoffentlich ist alles in Ordnung! Es war schon zu allen Zeiten so, dass die Mütter sich sorgten, ob das Kind auch gesund auf die Welt kommt. Mit Hilfe der Wissenschaft ist es uns zwar gelungen, den Anteil des Zufalls an diesem glücklichen Ausgang immer mehr zurückzudrängen, doch es wird immer ein gewisser Rest an Risiken und Unsicherheit bleiben, den kein Arzt und keine Hebamme ausräumen kann.

Bis vor 30, 40 Jahren war das noch weitgehend Schicksal: Eine Frau hat ein Kind bekommen, und erst nach seiner Geburt ließ sich feststellen, ob das Baby »normal« geboren wurde oder ob es Fehlbildungen oder andere Anomalien aufwies. Mit dem Einzug von Ultraschall und anderen revolutionären Untersuchungsmethoden in die Schwangerschaftsvorsorge ist es nun schon im Embryonalstadium möglich, nicht nur das Geschlecht des Ungeborenen zu bestimmen, sondern auch präzise Aussagen über dessen absehbare Entwicklung zu treffen. Dieses Wissen schützt jedoch immer nur vor einem sehr kleinen Teil der Risiken, die einem Menschen im Laufe seines Lebens begegnen können. Die meisten Behinderungen sind nicht angeboren, sondern entstehen in späteren Jahren, zum Beispiel als Folge von Krankheiten, Drogenmissbrauch, Unfällen.

Sinn und Risiko von
Pränataluntersuchungen

Schon im ersten Beratungsgespräch bei mir, also etwa um die 10. Schwangerschaftswoche, fragen mich die Frauen häufig, wie ich denn als Hebamme zur Pränataldiagnostik stehe. Diese Frage gebe ich dann gleich wieder an sie zurück, weil letztlich die Meinung der Eltern entscheidend ist, nicht meine. Ich kläre sie ausführlich über die Vor- und Nachteile der gegenwärtig üblichen Methoden auf und sage ihnen, welche Erkrankungen des Ungeborenen damit ausgeschlossen oder identifiziert werden können und welche nicht – und weise vor allem darauf hin, was nicht selten die letzte ernste Konsequenz solcher Untersuchungen sein kann: der Abbruch der Schwangerschaft.

Sollte sich die Schwangere für Pränataldiagnostik entscheiden, empfehle ich ihr immer, sich nur in einer dafür zugelassenen Spezialpraxis betreuen und behandeln zu lassen. Frauen und Paaren, die in ihrer Familie bereits bekannte genetische Defekte haben, die also tatsächlich zur Risikogruppe gehören, rate ich sogar unbedingt, sich an eine Praxis für Pränataldiagnostik zu wenden. Aber ich sage ihnen auch, dass nicht-invasive Untersuchungen nicht selten invasive Untersuchungen nach sich ziehen.

Die vorgeburtliche Diagnostik von heute unterscheidet nicht-invasive Methoden wie erweiterte Ultraschalluntersuchungen und spezielle Bluttests von den invasiven Methoden. Zu den nicht-invasiven Vorgehensweisen gehören die so genannte Nackentransparenzmessung (leider anfällig für Messfehler), die Nasenbeinmessung, das genaue Ausmessen des Fötus im Mutterleib mittels Ultraschall sowie der Feinultraschall,

der den Fötus auf Fehlbildungen untersucht und ein Organscreening durchführt.

Zum bisher praktizierten invasiven Repertoire der Pränataldiagnostik gehören die Biopsie der Chorionzotten aus der Plazenta (bereits in einem frühen Schwangerschaftsstadium), die
Amniozentese (Fruchtwasserpunktion) ab der 15. SSW sowie
die Nabelschnurpunktion ab der 20. SSW. Bei der Fruchtwasserpunktion kann ab der 13., in der Regel aber zwischen der 15.
und 17. SSW Fruchtwasser entnommen werden, um das Kind
auf genetische Erkrankungen hin zu untersuchen.

In etwa einem unter 200 Fällen kommt es dabei nach Schätzungen der Bundesärztekammer zu einer Fehlgeburt.

Diese relativ riskante Methode könnte indes bald der Vergangenheit angehören. Denn spezielle Blutuntersuchungen
bei der Mutter können neuerdings helfen, das Risiko einer
bestimmten Erkrankung noch viel genauer festzustellen. Seit
August 2012 kann und darf das so genannte Downsyndrom
(Trisomie 21) auch in Deutschland durch einen Test des mütterlichen Bluts ermittelt werden. Denn in ihm kursieren mik-
roskopisch kleine Schnipsel des Baby-Erbguts. Die Konstanzer
Firma Lifecodexx brachte 2013 diesen PraenaTest für Schwangere ab der 12. Schwangerschaftswoche auf den Markt. Aus
einer einfachen Blutprobe der Schwangeren geht nahezu un-
zweideutig hervor, ob das ungeborene Kind eine Chromosomen-Anomalie aufweist, also eine Trisomie 13, 18 oder 21.
Weil der Test an sich risikolos und sogar schon ab der 10. SSW
durchführbar ist, war er schnell sehr begehrt, obwohl ihn die
Krankenkasse zunächst nicht bezahlte. Er entlastet besonders
ältere Schwangere, die ein erhöhtes Risiko von Chromoso-
menabweichungen haben und auch eine eventuelle Fehlgeburt nach einer Fruchtwasserpunktion fürchten. Die Amnio-

zentese wird vom Bluttest sehr rasch verdrängt werden. Von der Blutentnahme bis zum Testergebnis vergehen etwa zwei Wochen. Das durchschnittliche Risiko, ein Kind mit Trisomie 21 auszutragen, liegt übrigens bei 1 zu 1400, es steigt jedoch mit dem Lebensalter der Frau.

Schon gegen Ende des Jahres 2013 war die Nachfrage nach dem neuen PraenaTest zum Abchecken der Baby-DNA so rasant gestiegen, dass der Einführungspreis von mindestens 1250 Euro glatt halbiert wurde. Immer mehr Labore und Praxen bieten ihn an. Und es genügt den Ärzten oft schon, wenn eine Frau besondere Ängste vor einem Geburtsrisiko oder einem Kind mit Behinderungen äußert, um sie in den Kreis der »Risiko-Schwangeren« aufzunehmen. Und obwohl der Test nur nach sorgfältiger, humangenetischer Aufklärung der Eltern durch den Arzt angewendet werden soll, kann man sich gut vorstellen, dass diese Hemmschwelle leicht zu überschreiten ist, wenn die Eltern es unbedingt »genau wissen« wollen. Denn an der Beratung allein verdient der Arzt nicht viel. Und wer will schließlich schon die im besorgten Tonfall gestellte ärztliche Suggestivfrage verneinen, die da lautet: »Sie wollen doch bestimmt sichergehen, dass mit Ihrem Baby alles okay ist, oder?«

Der neue Bluttest könnte also rasch zu einer Routineuntersuchung werden. Mit diesem Gen-Check aus dem Blut der Mutter beginnt ein neues Zeitalter. Er wird auf jeden Fall weitreichende und massive Folgen haben – medizinisch, ethisch, gesellschaftlich. Denn der PraenaTest verfügt über das Potential, der Pränatalmedizin eine ganz neue Dimension zu eröffnen – mit Segen und mit Schrecken. Zum einen erspart er den Schwangeren das mit einer Fruchtwasserpunktion verbundene Risiko einer Fehlgeburt, zum anderen aber kann er ohne Weiteres dazu führen, dass in wenigen Jahren die Zahl von derzeit 1200 jährlich mit Downsyndrom in deutschen Kreißsälen geborenen Kinder bald auf null sinkt! Schon heute sind es immer weniger Frauen, die ein Kind mit Downsyndrom zur Welt bringen. Denn Tatsache ist: neun von zehn aller deutschen Frauen, die einen Trisomie-21-Befund erhalten, entscheiden sich dafür, die Schwangerschaft abzubrechen. Dabei wissen sie nur selten etwas über die Menschen mit Downsyndrom aus eigener Anschauung.

Derzeit leben in Deutschland etwa 50 000 Menschen mit dieser Behinderung. Noch bis in die achtziger Jahre wurden sie als Mongoloide bezeichnet, ein böses sprachliches Relikt der nationalsozialistischen Rassenlehre. Down-Kinder galten im Dritten Reich als »lebensunwerte«, und sie wurden bei uns auch nach 1945 lange Zeit vom öffentlichen Leben möglichst ferngehalten. Erst seit etwa drei Jahrzehnten werden diese liebenswerten und besonders sensiblen Menschen nicht mehr so ausgegrenzt, auch wenn sie noch immer nicht wirklich in die Gesellschaft integriert sind. Ihre Familien und die sie betreuenden Verbände sind deshalb angesichts der neuen Entwicklung durch den PraenaTest aufs Höchste alarmiert: Hier drohe die »Ausrottung« einer bestimmten Gruppe von Behinderten – völlig anonym, legal und ohne ethische Diskussion. Das erinnert sie an finstere Zeiten. Und die neue Situation ist in der Tat kein rein privates Problem.

Auch unter Ärzten ist der neue Test umstritten. Die Fokussierung auf das Aufspüren von Trisomie 21 sende »ungute gesellschaftliche Signale« aus. Sie dürfe nicht der Vorstellung Nahrung geben, es gelte die Geburt von Down-Kindern unbedingt zu verhindern. »Mit einer solchen Denkweise bewegt man sich in der Nähe von Neo-Eugenik«, kritisierte der Saarländer Humangenetiker Wolfram Henn, Mitglied im Ethikrat der Bundesärztekammer (sueddeutsche.de, 20.08.2012).

Die Jagd der Medizin auf die Chromsomenabweichung Trisomie 21 ist schließlich nur der Anfang. Der technologische Fortschritt in der Medizin erlaubt es bereits jetzt, aus der Analyse des mütterlichen Bluts (in Kombination mit Speichelproben der Eltern) ein komplettes Genom eines Ungeborenen zu erstellen, also dessen gesamte Erbinformation abzubilden. Natürlich sind die Labore begeistert von solchen Möglichkeiten, sie sehen sich vor allem in der Rolle des Wohltäters, weil sie frühere Untersuchungsrisiken ausschalten helfen.

Doch ich höre eher denen zu, die seit Jahren mit Down-syndrom-Kindern und -Erwachsenen leben und arbeiten – und die entsetzt sind über die inhumanen, ja fatalen Perspektiven, die sich nun ebenfalls eröffnen. Medizin-Ethiker stellen besonders diese Frage, die mich auch sehr beunruhigt und auf die es kaum eine eindeutige Antwort gibt: Welches Recht hat eigentlich eine Frau, die genetische Ausstattung des Ungeborenen auszuforschen, und in welchem Umfang? Aus der ärztlich übermittelten Information über die genetische Verfassung des Kindes im Bauch wird ein Wissen, das über Leben und Tod entscheidet. Wer trägt die Verantwortung, wo liegt die Grenze? Hat nicht auch das Ungeborene ein Recht, auf die Welt zu kommen?

Mit der Einführung der neuen und neuesten Untersuchungsmethoden hat sich für die schwangere Frau unglaublich viel verändert. Einige medizinische Fortschritte sind äußerst positiv zu bewerten, andere dagegen weniger. Gerade die Pränataldiagnostik wird sehr ideologisch und moralisch diskutiert, sowohl bei den politischen Parteien als auch in der Öffentlichkeit und bei den Ärzten. Auch da kommen wir mit einer vorgefertigten Meinung in dem Moment nicht weiter, wenn es darum geht, wie ein Paar sich gegenüber der Pränataldiagnostik verhalten soll. Das Problem ist ja immer, dass viele Eltern gar nicht wissen, wo sie anfängt, wo sie aufhört und welche Konsequenzen das alles hat. Denn je risikofreier es der Medizin gelingt, belastbare Aussagen über die Gesundheit und die Entwicklung des ungeborenen Kindes zu machen, umso schwerer wird es Frauen, sich diesen ärztlichen Angeboten zu verweigern. Oder sich gar in Kenntnis eines Befunds noch frei für eine Geburt zu entscheiden, weil häufig die dazugehörige sachliche Aufklärung fehlt. Stattdessen steigen Angst und Unsicherheit vor jedem weiteren Arzttermin.

Schon mit der Einführung des Ultraschalls ging es los. Diese Methode war ja bereits eine Form von Pränataldiagnostik. Weil man durch die bildliche Darstellung viel erkennen kann, was Fehlbildungen betrifft, und eventuell auch Rückschlüsse auf bestimmte Chromosomen-Anomalien treffen kann.

Mit Hilfe des Ultraschalls konnte man bereits die Diagnose stark verbessern, aber diese Möglichkeit verunsichert die Frauen auch immer mehr, anstatt sie zu beruhigen. Ich beobachte jedenfalls, dass es eine populäre Vorstellung vom Ultraschall gibt, die eben so nicht stimmt – nach dem Motto: »Der Arzt und ich gucken da rein in diesen gläsernen Bauch, und ich weiß dann, dass alles in Ordnung ist.« Doch das ist leider ein Trugschluss. Weil viele Erkrankungen sich auch bei bildlicher Darstellung nicht erkennen lassen. So wird eben auch mit der vermeintlichen Hightech nur eine scheinbare Sicherheit vermittelt.

Da deutsche Frauen ihr erstes Kind heute im Durchschnitt mit 29 Jahren bekommen – also viel später als früher –, werden sie darüber aufgeklärt, dass sie spätestens ab dem 35. Lebensjahr auch ein erhöhtes Risiko haben, Kinder mit Chromosomen-Anomalie zu gebären, die häufigste davon ist das bereits erwähnte Downsyndrom (Trisomie 21). Ihnen wurde bisher vom Frauenarzt geraten, eine Fruchtwasserpunktion machen zu lassen, die eine solche Chromosomen-Anomalie ausschließt.

Auch die Geschlechtsbestimmung des Fötus per Ultraschall oder durch den Bluttest bei der Mutter ist in meinen Augen mehr als eine Nebenwirkung von Pränataldiagnostik. Denn er entfernt ein weiteres Geheimnis aus der Welt. Ich kann mich noch gut an Zeiten erinnern, als den Eltern das Geschlecht ihres Kindes bis zum Tag der Geburt unbekannt war. So lange ist das gar nicht her. Und ich weiß noch, wie groß jedes Mal die Freude im Kreißsaal war, wenn es ein Junge oder ein Mädchen geworden ist, weil es eben noch eine Überraschung war, und auch ich habe da sehr emotionale Erlebnisse gehabt. Heute kann niemand mehr warten, und manche Paare sprechen schon ab der 18., 19. Schwangerschaftswoche ihr noch nicht geborenes Kind mit seinem Geschlecht oder sogar schon mit einem Vornamen an. Was ich doch ziemlich seltsam finde.

Ich halte die Ultraschalluntersuchung um die 20. SSW zum Beispiel für sehr wichtig und sinnvoll, weil dort das erweiterte Organscreening stattfindet und der Arzt oder die Ärztin häufig beim Kind Anomalien entdeckt, die nicht zum Abbruch führen, dem Kind aber, wenn es in der entsprechend ausgestatteten Einrichtung geboren und versorgt wird, ermöglicht, von Anfang an eine günstige Prognose zu haben. Das ist unbestritten einer der großen Vorteile der Pränataldiagnostik: Schon bei der Geburt ist man in der Klinik auf die nun erkannte Besonderheit des Neugeborenen vorbereitet. Und kann die entsprechenden Therapiemaßnahmen ergreifen, wenn es sie braucht. Was ich aber in diesem Zusammenhang kritisiere: Es wird von den Ärzten sehr reduziert auf Trisomie 21 hin argumentiert, da diese Chromosomen-Anomalie am häufigsten vorkommt, und viele andere Erkrankungen werden ausgeblendet; die übrigens längst nicht alle mit Pränataldiagnostik festgestellt werden können, wenn man nicht explizit danach sucht, also einem Anfangsverdacht folgt.

Schwangerschaft auf Probe

So gut wie jede Frau, die eine vorgeburtliche Untersuchung hat vornehmen lassen, gerät in einen psychischen Zwiespalt, sie erlebt eine Art »Schwangerschaft auf Probe« – zumindest so lange, bis die Befunde vorliegen. Ihr ist häufig nicht klar, was sie tun soll, wenn dann zum Beispiel die Diagnose Downsyndrom gestellt wird. Denn diesen genetischen Defekt kann man bis heute nicht heilen. Das heißt: Entweder man bekommt ein Kind mit Downsyndrom oder man bekommt es nicht. Frauen, die einem PraenaTest oder einer Amniozentese zustimmen, müssten vorher wissen: Was mache ich mit dem Ergebnis? Denn dieses bedeutet sehr häufig: Schwangerschaftsabbruch. Und das in der späten Phase der Schwangerschaft, um die 20. SSW oder danach, in seltenen Fällen auch bis zum ursprünglichen Entbindungstermin. Und das heißt eben auch, dass ein Kind im Mutterleib getötet wird, bevor es geboren werden kann. Auch das muss man wissen und aussprechen.

Ich habe als Hebamme für mich persönlich entschieden, dass ich an der Durchführung solcher späten Schwangerschaftsabbrüche nicht teilnehme, auch wenn ich Verständnis für jede Entscheidung der Eltern habe, egal, wie sie ausfällt.

Es ist noch etwas ganz anderes, wenn ein Kind tatsächlich keine Überlebenschancen hat, wenn zum Beispiel Trisomie 13 festgestellt wurde. Das ist für die Eltern eine harte Prüfung. Ich erinnere mich aber sehr gut, dass ich schon einmal ein Paar betreut habe, das auch eine so bittere Nachricht eindrucksvoll ertragen hat. Bei dem ungeborenen Kind war Trisomie 13 nachgewiesen worden, das Baby war in keiner Weise lebensfähig. Aber seine Mutter hat es dennoch ausgetragen – und es hat wirklich noch ein paar Stunden gelebt. Und dann haben seine Eltern von ihm Abschied genommen, wobei ihnen auch von den Kinder-Intensivärzten geholfen wurde. Das Paar war also gut begleitet und wurde von mir lange Zeit danach noch betreut. Und trotz allem konnte ich die Frau drei Jahre später noch von einem kerngesunden Kind entbinden!

Dieser schwere Weg ist also auch gangbar, wird aber heute von vielen Ärzten nicht mehr als möglicher Weg aufgezeigt. Das ist zwar schwer in der Betreuung, aber es kann gelingen. Das Paar aus meinem Beispiel hat so argumentiert: »Jedes Leben ist begrenzt, auch unser Leben ist begrenzt. Das Leben unseres Kindes hat so lange gedauert, wie es vorgesehen war. Und das waren nur ein paar Stunden. Und die wollten wir mit unserem Kind teilen.« Ich fand das sehr mutig und war sehr beeindruckt. Ich weiß auch von manchen Frauen, die sich sehr schwergetan haben mit ihrer Entscheidung, das Kind nicht auszutragen.

Der Preis dafür sind oftmals anhaltende Gewissenskonflikte und schwere Traumata, die eine Frau ihr Leben lang begleiten können. Die eingeleitete Geburt ist schnell vorüber, aber die seelische Verletzung heilt lange nicht oder nie. Ich habe oft genug mit solchen Frauen zu tun gehabt. Und dabei immer gesehen, wie wichtig eine Begleitung ist, die es ihnen erleichtert, Abschied zu nehmen von einem verlorenen Kind.

Dabei hat eine Familie mit einem Kind mit Downsyndrom – verglichen mit anderen Formen von körperlicher oder geistiger Behinderung, die man im Laufe des Lebens bekommen kann – eine relativ gute Prognose. Die Lebenserwartung dieser Menschen ist mittlerweile enorm gestiegen. Sie gehen in den Kindergarten und zur Schule, sie haben Freunde und lieben das Leben. Und ich staune immer wieder, mit welcher großartigen Menschlichkeit manche Eltern ihr Schicksal annehmen, ein Kind zu bekommen, das eben anders ist als die anderen. Und das sie genauso lieben, wie es sie liebt. Auch mit einem Downsyndrom-Kind kann man sich ein glückliches Familienleben einrichten.

Die Illusion vom perfekten Leben

Manchmal denke ich, dass es besser wäre, wenn anstelle des verständlichen Wunsches nach maximaler Gewissheit und Kontrolle wieder ein bisschen mehr Demut und Bescheidenheit einkehrten – der Geist, mit dem die Menschen in früheren Zeiten auf die Niederkunft gewartet haben. Denn auch heute werden nicht alle Träume erfüllt, schon gar nicht der vermessene Traum vom perfekten Kind mit garantiert gelungenem Leben.

Wir werden (hoffentlich!) nie einen Zustand erreichen, der die Geburt des makellos designten Wunschkindes ermöglicht, das man sich nach Maß und Geschlecht bestellen kann wie aus dem Katalog. Wir haben im Gegenteil heute, nach dem Einzug der Pränataldiagnostik, nicht weniger behinderte Kinder in Deutschland, sondern leicht ansteigende Zahlen. Weil wir auf der einen Seite bis in die späte Schwangerschaft Abbrüche vornehmen bei Kindern, die Erkrankungen haben, und auf der anderen Seite jedes Kind, das sehr sehr früh geboren wird, unter Einsatz von maximaler Medizin um jeden Preis versuchen durchzubringen, auch wenn das gerettete kleine Wesen fast immer große lebenslange Folgeschäden davonträgt. Auch diesen leidvollen Widerspruch muss man klar benennen.

Aus diesen Gründen kommen zum Teil auch unsere niedrigen Zahlen bei der Kindersterblichkeit zustande: weil wir viele Kinder, die keine hohe Lebenserwartung haben, gar nicht erst zur Welt kommen lassen, dagegen andere Kinder, die sehr, sehr früh im medizinischen Grenzbereich geboren werden, mit allen Mitteln durchbringen. Ich persönlich finde diese Entwicklung wahnsinnig. Auf der einen Seite soll alles entfernt werden, was nicht in unsere Vorstellung passt, wie zum Beispiel Babys mit Downsyndrom. Und auf der anderen Seite bringen wir jeden Säugling durch, der um die 24. SSW als Super-Frühchen eigentlich nach klassischer Definition gar nicht durchzubringen ist. Natürlich gibt es große Ausnahmen, das sind aber medizinische Wunderkinder. Es kann hier doch nicht darum gehen – koste es, was es wolle –, immer neue Rekorde der Humanmedizin aufzustellen! Bei allem Fortschritt, den die Pränataldiagnostik den Frauen gebracht hat, empfinde ich es als unlogisch bis geradezu paradox, wie intensiv sich die Medizin einerseits um die kleinsten Frühchen bemüht, die später trotzdem schwere Schäden haben werden, und wie einseitig negativ andererseits oft auf Eltern eingewirkt wird, die sich etwa auf die Geburt eines Kindes mit Downsyndrom gefasst machen müssen.

Auch ich betreue immer wieder Mütter von Frühchen, auch von extremen Frühchen. Die Behandlungskosten sind enorm (ab 100 000 Euro aufwärts). Aus diesem Grund gibt es auch – so hässlich das klingen mag – ein ökonomisches Interesse der Betreiber von privaten Kliniken, diese Frühchen durchzubringen, während behinderte Menschen mit Downsyndrom immer »nur Geld kosten«. Der Vergleich stimmt hinten und vorne nicht. Die Frage ist immer, welchen Preis sind wir bereit zu zahlen, mit welchen Motiven, mit welchen Zielen?

Wollen wir künftig Kinder, deren genetische Defekte mit Hilfe von Pränataldiagnostik erkannt wurden, gar nicht erst zur Welt kommen lassen, weil wir bestimmte Behinderungen im Stadtbild nicht mehr sehen wollen? Gibt es wertes und unwertes Leben? Das muss man sich überlegen, diese Fragen muss man stellen. Doch hier fehlt es fast überall an der nötigen Sensibilität, leider auch noch bei vielen Ärzten. Andererseits muss man feststellen, dass die Mediziner heute unter einem maximalen juristischen Druck stehen. Sie müssen nachweisen, dass sie die umfassende Aufklärung und Beratung der Schwangeren tatsächlich geleistet haben, bevor sie ihr zu vorgeburtlichen Untersuchungen geraten haben. Aber forsch und übergriffig sollen sie sich dabei auch nicht verhalten.

Ein Beispiel: Ich hatte eine Biologin bei mir, fast 40 Jahre alt, die über die Problematik sehr gut informiert war und die ich schon ohne Probleme von ihrem ersten Kind entbunden hatte. Sie sagte mir, sie sei wieder schwanger, und wir vereinbarten ein Treffen wenige Wochen vor dem errechneten Termin. Sie rief mich jedoch schon in der 20. SSW weinend an. Sie sagte, sie müsse in einem kardiologischen Zentrum entbinden, weil ihr Kind einen schweren Herzfehler habe. Ich bat sie, erst einmal herzukommen. Und die Geschichte, die sie mir erzählte, ging so: Sie hatte ihrem Frauenarzt gesagt, dass sie keine pränatalen Untersuchungen wolle, nur eine ganz normale Schwangerschaftsvorsorge beim Arzt, mehr nicht. Der Arzt hat bei der erweiterten Ultraschalluntersuchung festgestellt, dass das Kind einen schweren Herzfehler hat. Daraufhin wurde sie in eine Spezialpraxis für Pränataldiagnostik geschickt. Dort hat man ihr erklärt, dass 50 Prozent aller Kinder mit solch einem Herzfehler einen genetischen Defekt haben, woraufhin die Frau entgegnete, dass das erkannte Downsyndrom für sie kein hinreichender Grund sei, die Schwangerschaft abzubrechen.

»Ist es denn für die Prognose des Kindes wichtig, ob es ein Downsyndrom hat?«, fragte sie. Und der Arzt sagte: Ja. Das war übrigens gelogen, für die Lebensfähigkeit des Kindes spielt es keine Rolle, ob ein Downsyndrom vorliegt. Die Frau hätte sich also so oder so gegen einen Abbruch entschieden, wurde aber dazu gedrängt, eine Fruchtwasserpunktion machen zu lassen. Dabei wurde das Downsyndrom bestätigt. Die Frau konnte trotzdem in unserem Zentrum entbinden, das Kind wurde sehr gut von den Kinderärzten begleitet, und die Herzoperation zehn Wochen nach der Geburt war erfolgreich. Die Eltern haben jetzt ein wunderschönes kleines behindertes Mädchen, und die Familie ist sehr zufrieden mit ihrer Entscheidung. Die Frau war eindeutig falsch beraten worden. Man hat sie nicht über die Risiken der Fruchtwasserpunktion aufgeklärt und ihr auf der anderen Seite Informationen über ihr Kind geliefert, die sie gar nicht haben wollte, also ihr Recht auf Nichtwissen verletzt. Sie sagte mir: »Ich wollte es eigentlich gar nicht wissen. Man hat mir einen Teil meiner Schwangerschaft genommen.«

Aber was bedeutet es heute, das Leben mit Kindern, die

anders sind? Es bedeutet, dass Eltern einem großen sozialen Druck ausgesetzt sind. Denn es tobt ein gnadenloser Wettbewerb darüber, was Kinder alles schon können. Wer hat das klügste, wer das schönste Kind, welches läuft am schnellsten, wie viele Sprachen spricht ein Kind mit drei?

Und dann haben wir auf einmal Kinder, die diesen Standards nicht genügen, die eben anders sind. Ich halte dem entgegen: Eine Gesellschaft ist immer nur so stark, wie sie in der Lage und bereit ist, menschlich mit ihren Schwachen und Schwächsten umzugehen. Und da sehe ich immer noch große Defizite, nicht nur, was die Aufklärung der Frauen betrifft, sondern auch in Bezug auf das Leben mit Behinderten. Es gibt heute zwar viel Unterstützung durch Gesetze und soziale Initiativen, aber die konkreten Leistungen müssen sich die Eltern meistens sehr mühsam erarbeiten und hartnäckig erkämpfen, es wird ihnen nicht geholfen. Und das macht vielen Angst, was ich verstehen kann.

Ich habe einmal eine Unternehmensberaterin betreut und von einem Down-Kind entbunden. Sie wollte nach einem Jahr in ihren alten Job zurückkehren. Das behinderte Kind war ihr zweites, und als die Frau das ihrem Arbeitgeber erklärte, bekam sie zu hören: »Damit fällst du dann ja wohl endgültig aus und brauchst eigentlich gar nicht mehr wiederzukommen.« Manche Firmen, die Unternehmen beraten, vertreten also den Standpunkt: Eltern mit behinderten Kindern dürfen nicht arbeiten. Schöne neue Arbeitswelt!

Mütter mit behinderten Kindern machen häufig die Erfahrung, dass ihnen die maximale Aufopferungsrolle abverlangt wird. Vom Arbeitgeber, nicht selten auch von der eigenen Familie, von wohlmeinenden Freunden und Verwandten. Die heuchlerische Botschaft lautet: Du wirst dich sicher nur noch um dein armes krankes Kind kümmern können. Sie sollen nicht mehr in den Arbeitsmarkt integriert werden. Damit wird den Eltern auch noch ein schlechtes Gewissen gemacht, wenn sie staatliche Hilfen, die ihnen zustehen, in Anspruch nehmen, um weiter berufstätig sein zu können. Ein Skandal, eine Unverschämtheit.

Eltern mit behinderten Kindern sollte unsere ganze Solidarität gehören. Reine Toleranz ist das Mindeste, Ausgrenzung fehl am Platz. Das fängt in der Nachbarschaft an und hört am Arbeitsplatz nicht auf. Auch Mütter von behinderten Kindern haben ein Recht auf einen Beruf und müssen sich nicht in eine Art lebenslängliche Opferrolle zwingen lassen. Viele Eltern wissen gar nicht, wie viele gesetzliche Möglichkeiten sie haben, Unterstützung anzufordern. Das muss alles transparenter werden. Und die ganze Gesellschaft ist aufgerufen, das Leben der Kleinen zu schützen und zu fördern.

»Es gibt keine richtige oder falsche Entscheidung, sondern nur eine persönliche«, sagte neulich eine Hamburger Mutter zu mir, die sich gegen den Schwangerschaftsabbruch entschieden hatte. Ist so ein »Problemkind« nämlich erst einmal geboren und die ersten zwei Jahre sind geschafft, stellen die meisten Eltern erleichtert fest, dass sie sich richtig entschieden haben. Und sie können stolz auf sich sein. Denn sie machen nun eine beglückende Erfahrung nach der anderen: dass ihre Kinder genauso lächeln wie alle, dass sie genauso gern mit Puppen oder Autos spielen und Gummibärchen essen. Dass der Unterschied eben letzten Endes weniger in der Wirklichkeit besteht – als vielmehr in den Augen der anderen.

KAPITEL 15

Warum Babys schreien

Mit einem Schrei beginnt das Leben jedes Menschen auf dieser Welt. Dieser erste Schrei in den ersten Minuten nach der Geburt erfüllt einen lebenswichtigen Zweck: dass sich die Lungen des Neugeborenen entfalten, dass es Luft zum Atmen bekommt. Deshalb ist der erste Schrei so elementar, ein derart wichtiges Zeichen für ein gesundes Kind. Das Neugeborene schreit danach in der Regel ein paarmal gut durch, und wenn es dann erst bei der Mutter liegt, ist es auch bald sehr entspannt. Nach der Geburt trinkt der Säugling alle drei bis vier Stunden an Mamas Brust, manches Kind in noch kürzeren Intervallen. Es durchlebt auch schon ein paar Wachphasen von 20 bis 30 Minuten Dauer. In der übrigen Zeit schläft es und erholt sich von seiner großen Anstrengung. Aber wenn die Babys älter und ihre Wachphasen länger werden, dann geben sie bald etwas häufiger den Ton an.

So weit, so gut. Eigentlich sollte schon eine angehende Mutter über diese Dinge Bescheid wissen. Aber voraussetzen kann ich das in meiner Praxis heute nicht mehr. Das Schönste ist, wenn mich eine Frau anruft – sagen wir mal im 8. Monat und schon mit einem beträchtlichen Bauchumfang gesegnet – und fragt: »Frau Görner, wie lange muss ich diesen Zustand denn noch aushalten? Können Sie die Geburt nicht langsam mal einleiten? Ich möchte endlich wieder durchschlafen – und endlich wieder auf dem Bauch liegen können.« Darüber muss ich dann jedes Mal herzlich lachen! Da ich dieser Frau zu ihrer Enttäuschung erklären muss, dass es für sie mit dem Durchschlafen nach der Entbindung erst einmal für längere Zeit komplett vorbei sein wird. Wie für jede frisch gebackene Mutter. Den Wunsch nach der Bauchlage kann ich leider auch nicht erfüllen: Weil nach der Geburt beim Schlafen zwar nicht mehr der dicke Babybauch im Weg ist, es dafür aber die sehr empfindlichen Still-Brüste sein werden. Anscheinend wird solch ein nützliches Basiswissen den Mamas in den meisten Geburtsvorbereitungskursen viel zu selten vermittelt. So wundere ich mich nicht, wenn sie die Sorge um ihre bedrohte Nachtruhe ebenso heftig umtreibt wie die optimal babygerechte Technik des Stillens. Es sind diese beiden Themenkomplexe, die bei fast jeder meiner Nachsorgen am häufigsten zur Sprache kommen.

Die ersten Monate nach der Geburt sind für jedes Paar eine Krisensituation; auf die erste Euphorie im Kreißsaal folgt bekanntlich eine sehr anstrengende Alltagsphase mit gemischten Gefühlen aller Art. Ein Kind, das viel schreit und besonders viel Fürsorge braucht, kann die gewohnte vorgeburtliche Normalität sehr durcheinanderwirbeln und seine Eltern an ihre Belastungsgrenzen bringen. Viele machen sich aber unnötig verrückt und stressen damit ihr Kind erst recht – ein scheinbarer Teufelskreis.

Kein Geschrei ohne Grund

Das klagende Schreien eines Kindes zu ertragen war zu allen Zeiten schwer, das kann ich als zweifache Mutter und Großmutter schon gar nicht bestreiten. Es gibt Babys, die schreien sehr schrill und sehr oft, und andere, die schreien eher wenig. Aber man kennt zum Glück gute Möglichkeiten, diese erste Phase der Eltern-Kind-Kommunikation in vernünftige Bahnen zu lenken und nonverbale Missverständnisse zu klären. Das lässt sich alles lernen. Vor allem aber gilt: Das Schreien an sich ist nicht schlimm.

»Denn früh belehrt ihn die Erfahrung, sobald er schrie, bekam er Nahrung!« Wilhelm Busch hat wieder einmal den Nagel auf den Kopf getroffen. Denn ein Baby schreit ja niemals ohne Grund. Das Schreien hat für dieses hilflose kleine Wesen eine ganz elementare Ursache: Es weiß instinktiv, dass es ohne seine Eltern nicht überleben kann. Und um auf sich aufmerksam zu machen, kann es nun einmal nichts weiter tun, als so lange laut zu weinen, bis jemand kommt und es versorgt. Auch dass es sich bei seinen Äußerungen selten an die so genannte Zimmerlautstärke hält, ist angeboren und nichts Besonderes. Die Evolution hat früh dafür gesorgt, dass die kleine Schallwelle bis zu den Eltern reicht – wie einst in der Savanne, so heute in der Dreizimmerwohnung. Doch viele Eltern macht das schnell nervös; sie verbinden mit dem Schreien immer gleich maximales Unwohlsein und wollen es dann mit allen Mitteln der Kunst unterbinden. Manche glauben sogar, ihr Säugling leide furchtbar und werde von seinem eigenen Geschrei traumatisiert, was jedoch völliger Unsinn ist.

Denn wenn ein Baby schreit, gibt es nichts anderes von sich als das Signal: Jetzt tu was! Es will mitteilen: Ich habe Hunger, ich habe Durst, ich habe nasse Windeln, mir ist kalt, ich will nicht allein sein. Das sind seine einfachen Botschaften, die es zu verstehen gilt. Wer in der Natur am lautesten schreit, bekommt übrigens auch die meiste Milch, das war schon immer so. Also ist es überhaupt nicht tragisch, wenn ein Kind laut nach

Hilfe und Zuwendung schreit. Das ist ein Zeichen seiner Vitalität und weist auf einen gesunden Selbsterhaltungstrieb hin.

So schreit ein Baby manchmal schlicht und einfach deshalb, weil es Hunger hat. Man sollte es nicht glauben, doch selbst wohlmeinende Eltern begehen oft grobe Fehler bei der Ernährung ihres Kindes. Dann schreien die Kleinen, weil sie zu wenig zu essen bekommen. Ich erlebe es sehr häufig, dass Kinder beim Abstillen oder danach nicht ausreichend ernährt werden. Da werden zum Beispiel Getreidebrei nur mit Wasser anstatt mit Milchanteilen angerührt, oder aber die Kinder bekommen kein Fleisch zu essen (»Mein Mann und ich essen sowieso kaum noch Fleisch!«), erhalten kaum ausreichende Mengen an Kohlehydraten, sondern lediglich pürierte Möhrchen oder Pastinaken. Den Kleinen reicht das nicht, sie werden mangelernährt. Das kommt in den besten Familien vor. Aber wenn ich mit den Eltern einen vernünftigen und ausgewogenen Ernährungsplan aufstellen kann und sie sich auch daran halten, bekomme ich sehr häufig das Feedback, dass die Kinder damit viel entspannter sind, weniger schreien und besser schlafen.

Manche Eltern machen oft schmerzhafte Blähungen als Hauptursache für das Geschrei aus, nur weil ihr Kind beim Schreien die Beine anzieht (was es dabei immer tut). Eigentlich besteht sogar ein nicht geringer Teil meines Tagesgeschäfts darin, sowohl bei Hausbesuchen als auch am Telefon den von mir betreuten frisch gebackenen Elternpaaren zu erklären, wie ein kleiner Mensch funktioniert: indem nämlich, grob vereinfacht, oben die passende Nahrung hineinkommt und unten der Stuhlgang heraus. Doch es nützt meistens nichts: Wenn das Kind erst einmal da ist, sind die von ihrem Baby entzückten Eltern sind fassungslos, wenn ihre kleine Süße oder ihr süßer Kleiner ganz banal in die Windel macht. Und sie sind ebenso irritiert, wenn das Kind 24 Stunden lang einmal nicht in die Windel macht. Sie sind also permanent verwundert, dass da überhaupt etwas passiert! Das gipfelte einmal darin, dass eine frisch entbundene Frau mitten in der Nacht bei mir anrief, um mir ganz aufgeregt mitzuteilen: »Frau Görner, mein Kind hat gepupst. Und davon hat es sich erschrocken. Was soll ich jetzt machen? Wie kann ich ihm bloß helfen?« Da habe ich der Frau gesagt: »Falls das Kind das noch einmal tut, müssen Sie etwas ganz Wichtiges beachten: Sie dürfen auf keinen Fall die Hebamme anrufen.« Und wie man verhindert, dass ein männliches Baby beim Windelwechseln spontan pinkelt, werde ich auch nicht verraten. Denn Babys können nichts dafür! Aber, Spaß beiseite, es ist wirklich so, dass solche Probleme oder die damit verbundenen Missverständnisse oft wochenlang das wichtigste Gesprächsthema bilden. Natürlich kann der Stuhlgang für ein Neugeborenes in seltenen Fällen auch mal beschwerlich sein, wenn er durch den noch ganz zarten, kleinen Darm hindurchmuss. Die Säuglinge strengen sich dann an, was man daran erkennt, dass sie plötzlich puterrot im Gesicht werden oder eben reflexartig die Beinchen anziehen. Doch da kann man den Kindern ja immer ein bisschen helfen, ganz behutsam mit kleinen gymnastischen Übungen oder mit einem warmen Bad. Oder indem man es ein wenig hochnimmt und im Zimmer herumträgt. Aber allem Zureden zum Trotz wirft dieses »Problem« die Eltern vollkommen aus der Bahn. Kaum etwas bringt so viel Unruhe in die Familie – bis hin zu handfesten Auseinandersetzungen zwischen Mann und Frau. Und das alles nur, weil das Kind nicht so in die Windeln gemacht hat, wie seine Eltern sich das vorstellen. Das war vor 20 Jahren noch ganz anders, zumindest nicht so verbreitet. Eine kleine Umfrage bei meinen Kolleginnen hat meine Beobachtungen bestätigt.

Aber Verdauungsprobleme können die Ursache dafür sein, dass ein Baby schreit. Einmal habe ich ein Ehepaar mit einem außergewöhnlich unruhigen Schreikind betreut. Die Familie lebte auf einem großen Bauernhof auf dem Dorf und war bodenständig und sehr lieb zu ihrem Jungen. Aber er hat trotzdem geschrien wie am Spieß. Ich habe dann die Situation im Haus einen halben Tag lang beobachtet und bin mit dem Paar seinen Alltag durchgegangen. Und fand nichts Auffälliges. Doch beim Schreien knallte es dem Baby immer aus dem Bauch heraus. Das Kind hatte also wirklich heftige Blähungen, machte damit den Eltern vier Monate lang die Hölle heiß – und kein Arzt konnte ihm helfen, auch kein Medikament. Aber nach vier Monaten muss irgendein Knoten geplatzt sein, denn von da an war plötzlich alles in Ordnung. Ich habe die Frau sechs Jahre später noch einmal entbunden, sie hatte große Angst bei der Schwangerschaft, dass sich das Drama bei ihrem zweiten Baby wiederholen würde. Doch sie hat dann stattdessen ein ganz ruhiges Kind bekommen, das nur selten geschrien hat. Und die Mutter wunderte sich, dass es auch so gehen kann.

Typisch für jedes Neugeborene ist ein Schreien in den Abendstunden. Jedes Kind erlebt in den ersten Lebenswochen einmal am Tag eine unruhige Phase, meistens beginnt diese abends gegen 17 oder 18 Uhr und endet, wenn man Pech hat, erst um Mitternacht. Es kann sein, dass es dann die ganze Zeit über in Etappen schreit – und zwar sehr laut und schrill. Über die Gründe dafür gibt es viele Vermutungen. Die schlüssigste ist für mich, dass dieser sehr kleine und unreife Mensch die Reize, denen er den ganzen Tag über ausgesetzt war, beim Schreien verarbeitet. Das heißt nicht, dass tagsüber gar keine Reize erlaubt wären, nur eben die richtigen müssen es sein.

An die frische Luft!

Eine klassische Wohltat für eine junge Familie ist: spazieren gehen. Damit das Kind jeden Tag zur gleichen Zeit an die frische Luft kommt. Und ich meine nicht die fünf Minuten zu Fuß zum nächsten Café! Mit dem Kinderwagen nach draußen zu gehen ist enorm wichtig für den guten Schlaf des Kindes – und gibt der Mutter gleichzeitig die Chance auf eine schön entspannte Phase. Im Kinderwagen werden die Babys nämlich sehr schnell ruhiger. Das liegt am sanften Schaukeln, das mögen sie sehr, weil es sie unbewusst an die Zeit erinnert, als sie noch im Fruchtwasser schwammen. Babys schlafen im Kinderwagen bald tief ein, oft gerade jene, die sonst eher auffällig unruhig sind. Und die kleinen Ausflüge führen dazu, dass die Kinder am Ende des Tages ausgeglichener sind und weniger schreien.

Wenn allerdings das Bewegen an frischer Luft schon vor der Schwangerschaft nicht zu den Hobbys der Mama gehörte, wird sie auch nach der Geburt nicht unbedingt damit anfangen. Dabei wäre es das Allerbeste, was sie für sich und ihr Kind tun kann, solange es nicht gerade in Strömen regnet. Und nur im Winter, wenn es stark in die Minusgrade geht, sollte man auf den Ausflug besser verzichten. An den anderen 330 Tagen im Jahr kann ich den Eltern zu Spaziergängen nur raten – ob sie es dann wirklich tun, bleibt selbstverständlich ihre Sache.

Dazu noch eine kleine Geschichte: Mich rief einmal eine von mir betreute Frau aus dem Hamburger Westen an und klagte, dass ihr Kind ständig schreie. Das Mädchen war damals erst vier Wochen alt. Ich bin hingefahren, habe ihren Tagesablauf mit ihr besprochen und dabei erfahren, dass das arme Kind fast nie an die frische Luft kommt, weil die Mutter nicht gern mit dem Kinderwagen losgeht. Ich riet ihr dringend dazu, mit dem Baby täglich einen schönen Spaziergang von ein bis zwei Stunden zu machen, möglichst immer zur gleichen Tageszeit. Sie sagte: »Gut, dann mach ich das doch gleich.«

Es war ein sonniger Nachmittag im Juni. Wenig später fuhr ich zu einem großen Einkaufszentrum, um noch ein paar Dinge zu besorgen. Ich staunte nicht schlecht, als ich die Frau mit ihrem Baby vor einem Schaufenster auf der Galerie wiedertraf. Sie sagte freudestrahlend: »Ist das nicht toll? Wie Sie sehen, mache ich gerade einen schönen Ausflug mit meinem Kind!« Dazu habe ich nur gesagt: »Ich meinte eigentlich den Park.« Der lag übrigens von ihrer Wohnung auch nur ein paar 100 Meter entfernt, nur in die andere Richtung.

Merke: Ein Spaziergang an der frischen Luft ist weniger anstrengend und gefühlte zehnmal gesünder für ein Baby als eine Shoppingtour im lauten Einkaufszentrum. Selbst in den Großstädten gibt es viele gut erreichbare Parks und Grünflächen, da lass' ich keine Ausreden gelten. Wahrscheinlich wurden die Bewegungsmuffel unter den Eltern schon als Kinder zu oft im Auto herumkutschiert. Daran könnte es liegen. Die Freude an der Natur ist jedenfalls nicht angeboren, sondern eine Erfahrung, die man gern macht – oder eben gar nicht.

Einschlafen kann jedes Kind lernen

Manche Kinder weinen sich in den Schlaf. Wenn sie das brauchen, ist das meiner Meinung nach vollkommen in Ordnung. Irgendwann geben sie dann einen tiefen, kurzen Seufzer von sich – und es herrscht Ruhe. Ich halte es allerdings für sehr wichtig, dass Mutter oder Vater ganz nah bei dem müden Kind ist, dass man es herumträgt oder sich ans Bettchen setzt oder dazulegt. Denn ein Neugeborenes bewältigt das Einschlafen noch nicht ohne unsere Hilfe. Aber man muss wissen, wie man ihm hilft. Es gehört ein wenig Übung und Geduld dazu.

Einmal kam eine Frau, die ich entbunden hatte, zehn Wochen nach der Geburt total erschöpft und aufgelöst zu mir und berichtete: »Mein Kind ist ein absolutes Schreikind, es schreit Tag und Nacht, keiner schläft mehr, es schreit die ganze Zeit.« Ich besuchte sie zu Hause und beobachtete einen halben Tag lang, wie die Mutter mit ihrem Kind umging. Das Drama spielte sich folgendermaßen ab: Die Frau versuchte ihr Kind ins Bett zu legen, doch sobald es lag, fing es an zu weinen, und so nahm sie das Kind schnell wieder hoch. Nicht nur die Mutter war schon völlig übermüdet, auch das Baby. Weil sie ihm mit ihrem Verhalten keine Chance gab, einzuschlafen! Ich habe mit der Frau nur zwei Tage lang trainiert, das Kind konsequent schlafen zu legen: also das Kind hinlegen, es zudecken, ruhig danebensitzen und das Schreien ein paar Minuten aushalten, bis es aufhört. Nach etwa drei Tagen gab es auch für diese Familie recht lange kindliche Schlafphasen. Und die Lage entspannte sich bald wieder.

Im Bett der Eltern?

Wie bette ich mein Kind richtig? Eine sehr wichtige Frage. Seit ein paar Jahren wird ja von Kinderärzten gern empfohlen, die Babys in einen Schlafsack zu stecken und sie allein ins Kinderbettchen zu legen, weil sie sonst am »plötzlichen Kindstod« sterben könnten, wenn sie sich eine Decke übers Gesicht ziehen. Aber der bei vielen so beliebte Schlafsack hat in meinen Augen sehr unsoziale Folgen. Denn diese Praxis führt dazu, dass die Eltern ihre Babys viel weniger anfassen, also berühren, als wenn das Kleine beispielsweise in eine Decke gewickelt wird. Da greift man leichter mal rein als in einen Schlafsack, an dem ich erst ein Dutzend Druckknöpfe öffnen muss. Und dann soll das Baby womöglich alleine liegen, auf keinen Fall bei den Eltern, weil es sonst erdrückt werden könnte. Und dann auch noch in einem eigenen Bett, bis zu grausame acht Stunden lang. Das alles ist also praktisch für einen Säugling nicht durchführbar. Kurz gesagt: So geht es gar nicht!

Kleine Babys leiden leicht an Verlustängsten. Sie wissen instinktiv, dass sie ohne die Eltern nicht überleben. Wenn also ein Kind allein im Dunkeln in seinem Bettchen liegt, dann hat es einfach Angst. Das heißt vor allem: Babys dürfen nicht allein sein. Sie sollten im ersten Lebensjahr in einem Zimmer mit den Eltern schlafen. Es sei denn, die Wohnung ist sehr klein, dann kann man auch mal die Türen auflassen zum benachbarten Kinderzimmer. Auf jeden Fall sollten die Eltern so nah wie möglich sein, um sofort zu hören, wenn das Kind sich bemerkbar macht.

Fast alle Babys wollen mit den Eltern im Bett liegen. Ich kann sehr gut verstehen, dass sie das einfordern. Schlafen bei den Eltern ist auch bei meinen Nachsorgen ein ganz großes Thema, das merke ich immer wieder. Die meisten Kinderärzte raten heute ganz davon ab, damit das Kind ja nicht erstickt. Es gibt aber auch Kliniken, die das so genannte Co-Sleeping bereits empfehlen, weil sie sagen, es gebe dem Neugeborenen ein Gefühl von Sicherheit.

Es stört mich überhaupt nicht, wenn Kinder bei den Eltern im Bett schlafen, aber es gibt dabei vier Dinge zu beachten:

1. Das Kind sollte keinesfalls auf der Brust eines Elternteils schlafen, wenn Mutter oder Vater selber fest schlafen.
2. Es sollte zwischen den Eltern schlafen, an seinem eigenen Plätzchen ohne Kissen, aber in einen Schlafsack gehüllt oder in eine Wolldecke gewickelt.
3. Andernfalls sollte es in einem einhakbaren Beistellbettchen liegen, diese Lösung hat sich bewährt.
4. Das Bettchen muss beim Einschlafen frei sein von Schnuffeltüchern, Plüschtieren und Kissen aller Art. (Es droht Erstickungsgefahr!)

Zwischen Mutter und Kind herrscht selbst im Schlaf eine natürliche Interaktion, die Mutter stellt für das schlafende Kind in aller Regel kein Risiko dar. Beim Vater ist das leider anders. Der schlafende Vater hat mit dem Kind keine natürliche Interaktion. Das Neugeborene sollte also nicht ganz nah beim Vater schlafen, das wäre zu gefährlich. Der Mann nimmt das Baby nicht wahr, wenn er sich nachts dreht. Die schlafende Mutter bemerkt es hingegen sofort, und dem Baby passiert nichts in ihrer Nähe. Das hat die Natur so eingerichtet.

Schläft das Kind im Bett der Eltern, ist die nächtliche Versorgung einfacher. In der ersten Stillzeit ist da naturgemäß die Mama gefragt, aber später kann genauso gut der Vater nachts das Kind versorgen, damit die Mutter entlastet wird. Interessanterweise höre ich häufig von den Frauen, dass die Väter sich zu gern rausreden mit dem Argument, sie bräuchten ihren Schlaf, da sie am nächsten Morgen zur Arbeit müssten. Das sind aber komischerweise oft die gleichen Kerle, die, bevor sie Vater wurden, gern auch mal die Nächte durchgefeiert haben, ohne sich am nächsten Tag krankzumelden. Und auf einmal ist ein Kind da, und nun können sie nachts nicht mehr aufstehen, weil sie ja fit ins Büro müssen – ein wunderbares Alibi. Zu diesem Thema hat mal eine Frau zu mir gesagt: »Mein Mann hat das große Privileg, zur Arbeit gehen zu dürfen. Ich kann das ja nicht – einfach so mal abhauen.« Selbstverständlich sind nicht alle Männer so: Es gibt immer mehr Väter, die sich aufmerksam, fürsorglich und nicht egoistisch verhalten.

Ich kenne auch Paare, die auf gar keinen Fall wollen, dass ihr Kind bei ihnen im Bett schläft. Sie sagen, das Bett sei nur für die Eltern da. Diese Frage müssen diese Eltern selbst entscheiden, ich nehme ihnen das nicht ab. Hauptsache, alle Familienmitglieder fühlen sich wohl dabei; wenn das Kinder das akzeptiert, stellt es kein Problem da. Es gibt gewiss keine Patentlösung für alle. Und Kompromisse sind immer wieder nötig. Die Eltern müssen selbst wissen, welchen Weg sie hier gehen wollen.

Was ist überhaupt ein Schreikind?

Alle Eltern wollen natürlich von mir wissen, ob ihr Kind ein Schreikind ist. Die Grenze zwischen Schrei- und Nicht-Schreikind zu ziehen, erscheint nicht immer ganz leicht. Dennoch gibt es Anhaltspunkte und Definitionen, die sich aus der Erfahrung ergeben. Für mich ist ein Schreikind ein Baby, das fast den gesamten Tag und auch zwischen den Mahlzeiten sehr, sehr viel schreit, dabei oft auch zwei bis fünf Stunden am Stück.

Für solche Fälle gibt es seit ein paar Jahren auch in Deutschland die so genannten Schreiambulanzen. Ich halte diese mit Kinderpsychologen besetzten Notanlaufstellen für verzweifelte Eltern für eine sehr gute und nützliche Einrichtung. Weil es immer mehr Familien gibt, die ihrer schreienden Kinder allein nicht mehr Herr werden. Man muss natürlich als Erstes prüfen, ob hinter dem Dauerschreien nicht doch eine schmerzhafte Erkrankung steckt, an welcher der Säugling leidet. In der Schreiambulanz hilft der Kinderpsychologe, solche Fragen zu klären.

Denn viele Schreikinder sind gar keine, auch wenn das ihre aufgeschreckten Eltern behaupten. Wenn Babys haltlos sind und schreien, entsteht das Problem ganz häufig wegen der ungeordneten Familienstrukturen und Tagesabläufe der Familie.

Vielen Eltern gelingt es nicht, dem Tag eine verlässliche Struktur zu geben, ihr Kind mit sanfter Konsequenz ausreichend und regelmäßig zu versorgen – und ihm damit auch emotionale Sicherheit zu gewährleisten. Denn ein Kind, das sich unsicher fühlt, hat Angst – und ein Kind, das Angst hat, schreit.

Sicherheit ist jedoch stets ein Lernprozess. Im Umgang mit dem Kind ist deshalb ein geregelter Tagesablauf unverzichtbar. Existenziell wichtig ist zum Beispiel, dass das Kind zu festgelegten Zeiten seinen Schlaf bekommt. Das setzt indes voraus, dass die Eltern ebenfalls zu normalen Zeiten ins Bett finden. Das macht allen das Leben leichter und hilft Stress zu vermeiden.

Das familiäre Umfeld wird in der Schreiambulanz psychologisch aufgearbeitet. Da müssen die Eltern ganz genau dokumentieren, wann das Kind was zu essen bekommt, was sie wann mit ihm machen – und das Ergebnis wird dann von Kinderärzten und -psychologen ausgewertet und mit den Eltern besprochen. Schließlich bekommen sie einen genauen Plan, was sie wann tun sollen. Die Schreiambulanzen sind ein großer Erfolg und eine wichtige Hilfe. Es gibt aber auch erfolgsgarantierte Methoden, sich ein Schreikind geradezu heranzuzüchten: Eltern müssen dafür nur mit ihrem Baby möglichst früh und möglichst überallhin, wo es nicht hingehört. Andersherum gesagt: Liebevolle Eltern machen in dieser sensiblen Phase des ersten Lebensjahres nicht mehr alle möglichen Events, Geburtstagspartys und Hochzeiten mit, zu denen sie eingeladen werden. Sie schieben ihr Neugeborenes nicht gleich durch laute Einkaufszentren, abgasverpestete Hauptstraßen oder andere babyfeindliche Umgebungen. Fernreisen, am liebsten gleich nach Übersee, sind mit einem Säugling nicht zu machen, auch wenn das Last-minute-Angebot noch so günstig und verlockend ist. So viel Stress kann das Baby nicht verkraften. Dann schreit es. Und schreit. Und mit Recht! Denn auf diese rücksichtslose Weise wird es erst zu einem Schreikind gemacht.

Gut gemeint ist auch nicht immer richtig, oft wäre sogar weniger mehr. Ein aktuelles Beispiel aus meiner Praxis: Ich war neulich bei einer ziemlich jungen Mutter zur Nachsorge, die über ihr ständig weinendes Kind klagte. Vor Ort stellte ich fest: Die macht das eigentlich ganz ordentlich mit der Versorgung. Nichtsdestotrotz erschien mir die sensible Frau ungewöhnlich gestresst. Und dann begriff ich schnell, warum ihr Kind so viel schrie. Sie absolvierte nämlich mit dem Baby gleich zwei Kurse parallel – einen Pekip-Kurs und einen Baby-Massagekurs. Ich fragte sie, warum sie sich und dem kleinen Kind das zumute.

Irgendwann später gestand sie ein, dass sie die Kurse eigentlich für sich selbst brauche, damit sie mit anderen Müttern Kontakt bekomme und nicht immer mit dem Kind allein sein müsse. Ich sagte: »Aber dafür können Sie doch nicht das Kind missbrauchen. Junge Mütter können sich doch auch treffen, ohne dass sie ihre Kinder in irgendwelche Kurse schleppen.« Ihr Baby war jedenfalls von dem Veranstaltungsprogramm total überfordert und protestierte lauthals. Ich habe der Frau dann dringend geraten, dem Baby zuliebe nicht mehr in die Kurse zu gehen. Zwei Wochen später rief sie mich an und erzählte: Mein Kind weint nicht mehr außergewöhnlich viel. Ganz grundsätzlich finde ich: Ein Baby gehört nicht in einen Kurs. In gar keinen.

Bleiben Sie gelassen!

Schreien ist also ein lösbarer Konflikt. Gar nicht zu reagieren, wenn das Kind laut wird, wäre nicht möglich und obendrein falsch. Meine strenge Mecklenburger Oma vertrat vor 30 Jahren in solchen Fällen noch die robuste Ansicht: »Lass es doch schreien, das kräftigt die Lungen!« Ganze Generationen wurden nach dieser schwerhörigen Methode großgezogen, aber ob diese Jahrgänge deshalb auch massenhaft traumatisiert wurden, ist doch sehr die Frage. Damit mich hier niemand falsch versteht: Ich war und bin nie dafür, ein Kind stundenlang schreien zu lassen, aber es ist auch kein Drama, wenn ein Baby einfach mal eine Viertelstunde laut weint. Es ist dann nicht zwangsläufig unglücklich – es hat einfach noch keine andere Sprache zur Verfügung.

Der oft hilflose Umgang mit schreienden Babys zeigt mir wieder einmal, wie wenig Orientierung die Menschen heutzutage haben, die in Kleinfamilien aufgewachsen sind. Und wie wenig praktische Erfahrung. Wenn ein Paar heute 30 Jahre alt wird, hat es in aller Regel in seinem Leben noch nicht selbst erlebt, wie ein Baby versorgt wird. Das ist heute normal, das war früher ganz anders. Wer um das Jahr 1960 herum volljährig wurde, hatte meistens schon in der Familie kleine Geschwister oder Nichten und Neffen beziehungsweise Cousins und Cousinen mitversorgt. Hatte also schon als Jugendlicher all diese Fähigkeiten trainiert. Und diese wertvolle soziale Kompetenz ist heute – zumindest in den Großstädten – bereits die absolute Ausnahme!

Deshalb herrscht bei den später geborenen Eltern von heute oft so eine große Verwirrung und Ratlosigkeit: Wie gehe ich mit dem Kind um, was ist richtig, was ist falsch, was ist gefährlich? Erleidet es seelischen Schaden, wenn ich es schreien lasse? Braucht es eine Einschlafhilfe wie Musik?

Ich meine, Geduld ist gefragt. Doch viele besorgte Eltern wollen heute am liebsten gleich eine schnelle Diagnose hören: Unser Kind ist krank. Weniger gern lassen sie sich von mir sagen, dass sie ihr eigenes Verhalten ändern müssten, damit es dem Baby besser geht. Da wird es meist schwieriger, dazu sind viele nicht oder nur widerstrebend bereit. Aber die Mütter, die auf meine Ratschläge hören und zum Beispiel keine Abendkurse mehr mit dem Baby besuchen, sondern mit ihm eine Runde im Park drehen, die selbst regelmäßige Mahlzeiten einnehmen oder einfach mal seine Entwicklung abwarten, sind in aller Regel gut damit gefahren – und hatten dann schließlich doch recht ausgeglichene Kinder.

Ich lerne zum Glück immer wieder Eltern kennen, die unendlich geduldig mit ihren Babys umgehen. So hatte ich einmal eine Frau in Betreuung, die einen besonders großen Jungen bekam; er wog bei der Geburt 4,5 Kilo. Und Kinder dieser Größe sind meistens recht fordernd, weil sie viel brauchen, vor allem Nahrung. Solche Kinder neigen eher dazu, unruhig zu werden. Immer wenn ich zu der Frau kam, hat dieses Kind ununterbrochen geschrien, und es knallte auch ziemlich in seinem Bauch. Das Baby hatte wirklich mit sich und dem

Leben zu kämpfen. Aber seine Mutter war immer sehr entspannt und hat dessen Unruhe nicht groß problematisiert. Sie fand das alles normal – und ich gab ihr recht. Nach ein paar Wochen war es ausgestanden, und die Eltern wurden belohnt mit einem Kind, das in der späteren Säuglingsphase ganz ruhig und ausgeglichen war.

Es ist immer auch eine Frage der Wahrnehmung. Wer wie diese Leute auf dem Dorf groß geworden ist, ist vielleicht einfach krisenfester und besitzt bessere Nerven als ein gestresster Stadtbewohner. Es ist für mich ein sehr schönes Beispiel dafür, wie geduldige Eltern viel erreichen können. Denn für die meisten »Baby-Probleme« gibt es eine einfache Lösung, die schon hunderttausendfach erfolgreich erprobt wurde.

Allerdings sollte man auch wissen, was zu tun ist, wenn einen das ständige Schreien des eigenen Kindes extrem aggressiv macht. In solch einer kritischen Stresssituation sollte man sein Kind einfach für eine kleine Weile in seinem Bettchen lassen, auf den Balkon gehen und tief Luft holen, um wieder zu sich zu kommen. Dem Kind passiert in der Zwischenzeit nichts, aber die Mutter oder der Vater braucht unbedingt eine kurze Pause. Auf keinen Fall darf man sich dazu hinreißen lassen, das Baby im Zorn aus dem Bett zu zerren und vielleicht sogar zu schütteln.

Ich sage immer: »Lernen Sie, gelassen zu bleiben. So etwas müssen Eltern einfach ertragen können. Aus allen Babys werden Kinder. Sie schreien nicht 20 Jahre lang, so wie sie ganz bestimmt nicht 20 Jahre lang in Ihrem Bett schlafen werden.« So viel kann ich versprechen, großes Hebammen-Ehrenwort.

KAPITEL 16

Das grelle Licht der Welt

Das Bild: ein Baby, Sekunden nachdem es den Mutterleib verlassen hat, noch Sekunden *vor* seinem ersten Schrei. Geblendet vom grellen Deckenlicht des Operationssaals – ein Bündel Leben in der Hand des Arztes. Der Betrachter erkennt am Bildrand noch die klaffende blutige Wunde des Kaiserschnitts. »Helena kam um 12.12 Uhr zur Welt« steht schon unter diesem Foto, das die *Bild*-Zeitung mitsamt Artikel veröffentlicht, am Morgen nach seiner Geburt. Alles war genau geplant, der Fotograf bestellt und in Echtzeit dabei, er brauchte bloß noch abzudrücken für sein Beweisfoto. Denn: »Oberarzt Mathias Winkler bewies perfektes Timing, als er Helena per Kaiserschnitt aus Mamas Bauch holte.« Na und? Warum muss irgendjemand das wissen, was ist an diesem Baby so ganz besonders, dass es dem Boulevardblatt eine halbe Seite wert ist?

Die Antwort ist so banal wie ungeheuerlich: wegen der Schnapszahl im Datum! Dieses kleine Mädchen durfte sich den Zeitpunkt seiner Geburt nicht selbst aussuchen wie andere Kinder. Nein, es musste in einer ganz bestimmten Minute ans Licht der Welt befördert werden. Doch warum überhaupt? Der Kaiserschnitt geschah am 12.12.2012, weil seine Eltern es im Krankenhaus genau so bestellt hatten. Die Klinik erfüllte ihnen den bizarren Wunsch nach einer Geburt à la minute.

Der wundergläubige Zeitgeist verlangt es offenbar, dass Mediziner das tun. »Schätzungsweise 1200 – mehr als doppelt so viele Babys wie normal – kamen gestern per Kaiserschnitt zur Welt, oft nur auf Wunsch der Eltern«, zitiert die *Bild*-Zeitung am 13.12.2012 den Experten einer Krankenkasse, der auch nichts dabei zu finden scheint.

Auch wenn ich vielleicht irgendwann der letzte Mensch sein werde, der sich noch über so etwas aufregt: Ich rege mich auf! Es empört mich als aufgeklärte Hebamme, wenn Babys ohne jede medizinische Notwendigkeit, vielleicht sogar mehrere Tage vor dem errechneten Entbindungstermin, auf derartige Weise aus dem Mutterleib geholt und wie eine Beute präsentiert werden – nur weil gerade mal wieder seltene Schnapszahlen im Kalender stehen und die Aktion den Beteiligten Glück bringen, ja es geradezu erzwingen soll. Das ist kein harmloser Aberglaube mehr, das ist in meinen Augen ein grober Missbrauch, und der lässt mich auch an Ärzten zweifeln, die sich zu solchen PR-trächtigen Aktionen hergeben; vom kalkulierten Voyeurismus der Boulevardpresse brauchen wir nicht zu reden.

Ich weiß ja, dass die meisten Eltern es gar nicht schlimm finden, ihren gerade auf dem Planeten gelandeten Schatz digital zu erfassen. Aber muss es denn unbedingt gleich in den allerersten Tagen und Minuten sein? Geburten und Neugeborene in Echtzeit mit Kameras festzuhalten, passt leider genau in unsere rekordversessene Gesellschaft: Das Event soll am besten schon um die Welt gesendet werden, bevor es überhaupt passiert ist. Aber warum ausgerechnet aus dem Kreißsaal? Wir arbeiten doch nicht als mediale Teilchenbeschleuniger! Es ist nicht nur die Geburt mit Stoppuhr in der Hand, die mich abstößt. Ich sehe auch einen Akt von unnötiger Härte darin, sein Neugeborenes, das eben erst den schützenden Raum der Gebärmutter verlassen hat, den Augen der Welt derartig marktschreierisch vorzuzeigen, als wäre es nicht ein unschuldiges Mädchen aus Erlangen, Köln oder Oberursel, sondern eine Weltsensation mit drei Köpfen.

Es macht mich manchmal traurig, dass eine wachsende Zahl von Eltern es anscheinend völlig in Ordnung findet, ihre Sprösslinge vom ersten Tag an dem grellsten Spotlight auszusetzen, der Hektik, dem Lärm. Ihr Baby kann sich nicht wehren, es ist ohne Schutz. Es kämpft ums Überleben, es hat anderes zu tun, als »süß« und fotogen auszusehen. Doch seine Persönlichkeitsrechte werden gedankenlos verletzt, oft bevor es überhaupt einen Namen hat. Das ist in meinen Augen der Skandal. Ich glaube auch kaum, dass ein derartig vorgeführtes Kind es 15 Jahre später besonders cool finden wird, als wehrloses kleines Wesen im Internet verewigt zu sein, vielleicht sogar mit vollem Namen. Datenschutz? Ein Witz. Darüber sollten Eltern in Zeiten von Googlemania und Big Data auch einmal nachdenken.

Am Karfreitag 2013 sah ich mir auf RTL 2 einen dieser neuerdings so beliebten Dokufilme über Geburten an, die in deutschen Kliniken aufgenommen werden. Da er in der Rostocker Entbindungsstation gedreht wurde, auf der ich selbst vor 30 Jahren gelernt hatte, schaute ich etwas wehmütig in den schicken neuen Kreißsaal. Und freute mich, ein paar bekannte Gesichter von damals wiederzuerkennen wie die Exkolleginnen Swantje und Heike, die dort immer noch Dienst taten.

Und dann wurde ich als Zuschauerin Zeuge folgender Szene: Die Mutter hatte vor weniger als einer halben Minute einen kleinen Jungen geboren, er hing, noch nicht einmal abgenabelt, in der Hand der Hebamme – da machte die erschöpfte Mutter, noch bevor sie sich ihren angeblich vier Jahre lang herbeigesehnten Nachwuchs an die Brust legen ließ, erst einmal ein Foto von ihm. Noch im Liegen, mit einer kleinen Kamera, die sie mit ihren zitternden Händen festhielt. Das wahrscheinlich verwackelte Bild von ihrem Sohn war ihr in diesem Moment wichtiger als alles andere.

Woher kommt dieser Zwang? Es bleibt mir ein Rätsel. Wozu braucht man einen digitalisierten Existenzbeweis – wenn das Kind doch da ist: live, in Farbe und 3 D. Es lebt und schreit, hat Durst und friert. Ja, reicht das denn nicht zum vollendeten Elternglück? Die meisten Paare lassen mittlerweile ihre Sprösslinge noch in der Klinik von einem mehr oder weniger professionellen Babyfotografen ablichten, damit sie von der Lokalredaktion online gestellt werden können, in Rubriken wie »Willkommen in Berlin«. Zunächst wundert man sich nur über all die kleinen vom Blitzlicht verstörten »Wonneproppen«, die Tims, Finns und Lisa-Maries. Jeder kann sie anglotzen, nicht nur der engste Familienkreis. Bei manchen Bildern kann man feststellen, dass der Fotograf bei seinem »Babyshooting« wie am Fließband eine wechselnde Auswahl von Plüschtieren als Deko eingesetzt hat, um das Konterfei noch niedlicher zu gestalten. Das einzige Zugeständnis mancher dieser Profi-Knipser an das Kindeswohl ist dann der gnädige Verzicht auf Blitzlicht, »falls Ihrem Baby das unangenehm sein sollte«, wie einer von ihnen auf seiner Website anbietet.

Der allgemein zunehmende Trend, sein Privatleben exhibitionistisch nach außen zu kehren, ist also auch in diesem Bereich wohl nicht mehr zu stoppen. Denn bei diesem Spiel gibt es scheinbar nur glückliche Gewinner – außer dem Kind: Der Arzt ist stolz auf seine gut bezahlte Leistung, die Eltern strahlen erschöpft in die Kamera, Fotograf oder Fotografin kassieren später stattliche Honorare, das Krankenhaus kann damit werben – und die Lokalredaktion wieder eine Seite kostengünstig füllen. Es gibt kaum noch eine Regionalzeitung, welche die neuen Erdenbürger nicht am liebsten noch am selben Tag in ihrer Babygalerie online stellt. Und kaum noch eine Klinik, die es sich verkneift, mit solch einer Werbefläche aus wechselnden süßen Babygesichtern für sich zu werben und den Umsatz zu steigern. Wer als User zufällig auf so einer Seite hängen bleibt, weil er vielleicht nach dem jüngst geborenen Jan Frederick, dem Sohn seiner Nichte, sucht, klickt sich vielleicht auch durch zu den aktuellen Leistungsangeboten des Hauses und wird im besten Fall zum nächsten Kunden. Auch hier wirkt leider die bekannte Marketing-Logik: Wenn wir es nicht machen, dann macht's die Konkurrenz!

Das Geschäft mit den Ultraschallbildern

Der Wunsch nach dem Bild vom Baby soll so früh wie möglich erfüllt werden, und die Ärzte folgen dem nur zu gern. Dazu werden sinnvolle Methoden der Frühdiagnose wie zum Beispiel der Ultraschall profitabel zweckentfremdet.

Viele Ärzte nehmen zusätzliche Ultraschalluntersuchungen gleich mit in ihren Leistungskatalog auf, ohne die Frauen seriös darüber aufzuklären, welche medizinisch nötig ist. Es werden Paketangebote gemacht, die vielfach Mogelpackungen sind, denn bestimmte Untersuchungen müssen nicht jedes Mal vorgenommen werden. Viel hilft eben nicht viel. Aber es klingelt in der Praxiskasse.

Aus dem Ultraschall wird ein Event gemacht: Der Arzt lädt den Partner mit ein zur Session am Bildschirm, was angeblich die Emotionen der Eltern stimuliert und die Bindung zum Baby schon in der Frühphase der Schwangerschaft stärkt.

Screenshots aus dem Mutterleib dienen dann als stolz herumgezeigter Beweis dafür, dass es vorangeht. Man zeigt sie gern den Kollegen, erhält dafür auch die erhoffte Zuwendung, die man bei der Arbeit vielleicht sonst nicht bekommt. Manche stellen die Bildchen vom Bildschirm auch gleich ins Internet. Und bei YouTube kann man ein zigtausendfach geklicktes Video ansehen, das einen »hüpfenden« Fötus in der 13. Schwangerschaftswoche zeigt. Der werdende Vater hat es in der Arztpraxis mit dem Handy aufgenommen. Von jeder Erfindung, die genutzt werden kann, um Eindruck zu machen, wird leider auch Gebrauch gemacht. Und die Beteiligten scheinen nicht zu merken, wie sie immer mehr Privates und Intimes in die Außenwelt tragen – und damit ihres Zaubers berauben und ihrer Kontrolle entziehen.

Die letztlich biologischen Vorgänge, die dem menschlichen Auge früher verborgen blieben, werden zu einem Zeitpunkt hinausgepostet, zu dem die Überlebenschancen des Babys noch nicht einmal annähernd gesichert sind. Es wird zu einem Objekt degradiert, das man süß oder lustig findet – und seine Mutter zu einer Art 3-D-TV-Kasten. Der Arzt, der sein Geld mit solchen medizinisch überflüssigen Dienstleistungen verdient, sollte sich einmal fragen, wie seriös er noch ist. Das Herstellen von Ultraschall-Babyfotos ist inzwischen ein einträglicher Nebenerwerb niedergelassener Frauenärzte, frei nach der Devise: Was der Kunde verlangt, das soll er haben. Solche von der Kasse nicht bezahlten Extraleistungen kosten dann leicht zwischen 150 und 300 Euro. Und selbst wenn das im bläulichen Licht hüpfende Wesen in der Gebärmutter keine glückliche Kindheit erleben sollte, wird es auf unabsehbare Zeit als YouTube-Spaß sein anonymes Publikum finden. Keine schöne Aussicht, finde ich.

Und wer schützt das Kind?

Neugeborene lösen heute wie zu allen Zeiten ein besonderes Entzücken aus. Das ist ein ganz natürlicher Instinkt, angeboren und sogar arterhaltend, weil er dafür sorgt, dass jeder die kleinen Babys beschützen will. Und das brauchen die Kinder zum Überleben. Früher schickte man vielleicht ein paar Wochen später eine Postkarte an die Verwandten und Freunde, auch an mich als Hebamme. Doch das dauert vielen heute eben viel zu lang. Dabei kann ich mich noch erinnern, dass in meinem Dorf die ersten Nachbarn erst nach fünf oder sechs Wochen geklingelt und gefragt haben, ob sie mal einen Blick auf den Nachwuchs werfen dürften. Es war etwas Besonderes, ein schöner, diskreter Moment. Das Kind wurde in Ruhe gelassen. Und die Freude war mindestens genauso groß. Heute opfern manche Eltern gedankenlos die Intimsphäre ihrer Familie, anstatt ihr ungeborenes oder neugeborenes Kind zuallererst vor den zudringlichen Blicken der Welt zu schützen. Warum darf denn nichts mehr privat bleiben, warum muss jedes Geheimnis sofort verraten, jede Hemmschwelle missachtet werden? Wer zwingt uns eigentlich, alles, was uns lieb und wichtig ist, zu »entgeheimnissen«?

Menschen sind neugierig, sonst gäbe es keine Erkenntnis und keinen Fortschritt. Und sie wollen den Augenblick festhalten, den vergänglichen Moment überlisten. Seit mehr als 150 Jahren tut das die Fotografie, seit der Erfindung der Digitalkamera versucht es jeder, der eine Kamera oder ein Smartphone halten und ohne zu wackeln bedienen kann. Die Ergebnisse sind zwar ästhetisch-künstlerisch eher selten wertvoll, aber sie haben den Reiz des Selbstgemachten, sollen der Erinnerung dienen. Und dann bietet das iPhone noch die Möglichkeit, den frisch erbeuteten Moment beziehungsweise das Bild davon mit anderen zu teilen, mit Familie und Freunden, in den so genannten sozialen Netzwerken. Das scheint für manche männlichen Geburtsbegleiter oft aufregender zu sein als das Ereignis selbst. Manchmal kommt es mir im Kreißsaal so vor, als sei die professionelle Dokumentation der Vaterwerdung dem anwesenden Papa wichtiger als der erste, gefühlte, direkte Kontakt mit dem schreienden Menschlein, das seine ersten Minuten außerhalb des Mutterleibes durchleidet. Ich finde das befremdlich. Dass ein Vater es ablehnt, den Nachwuchs gleich am ersten Tag zu knipsen, erlebe ich bereits als ganz seltene Ausnahme von der Regel.

Bislang wenig beachtet werden dabei die Rechte des Kindes, das von seinen Eltern ungeschützt dem Datendschungel des Internets ausgesetzt wird. Die meisten denken sich offenbar nichts dabei. Viele posten auch direkt bei Facebook oder bedienen diverse Foren mit meist anonymisierten, aber immer absolut privaten Berichten über alle Details der Geburt und die ersten Tage ihres kleinen »Weltwunders«.

Als in Hamburg im kalten Januar 2011 ein neugeborenes Mädchen in einem Koffer am Dammtor ausgesetzt – und gerettet – wurde, fanden die Zeitungen es völlig in Ordnung, das Gesicht des armen »Kofferbabys« riesengroß auf die Titelseiten zu bringen. Als ob es das Eigentum der Öffentlichkeit wäre. Inzwischen hat die kleine Marie gute Pflegeeltern und wird vor fremder Neugier geschützt. Ich wünschte, das täten alle Eltern für ihre Kinder.

Und immer, wenn man denkt, es geht nicht mehr schlimmer, täuscht man sich. Während ich dieses Kapitel schreibe, verhindert der Berliner Senat in letzter Minute den Start einer großen RTL-Serienproduktion in einer Geburtsklinik, wo mit

Hilfe von 30 fest installierten TV-Kameras Geburten in allen Details gefilmt werden sollten. Wie eine Big-Brother-Show, die totale Entblößung, der Horror live im Kreißsaal. Nur zwei Ärzte hätten sich gegen das Spektakel entschieden, hieß es. Offenbar hatten die meisten der gefragten Eltern ebenso wenig dagegen wie zwei Drittel des Personals. Der Senator argumentierte unter anderem mit den bedrohten Persönlichkeitsrechten der Kinder. Das ist neu, das lässt hoffen. Kann sein, dass der Sender das Format doch noch durchsetzt. Kann sein, dass bald nichts mehr ungefilmt bleibt, solange es die Emotionen und die Quote hochtreibt.

KAPITEL 17

Babykult oder Babyglück?

»Wie süüüß!« Der klassische Ausdruck des Entzückens beim Blick in den Kinderwagen. Wenn Erwachsene auf Babys treffen, scheint jedes Mal die Sonne aufzugehen. Dem unschuldigen Charme eines kleinen Menschleins kann sich kaum jemand entziehen. Und die eigenen Kinder sind sowieso immer die schönsten – das glauben alle Eltern der Welt, und das war schon immer so. Doch diese zunächst einmal normale, ja wichtige Reaktion der Erwachsenen auf ein Baby wird heute überlagert von einer mir ebenso unheimlichen wie ungesund erscheinenden Entwicklung: dem Babykult. Ich beobachte täglich die Auswüchse dieses Phänomens und komme aus dem Kopfschütteln gar nicht mehr heraus.

Es wird seit Jahren schon ein Hype um das Baby produziert, der aus dem Säugling ein Objekt macht, dem mit maximalem Konsum und pausenloser Zuwendung gehuldigt werden muss. Ein fast überirdisches Wesen, auf das man all seine romantischen Fantasien und unerfüllbaren Glückserwartungen projiziert. Ein lebendiges Plüschtier zum Dauerkuscheln, das wie ein Bambi zurechtgemacht wird, damit auch ja alle Beschützerinstinkte geweckt werden – um diese dann umgehend in Kaufimpulse zu verwandeln. Denn in Wahrheit muss man ihm opfern, dem heimlichen Herrscher der modernen Familienwelt.

Falsche Vorbilder und
viel Konsum

Wie ist dieser schrille Babykult überhaupt entstanden? Ich vermute, dass die so genannten Promis und die ihnen gezollte übertriebene Bewunderung die Hauptursache für das Auftreten dieses globalen Megatrends sind. Auf einmal wurde es auch in Hollywood, unter Popmusikern und Spitzenmodels angesagt und cool, Kinder zu haben und das öffentlich zu zeigen. Angelina Jolie und Brad Pitt, Madonna, Heidi Klum und andere Glamour-Ikonen setzten ein Zeichen. Viele – bei Weitem nicht alle Promis – stellen sich und ihre Kids zur Schau, selbst gemachte genauso wie adoptierte. Sie verdienen damit sogar mitunter noch mehr Geld als mit exklusiven Hochzeitsfotos. Wenn sie ihre Babys meistbietend fotografieren lassen, zahlen die einschlägigen Boulevardblätter fast jeden Preis. Die Stars und Sternchen stellen ihr Privatleben gewinnbringend zur Schau, und viele richten sich nach solchen Vorbildern. Irgendwie scheinen sie zu glauben, dass auch ihr kleiner Wicht einmal so berühmt werden könnte wie ein Baby aus Beverly Hills.

Mit dem Babykult, so viel steht fest, lässt sich sehr viel Geld verdienen. Schon die Schwangerschaft ist ein riesiger Markt zur Erfüllung künstlicher Bedürfnisse geworden. Die boomende Babyartikelindustrie setzt damit Milliarden um. Immer neue Produktlinien von Artikeln werden erfunden, die eine junge Mama für ihr Kind unbedingt braucht. Man muss es ihr nur einreden.

Der Konsumterror war noch nie so groß. Sobald eine Frau bekannt gibt, dass sie ein Kind erwartet, wird sie als potentielle Kundin der Babywarenhersteller aufgetan und angemacht.

Schon beim ersten Beratungstermin beim Frauenarzt wird ihr meistens eine dicke Tüte mit von den Herstellern bezahlten Broschüren überreicht, die ihr nahebringen sollen, was sie angeblich alles dringend benötigt, um glücklich schwanger zu sein und eine perfekte Mama zu werden. Die Wochen der Schwangerschaft werden zum Countdown für ein Ereignis, das sogar Weihnachten verblassen lässt.

Dieser raffinierte Mix aus Information und aggressiver Verkaufswerbung verunsichert nicht nur leichtgläubige Frauen, gerade weil Ärzte, Kliniken und Apotheken dabei bereitwillig die scheinbar neutrale Zuträgerrolle spielen. In ihrem Schlepptau werben in allen einschlägigen Fachmagazinen ganze Heerscharen von Pflegemittelherstellern und mehr oder weniger seriösen Dienstleistern, die auch alle nur das Beste für das Kind wollen. In Wahrheit möchten sie den jungen Mamas und Papas am liebsten schon das Geld aus der Tasche ziehen, wenn deren Baby noch als Fötus in der Fruchtblase liegt.

Der Werbeaufwand wird besonders intensiv betrieben, weil der Zeitraum, in dem die anvisierte Zielgruppe Interesse an bestimmten Artikeln hat, sich auf ein, zwei Jahre beschränkt – etwa vom fünften Monat der Schwangerschaft bis zum zweiten Babyjahr. Den Rest der nutzlosen Anschaffungen findet man dann ein Jahr später auf eBay und Flohmärkten wieder, zu einem Zehntel des Anschaffungspreises.

Zu dem absurden Klimbim, den Schwangere aufgeschwatzt bekommen, gehören Dinge wie ein spezieller Beckenbodentrainer, der in die Scheide eingeführt und aufgeblasen wird, um die Muskeln in diesem Bereich zu trainieren. Beliebt sind auch vollkommen entbehrliche, falsch dosiert mitunter sogar schädliche Nahrungsergänzungsmittel, die eigentlich nur in Absprache mit dem Arzt und nach ausführlicher Labordiagnostik verabreicht werden dürften. Und dann geht es im großen Maßstab um die gesamte Ausstattung, vom Kinderwagen bis zum ultimativen Fläschchenwärmer.

Neulich habe ich mir mal wieder eine Babywelt-Messe angeschaut. Aus professioneller Neugier, denn viele Dinge, von denen mir die Paare erzählen, kannte ich noch gar nicht. Es war ein kalter Sonntagmorgen. Gegen zehn Uhr strömten bereits junge Eltern mit Kinderwagen, dazwischen Schwangere und ihre Partner (noch ohne Kinderwagen) und auch Frauen postgebärfähigen Alters (vermutlich die werdenden Omas) zu der eintrittspflichtigen Schau in eine Ausstellungshalle. Was mancher für ein nützliches Informationsforum halten könnte, ist vor allem eine bunte Konsumgüterschau für das geborene wie das noch ungeborene Leben. Mit wenigen Ausnahmen wurden Sachen und Dienstleitungen angeboten, die ich für überteuert und/oder überflüssig halte. Und die ein Baby garantiert nicht zu seinem Glück braucht.

Zum Beispiel der populäre Baby-Badeeimer. Ein solcher Eimer, erfunden von einer niederländischen Hebamme, wird für etwa 25 Euro verkauft, und den Leuten wird erzählt, wie wunderbar geborgen der Säugling darin läge, weil ihn das Gefäß an die schöne Zeit in der Gebärmutter erinnere. Alles Blödsinn! Viel wichtiger wäre eine Baby-Badewanne, in der ich das Kind richtig waschen kann, wo es sich auch bewegen lässt und ich beim Waschen noch eine Hand frei habe. Trotzdem hat jeder diesen Eimer und braucht ihn dann schnell nicht mehr.

Die Verkaufsargumente zielen vor allem auf die emotionale Ebene. Nur schlechte Eltern könnten so herzlos sein, auf diese oder jene revolutionäre Erfindung zur Baby-Wellness zu verzichten; es wird suggeriert, dass sich mein Kind besser als die anderen entwickelt, wenn es etwa schon als Baby in

die Musikschule geht. Idealerweise beginnt das Wunderkind-
training bereits in der pränatalen Phase. Außer ein paar schönen Öko-Tragetüchern, Kinderstühlen und -bettchen habe ich
auf dieser Messe kaum etwas Sinnvolles gesehen. Für altmo-
dische Holzwiegen habe ich eine Schwäche, aber wo findet
man die noch?

Was braucht ein Baby wirklich?

Als Hebamme bin ich alarmiert und komme doch schwer gegen den Konsumwahn an, wenn er seine Opfer erst einmal im
Griff hat. Inzwischen spreche ich schon in einem der ersten
Gespräche mit der Schwangeren das Thema an: Was braucht
man alles fürs Kind – was muss man kaufen und was nicht?
Weil ich gemerkt habe, dass wenn ich die Paare erst zu einem
späteren Zeitpunkt über diese Dinge aufklärte, es oft schon
zu spät war: Dann waren sie schon in die Kaufrauschfalle ge-
tappt – und hatten viel Geld für vieles ausgegeben, das sie sich
getrost hätten schenken können.

Aber was sollte wirklich zur Erstausstattung fürs Kind gehören? Zunächst einmal Wäsche, vier bis sechs Garnituren zum
Wechseln, dazu ein Schlafsäckchen und eine schöne Babyde-
cke. Warme Wintersachen, wenn die Jahreszeit danach ist, ein
paar Pflegemittel, ein Fieberthermometer. Man braucht einen
kleinen Schlafplatz für das Baby, es reicht auch ein Körbchen,
und bald dann auch einen Kinderwagen. Und einen TÜV-ge-
prüften Kindersitz, wenn man mit dem Auto fährt.

Eine Art Altar des neuen Babykults stellen die Wickelkom-
moden dar. Die werden gekauft wie verrückt. Ich halte von ihnen so gut wie nichts, denn die sind recht hoch und deshalb un-

fallträchtig. Das mag zwar erst ganz praktisch sein, doch sobald das Kind mobil wird – das geht übrigens sehr schnell –, birgt eine Wickelkommode große Gefahren. Es braucht sich nur mal umzudrehen und fällt schon herunter. Das kommt gar nicht so selten vor und kann zu bösen Verletzungen führen. Man kann sein Baby genauso gut und viel sicherer auf einer Decke auf dem Fußboden wickeln oder auf einem niedrigen Bett. Fürs Windelwechseln, das geübte Eltern in drei Minuten hinkriegen, braucht man nicht extra ein Möbelstück anzuschaffen, das später auf dem Flohmarkt niemand mehr anguckt, weil es längst von noch schickeren Designmodellen abgelöst wurde.

Dass junge Mütter neuerdings erst darüber unterrichtet werden müssen, wie sie ihr Kind herumtragen sollen, finde ich schon komisch. Natürlich muss ich mein Baby tragen, das ist doch klar. Wie soll es denn sonst von A nach B kommen, wenn es noch nicht krabbeln oder laufen kann? Das Geschäft mit Tragetüchern, Tragekursen oder gar Tragenetzwerken floriert. Doch hier werden nur unnützes Zubehör plus Binsenweisheiten verkauft, die man sich schenken kann. Geworben wird zum Beispiel damit, dass die Mutter, so sie denn ihr Baby in eines dieser schicken, handgewebten Tragetücher aus Bio-Baumwolle einpackt, die Hände frei habe für die Hausarbeit. Klingt praktisch, ist jedoch gefährlich. Ich habe es immerhin schon erlebt, dass eine Frau ihrem Kind im Tragetuch die Hand verbrüht hat, als sie kochendes Wasser auf ihren Teebeutel goss. Es musste sofort ins Krankenhaus.

Natürlich ist es sehr schön und komfortabel, die Säuglinge im Tragesystem zu tragen. Allerdings sollte Hausarbeit, insbesondere das Kochen, nicht mit einem Baby vor dem Bauch stattfinden; das Kind sollte sicher in einer Wiege oder einem Laufstall in Sichtweite liegen.

Auch den Hinweis auf die so genannte natürliche, traditionelle Tragetechnik der Frauen in Asien und Afrika kann ich nicht mehr hören. Weil ich mir ziemlich sicher bin, dass die hart arbeitenden Mütter in Äthiopien oder Sri Lanka viel lieber einen schicken Kinderwagen hätten. Und dass diese Frauen vom jahrelangen Herumtragen ihrer Kinder und Enkelkinder einen kaputten Rücken haben, davon redet niemand.

Kinderwagen sind ein Kapitel für sich, auch für die Väter ein ganz großes Thema. Daraus wird heute schnell eine Anschaffung, die ein durchschnittliches Nettomonatsgehalt verschlingt. Denn so ein durchgestyltes Babyvehikel – sein erstes Auto sozusagen! – ist längst zum absoluten Statussymbol geworden. Für mich bleibt indes das wichtigste Kaufkriterium, ob und wie lange das Kind gut und sicher in das Modell hineinpasst. Auch stabile Achsen und stadtpark-taugliche Reifen sind von Vorteil. Das neueste durchgestylte Designprodukt aus New York oder Kopenhagen muss es nun wirklich nicht sein.

Wir müssen ja mit der Karre auf dem Bürgersteig klarkommen. Was oft schon schwierig genug ist in unseren autogerechten Städten mit ihren bekanntlich immer rücksichtsvollen Radfahrern. Jogger kaufen gern leichtgängige Kinderwagen, die sie beim morgendlichen Laufen vor sich herrollen können. Es besteht dabei kein Sichtkontakt zum Baby – und besonders glücklich sehen sie selten aus, wenn sie vom Papa im Galopp über die Piste gekarrt werden. An die morgendlichen Bedürfnisse des Kleinen wird jedenfalls von diesen Sportlern kaum ein Gedanke verschwendet.

Früher gab es nur Kinderwagen, die so groß und sperrig waren, dass sie nicht in den Kofferraum eines Autos passten. So war es technisch gar nicht möglich, mit dem Baby an Bord große Strecken zu fahren. Dafür sind die Eltern viel mehr spazieren gegangen als heute – eine gute Idee! Heute gibt es Babysitze und zerlegbare Karren für jeden Wagentyp, vom Smart bis zur S-Klasse. Aber ob das besser ist für das Kind als ein langer Spaziergang an der frischen Luft, bezweifle ich stark. Wer die anvisierten Anschaffungen daran misst, ob sie dem Kind wirklich nützen, lernt mit etwas Übung, der Versuchung des unnötigen Konsums zu widerstehen, Dinge nur zu kaufen, weil sie gut aussehen, dafür aber höchstens kurze Zeit von Nutzen sind, wenn überhaupt.

Man braucht nämlich gar nicht so viel, wenn ein Kind geboren wird. Ein Neugeborenes kann zum Beispiel mit Spielzeug noch nichts anfangen. Es ist damit sogar überfordert. Doch ich sehe immer wieder bei meinen Hausbesuchen, dass Kinderzimmer inklusive Spielzeug und Bilderbüchern schon vor der Geburt komplett eingerichtet sind. Erst mit drei bis vier Monaten ist es sinnvoll, dem Baby etwas zum Greifen zu geben.

Die Zeit der Wunder nicht verpassen

Der heute grassierende Babykult hindert die Eltern daran, die erste Zeit mit ihrem Neugeborenen mit offenen Augen zu erleben. Das finde ich besonders traurig an dieser Entwicklung. Die Eltern lassen sich viele unwiederbringliche Glücksmomente entgehen. Denn eigentlich brauchen sie nicht viel mehr tun, als aufmerksam in der Nähe ihres Kindes zu sein. Wer die Entwicklung eines Neugeborenen jeden Tag mit offenen Sinnen begleitet und ihn nicht als schreckliche Störung des gewohnten Lebens begreift, wird reich belohnt. Er darf nämlich erleben, wie aus einem winzigen hilflosen Etwas ein kleiner

Mensch wird. Dieser Reifungsprozess eines Nesthockers ist in der Tat ein Wunder der Natur, das man mit sensiblem Staunen begleiten sollte.

Wie ein Baby wächst, wie es anfängt, sich umzuschauen, zu bewegen, zu lächeln, seinen Geschmack zu entdecken, sich zu freuen, wie nur ein Kind sich freuen kann. Es ist auch schön, sein Baby einfach beim Schlafen zu beobachten, wie es träumt (was es wohl träumt?), seine kleine Hand zu halten, damit es sich nicht allein fühlt. Das Baby will ja nur beschützt, ernährt und warm sein, es muss nicht bewundert, ständig angesprochen und von Fremden berührt werden. Viele Kleine hätten es leichter, wenn ihre Eltern das bedenken würden. Und vor allem nicht so viel darüber klagten, auf welche Genüsse und Freizeitaktivitäten sie nun verzichten müssen. Warum haben sie denn dann überhaupt ein Kind bekommen?

Es hat sich, genährt aus diesem Konflikt, inzwischen eine ganze, und wie ich finde, recht bedenkliche Literaturnische etabliert. Die meisten Bücher dieser Sparte handeln von mittelständisch geprägten Eltern am Rande des Nervenzusammenbruchs. Obwohl sie alle Ratgeber gelesen haben, alles von Anfang richtig machen wollen, gelingt es ihnen nicht, die einfachsten Grundbedürfnisse des Säuglings ohne Drama zu befriedigen. Füttern, Warmhalten, Wickeln, Schlafen legen werden mit heroischen Taten verglichen. Vieles, was ich in den letzten Jahren über die ach so stressige Zeit zwischen Geburt und Kindergarten gelesen habe, handelt nicht von den Babys oder der Liebe zu ihnen. Sondern beschreibt in ungezählten Varianten und ermüdenden Wiederholungen die Ängste, Nöte und Projektionen ihrer Chaos-Väter oder Chaos-Mütter, die für ihr neurotisches Agieren auch noch Beifall oder Mitleid erwarten. Das soll komisch oder unterhaltsam sein, ist es aber nicht.

Und es kommen immer mehr Bücher in die Regale, in denen mehr oder weniger prominente Frauen über ihre Schwangerschaft und ihre Babyzeit schreiben. Oder auf einmal militante Still-Bücher unter elegantem Verzicht auf jegliches Fachwissen verfassen. Jeder Promi denkt, mit so etwas Geld verdienen zu können. Und hat leider oft recht. Aber wer als Leser seine Vorstellungen vom Leben einer Mama aus solchen Büchern bezieht, hat mit Sicherheit seine Zeit verschwendet. Und verpasst womöglich, was immer wieder einmalig und wundervoll ist: wie in ein bis zwei Jahren aus einem hilflos schreienden Bündel ein aufrecht gehender kleiner Mensch wird, der den Mund nicht nur zum Nuckeln an der Mutterbrust benutzt und der sehr bald seinen eigenen Willen kundtun wird. Er ist eben mehr als die Summe seiner Gene und die Keimzelle seiner Karriere. Und er ist auch nicht der Besitz seiner Eltern. Das sollte sich jeder beizeiten klarmachen.

Familie geht alle an!

Der 22. Juli 2013 war ein Tag wie jeder andere – na ja, fast. Kurz nach Mitternacht hatte mich ein Anruf aus dem Kreißsaal geweckt, und ich war sofort hingefahren. Es dauerte elf Stunden, bis ich die Frau entbunden hatte. Eine ganz normale Geburt – ein kleines Mädchen, geboren in Hamburg-Altona.

Ein paar Stunden später am selben Tag kam das *Royal Baby* – auf das alle seit Wochen gewartet hatten – in London zur Welt. Es wog 3800 Gramm und wurde spontan und ohne Kaiserschnitt geboren. Die Herzogin von Cambridge war sich offenbar nicht *too posh to push* (zu vornehm zum Pressen) wie andere Promi-Mütter. Ihre Wehen dauerten rund zehn Stunden – auch eine ganz normale Geburt. Und schon einen Tag später verließ das Prinzenpaar Kate und William mit ihrem Jungen auf dem Arm das St. Mary's Hospital im Stadtteil Paddington. Das ist für mich genauso bemerkenswert wie die Tatsache, dass die Eltern darauf verzichtet hatten, das Geschlecht ihres Nachkömmlings vor der Geburt bestimmen zu lassen. Beides könnte stilprägend werden für viele Mütter. Und alle drei Vornamen des kleinen Prinzen werden jetzt die Charts der Babynamen stürmen: Willkommen im Leben, George Alexander Louis!

Während ich meine Gedanken aufschreibe, läuft im Fernsehen eine Livesendung über den unglaublichen Hype rund um den zukünftigen Thronfolger, der aber, wie ich die Windsors kenne, frühestens in 50 Jahren eine Krone tragen wird. Dutzende Kamerateams belagern den Krankenhauseingang, Hofberichterstatter formulieren ihre Weisheiten in die Mikrofone, die Engländer schwenken Fähnchen. Als Kate und William mit ihrem Kind endlich ins Freie treten, bricht großer Jubel aus. Ich finde es immer wieder rührend, wie die Briten ihre Königsfamilie lieben und feiern. Die Queen ist ihre Queen, scheinbar unsterblich. Und nichts erwärmt die Herzen mehr als ein neues Baby im Palast. Auch die Monarchie weiß genau, dass sie die Gunst des Volkes braucht und wie sie sie erhält.

Zu verfolgen, was die Royals zwischen Oslo und Monaco so treiben, gehört für mich zur Entspannung. Aber ich weiß auch, welche Vorbildfunktion prominente Frauen wie die Herzogin von Cambridge inzwischen haben. Und es könnte wirklich schlechtere geben. Denn die Menschen suchen immer nach Vorbildern, an denen sie sich orientieren können. Sie möchten sicher sein, auf dem richtigen Weg zu gehen. Und manchmal brauchen sie auch einen kleinen Schubs.

Wahlfreiheit – was nun?

Womit ich zur Familienpolitik komme, ein vorwiegend unerfreuliches Thema. Denn in Deutschland fehlte ihr bislang jedes erkennbare Profil: kein Konzept, keine Klarheit, kein Kompass. Das Bundesfamilienministerium lobte sich vor ein paar Jahren in einer Info-Broschüre selbst: »Menschen können frei entscheiden, auf welche Weise sie füreinander Verantwortung übernehmen (…) wollen. Eine nachhaltige Familienpolitik unterstützt sie dabei und respektiert die Vielfalt gleichberechtigter Lebensentwürfe.« Das heißt in der Praxis: Alles und jedes wird gefördert, die reichen Familien etwas mehr als die armen, die Hausfrauen etwas mehr als die berufstätigen Mütter. Ein Strauß an fast 160 verschiedenen staatlichen Leistungen, und auf dem bunten Band, das sie zusammenhält, steht »Wahlfreiheit«: Was nur bedeutet, dass die Politik es jedem und jeder recht machen will. Dafür gibt sie jährlich 200 Milliarden Euro aus. Die Studie einer von der damaligen Regierung selbst eingesetzten Expertengruppe stellte der bundesdeutschen Familienpolitik im Sommer 2013 ein schlechtes Zeugnis aus, weil sie die alltägliche Situation der Eltern und Kinder kaum nachhaltig verbessere. Aus Sicht der Wirtschaftsforscher ist auch das Ehegattensplitting fragwürdig, weil es für den Zweitverdiener – meist eben die Frau – einen Anreiz schaffe, nicht arbeiten zu gehen.

Unter Wahlfreiheit versteht heute anscheinend jeder das, was ihm gerade passt. Dazu muss ich etwas weiter ausholen. Noch vor 100 Jahren hatten die deutschen Ehefrauen nicht die Spur einer Chance, sich für oder gegen Kinder zu entscheiden, sie wurden gar nicht erst gefragt. Ob sie für den Unterhalt der Familie eine Arbeit annehmen mussten, hing von ihrem Status ab: Die Reichen hatten Personal, die Armen hatten Hunger. Und dass die Zahl der berufstätigen Mütter nach dem Ersten Weltkrieg stark anstieg, hatte nicht zuletzt damit zu tun, dass die fürs Kaiserreich gefallenen Soldaten keinen Unterhalt mehr zahlen konnten.

Auch im Zweiten Weltkrieg durften sich die Frauen mitnichten frei entscheiden, ob sie lieber im Haushalt oder in der Rüstungsfabrik schuften wollten – am besten beides und drei Geburten mindestens. Und auch nach 1945 war es noch lange so, dass viele Mütter für ihre Kinder selbst das Existenzminimum erwirtschaften mussten. In der Adenauer-Zeit stieg allmählich der Druck, sie aus dem Erwerbsleben zurück an den Herd zu drängen – die Leistungen des bundesdeutschen Sozialstaats (Ehegattensplitting und so weiter) dienten auch diesem Zweck. Erst die Erfindung der Antibabypille schuf neue Möglichkeiten für die Frauen, bei der Familienplanung mitzuentscheiden. Auf den Babyboom der Wirtschaftswunderjahre folgte ab 1965 der »Pillenknick« in der Geburtenrate, im Osten etwas später als im Westen. Seitdem versucht die Politik, das Kinderkriegen für deutsche Frauen mit allen Mitteln attraktiv zu machen. Doch sie versteht immer noch nicht, dass Geld allein keinen Nachwuchs produziert.

Die demografischen Parameter haben sich kaum verbessert. Vom statistisch errechneten Baby-Soll ist Deutschland nach wie vor weit entfernt. Die Bevölkerung altert rapide, es gibt 1,5 Millionen Familien weniger als vor 15 Jahren. Das Sozialsystem knirscht immer hörbarer in jeder Fuge. Wenn man Familienförderung als nachhaltige nationale Aufgabe begreift, kann man sich das Gießkannenprinzip eigentlich nicht leisten.

Ich bin keine Sozialpolitikerin. Ich kann mir nur als Hebamme tagtäglich anhören, was eine oft verwirrende und widersprüchliche Familienpolitik bei den Menschen auslöst, die ich betreue: Unsicherheit und Zweifel, selten Vertrauen. Es fehlt der Konsens über ein positiv besetztes Bild, was Familie überhaupt sein soll. Wirkungsvolle Familienpolitik, davon bin ich überzeugt, muss sich aber für ein favorisiertes Lebensmodell entscheiden, muss sich klare Ziele setzen. Nachwuchsförderung soll vor allem das Wohl der Kinder und Eltern im Auge haben. Es geht dabei nicht um irgendein privates Luxusproblem. Familie geht alle an.

Doch wenn man die sozialen Verhältnisse betrachtet, läuft die angebliche Wahlfreiheit eher auf einen Wahlzwang für die Frauen hinaus: Kind oder Karriere – beides zugleich erscheint immer noch fast utopisch. Die Vereinbarkeit von Baby und Beruf ist bislang eine Lüge. Nach wie vor verlangt die Wirtschaft nach marktkonformen, belastbaren Mitarbeitern, am liebsten »ohne Anhang«. Ich habe mehr als eine Frau betreut, deren Arbeitgeber sie als »Zumutung« betrachtete, als sie schwanger wurde. Kinder zu haben, ist in unseren Unternehmen, Büros und Universitäten noch immer ein Makel. Solange dieses Negativdenken nicht aufhört, hat Chancengleichheit keine Chance.

Anstatt alles auf den Prüfstand zu stellen, was in der Arbeitswelt und in der Gesellschaft das Gründen einer Familie behindert, werden nur immer neue Experimente gemacht und Wahlgeschenke verteilt. Es fehlt der deutschen Politik zum Beispiel der Mut, neue flexiblere Arbeitszeitmodelle zu fordern, zugunsten von mehr Zeit für die Familie. Das wünschen sich 89 Prozent der Deutschen (Familienmonitor 2012 des Allensbach-Instituts). Auch Väter würden gern weniger arbeiten, nicht nur die Mütter, um bei der Erziehung der Kinder präsenter zu sein.

Denn die Kleinfamilie ist derzeit mit den Lasten überfordert, die sie tragen soll. Vor Einführung des Elterngeldes habe ich Paare gehabt, die mussten umziehen, weil sie ihre Miete nicht mehr zahlen konnten, nachdem das Gehalt der Frau weggebrochen war. Deshalb ist das Elterngeld für mich eine der größten politischen Errungenschaften für junge Familien. Ohne weitergehende Reformen in Richtung gleichberechtigter Elternschaft bleibt das aber Stückwerk. Das 2013 noch von der schwarz-gelben Koalition in Berlin entgegen massiver Kritik eingeführte »Betreuungsgeld« war sogar ein Schritt zurück, aus Rücksicht auf traditionelle Wähler-schichten.

Kind oder Karriere?

Seit es möglich ist, den Zeitpunkt des Kinderkriegens ungefähr zu planen, lassen sich deutsche Männer und Frauen unendlich viel Zeit damit. Doch was bedeutet es langfristig für unsere Gesellschaft, wenn Frauen in Deutschland heute so spät wie nie zuvor ihre Babys bekommen? Die Frauen, die ich betreue, sind nur noch selten jünger als 35, oft sogar älter als 40 Jahre. Ihre Fruchtbarkeit nimmt ab, das Risiko genetischer Defekte steigt. Durch eine gesunde Lebensweise altern sie zwar spä-ter und können auch in diesem Alter noch ein gesundes Kind zur Welt bringen. Doch viele tun dies nur deswegen, weil sie glauben, sich erst mitten im Berufsleben ein Kind zutrauen zu können – aus der sehr realen Angst vor dem sozialen Ab-sturz heraus.

Die Sorge ist mehr als berechtigt. Jungen deutschen Frau-en wird es bereits in Lehre und Studium fast vorsätzlich er-schwert, gleichzeitig Mutter zu sein und ein Kind zu versor-gen. Wenn etwa eine Studentin ein Kind bekommt, hat sie außer 300 Euro Elterngeld (befristet auf ein Jahr) keinerlei Anspruch auf Transferleistungen. Gibt sie jedoch ihr Studi-um resigniert auf, bekommt sie direkt Hartz IV. Die berufliche Qualifikation dieser jungen Mütter wird so nicht gefördert, sondern eher bestraft! Das Gegenteil wäre richtig und ver-nünftig: Junge Frauen sollten in sozial abgesicherten Verhält-nissen ein Kind zur Welt bringen können. Ihre wirtschaftliche

Unabhängigkeit müsste gerade in Zeiten dringend gesuchter Fachkräfte ein Ziel sein, das zu fördern sich lohnt. Man muss in Bildung *und* in die Familie investieren!

Verantwortung als Familienvater zu übernehmen, wird auch von jungen Männern immer weiter in den Hintergrund geschoben, weil sie wie die Frauen immer neue Hindernisse vorfinden, einen unbefristeten Arbeitsplatz zu erobern, selbst mit abgeschlossener Berufsausbildung. Wie soll ein Mittzwanziger auf der Basis unbezahlter Praktika, Billigjobs und Ein-Jahres-Verträgen eine Familie gründen? Wer kann solch ein Risiko eingehen? Kurzsichtige Familienpolitik und uneinsichtige Unternehmen sparen beide an den falschen Enden und sind mit daran schuld, dass die Geburtenrate nicht steigt und die deutschen Mütter immer später entbinden. Gleichberechtigung und höhere Geburtenrate hängen zusammen, davon bin ich fest überzeugt.

Warum sollen Kind und Beruf eigentlich nicht vereinbar sein? Diese stark ideologisch geführte, typisch westdeutsche Endlosdebatte kann ich mit meiner ostdeutschen Sozialisation nicht so recht ernst nehmen. Ich bin eben mit der Überzeugung groß geworden, dass eine Frau sich erst dann wirklich emanzipieren kann, wenn sie finanziell auf eigenen Füßen steht. Die Frauen sollen sich selbst entscheiden können, wie ihr Leben mit oder ohne Kinder aussieht. Derzeit leben nur etwa vier von zehn Frauen in Deutschland überwiegend von eigener Berufstätigkeit. Wie das Statistische Bundesamt zum Weltfrauentag 2010 mitteilte, waren 19 Prozent von den Einkünften Angehöriger abhängig, 10 Prozent lebten von Arbeitslosengeld oder Hartz IV. Nicht erfasst wurden dabei die knapp neun Millionen Mädchen und Frauen, die als ledige Töchter im Haushalt ihrer Eltern wohnen.

Fast zwei Drittel aller Frauen betreuen keine Kinder in ihrem Haushalt.

Auch eine klassische Hausfrauenehe (mit den staatlich garantierten sozialen Absicherungen) geht für mich völlig in Ordnung, wenn beide Partner sich darauf verständigt haben. Bisher wurde diese Lebensform allerdings mehr subventioniert als die berufstätige Frau mit Kind. Aber wenn eine Mutter arbeiten will, darf man sie auch nicht mehr mit allen Mitteln daran hindern! Die von konservativer Seite betriebene Überhöhung der Mutterrolle tut meines Erachtens weder den Frauen noch den Kindern gut. Denn das vermeintliche Familienidyll der fünfziger Jahre – mit einem männlichen Alleinversorger – ist schon jetzt ein Auslaufmodell. Stattdessen geht die Reise von der Hausfrauenehe zum Zweiverdienerhaushalt.

Angesichts dieser Perspektive möchte ich allen nicht berufstätigen Müttern eine Warnung mit auf den Weg geben: Es könnte sich unter Umständen als trügerische Sicherheit erweisen, sich ausschließlich auf die Treue und den beruflichen Erfolg der Ehemänner oder Partner zu verlassen. Denn in unseren globalisierten Zeiten ändern sich Gefühle wie Gesetze wie Geschäftsmodelle oft schneller, als man denkt. Wenn der geliebte Mann seinen mehr oder weniger gut bezahlten Job oder gar die Lust an der Familie verliert, sollte die von ihm abhängige Frau einen praktikablen Plan B in der Tasche haben, wie sie sich und ihre Kinder auch aus eigener Kraft über Wasser halten will. Es kann übrigens sehr befriedigend und befreiend sein, sein eigenes Geld zu verdienen, wenn man einen Beruf erlernt hat. Das in solchen Fällen immer schnell bemühte Gespenst der »Rabenmutter« verschwindet nun hoffentlich auch bald in der ideologischen Mottenkiste.

Der Staat, also letzlich der Steuerzahler, kann jedenfalls

nicht jedes soziale Risiko auffangen. Vor allem wegen der ökonomischen Unsicherheiten unserer neuen, global gesteuerten Arbeitswelt muss die Grundsicherung aller Kinder dennoch im Vordergrund einer guten Familienpolitik stehen. Auch sollte die berufstätige Mutter steuerlich nicht stärker belastet werden als die zu Hause waltende Ehefrau. Ferner muss die gesellschaftliche Akzeptanz beider Lebensmodelle gewährleistet sein. Denn erst eine gerechte Lastenverteilung schafft die Grundlage echter Wahlfreiheit. Und natürlich sollen alle Mütter das erste Jahr nach der Geburt ihr Kind versorgen dürfen. Danach brauchen sie die Hilfe der Gemeinschaft.

In anderen europäischen Ländern, die ein gutes Betreuungsangebot haben, sind die Geburtenraten höher, und die Frauen gehen früher wieder arbeiten. Ich möchte behaupten, dass wenn es in Deutschland großflächige Krippenangebote für Kinder ab einem Jahr gäbe, auch hier mehr Frauen arbeiten würden. Der neue Rechtsanspruch seit August 2013, der jedem Kind unter drei Jahren das Recht auf einen Krippenplatz garantiert, ist ein Schritt in die richtige Richtung, wie die meisten damit befassten Experten bestätigen. Das Angebot schwankt aber extrem von Ort zu Ort. Schließlich stehen die Ausbildung und die Qualität der Betreuung erst am Anfang. Und die bürokratischen Hürden, die Eltern auf dem Weg zum Elterngeld und zum Krippenplatz zu überwinden haben, könnten auch etwas niedriger sein, wenn das Schlagwort von der Bürgernähe ernst gemeint sein soll. Unter der sich Jahr für Jahr vergrößernden Kluft zwischen Arm und Reich in diesem Land leiden vor allem die Kinder, die nicht das Glück hatten, reiche Eltern zu haben. Ihre Zahl ist beschämend hoch, ihre Chancen von Anfang an geringer, als sie sein müssten, wenn es gerecht zuginge.

Die junge deutsche Frauengeneration erlebe ich leider häufig als ziemlich entpolitisiert und wenig kraftvoll. Sie müsste viel mehr gesellschaftlichen Druck ausüben, damit ein Ja zum Kind sie nicht zu Verliererinnen in diesem Land werden lässt. Sie müssen raus aus dem Opferverhalten, sich für ihre Rechte offensiv engagieren – in der Nachbarschaft, bei der Arbeit, in ihrer Gemeinde, in Netzwerken.

Starke Frauen machen es vor – auch dafür kenne ich etliche Einzelbeispiele. Ich möchte da nur die Geschichte einer damals 30 Jahre alten Chemikerin erzählen, die ich vor zehn Jahren das erste Mal entbunden habe. Eine kluge und attraktive Frau, Harvard-Absolventin mit *summa cum laude.* Ein Headhunter hatte sie nach Hamburg gelockt. Es ging um die Leitung einer großen Abteilung in einem internationalen Konzern; sie galt als erste Wahl. Sie saß bereits eine Stunde im Vorstellungsgespräch, über ihre Tätigkeit und das Gehalt war man sich bereits einig geworden. Dann sagte sie: »Ich bin schwanger.« Das nahmen die Herren noch einigermaßen gelassen. »Aber ich will, dass in meiner Abteilung um 16 Uhr Schluss ist.« Da fielen die Herren fast vom Stuhl, die Verhandlungen wurden schlagartig zäh. Doch die selbstsichere Kandidatin konnte ihren Arbeitgeber letztlich überzeugen und bekam die Stelle.

Drei Jahre später traf ich sie wieder, sie erwartete das zweite Baby. »Und wie läuft's im Büro?«, wollte ich wissen. »Bestens. In meinem Ressort arbeiten wir fast alle nur bis 16 Uhr, internationale Videokonferenzen ausgenommen. Jeder mit Familie will in meine Abteilung. Meine Mitarbeiter sind besonders motiviert und leisten überdurchschnittlich viel. Und wenn einmal einer von uns ausfällt, weil sein Kind krank ist, haben alle Kollegen Verständnis, das fällt gar nicht auf. Ja, und einen Betriebskindergarten gibt's jetzt auch.« Inzwischen ist diese Managerin Mutter von drei Kindern – und ihr Beruf macht ihr genauso viel Spaß wie am Anfang. Das beweist: Auch Supertanker können den Kurs wechseln. Eine neue, familienfreundliche Unternehmenskultur muss her. Sie wird künftig zum Wettbewerbsvorteil, nicht zur Gewinnbremse.

Wenn Frauen besser zusammenhalten würden, anstatt sich immer wieder in Vollzeitmütter, Berufstätige und Kinderlose spalten und gegeneinander ausspielen zu lassen, könnten sie viel mehr bewirken. Deutschland endlich zu einem Land zu machen, in dem Kinder angstfrei und gut versorgt aufwachsen können, ist ein Ziel, für das sich alle Generationen einsetzen sollten. Dazu gehört eine stabile Infrastruktur (hochqualifizierte Kinderbetreuung, Ganztagsschulen) ebenso wie Erleichterungen im Berufsleben – für Frauen mit und ohne Kinder. Der Abbau prekärer Arbeitsverhältnisse und Arbeitsplätze diesseits der 40-Stunden-Woche ist für die Familien ebenso wichtig wie eine über Jahre hinaus verlässliche Gesetzeslage. Nur so hat ein Land eine Zukunft. Allerdings darf niemand darauf warten, dass Papa Staat es einem gemütlich macht. Auch diese falsche Anspruchshaltung ist weit verbreitet. Ohne eigenes Engagement lösen sich die Probleme nicht.

Die Entscheidung für oder gegen die Familiengründung lässt sich genauso wenig endlos verschieben wie der Geburtstermin einer schwangeren Frau. Es gehörte zu allen Zeiten Mut dazu, ein Kind in die Welt zu setzen, heute nicht mehr als vor 50 oder 100 Jahren. Wer es sich nicht zutraut, wird seine Gründe dafür haben, die zu respektieren sind. Ich halte es allerdings auch nicht für eine nachahmenswerte Antwort auf die Kinderfrage, sich mit 20 oder 25 Jahren seine Eizellen beziehungsweise sein Sperma einfrieren zu lassen, um die Sache mit dem Nachwuchs irgendwann später zu regeln, wenn man glaubt, endlich reif und vermögend genug dafür zu sein. Manche Gentechniker sprechen bereits davon, dass dies nach der Antibabypille die nächste Revolution der Fortpflanzungsmedizin darstellt. Andere, die unbedingt Kinder wollen, geben derweil Tausende für eine künstliche Befruchtung aus. Das Geschäft mit den Retorten wird weiter boomen, so viel steht fest.

Vor allen Dingen werden aber jeden Tag auch in diesem Land kleine Menschen zur Welt kommen, die einen Platz zum Leben brauchen. Um sie geht es. Wie die Familie von morgen, wie unsere Welt in zehn oder zwanzig Jahren aussehen wird, kann ich nicht vorhersagen. Ein wichtiger Bewusstseinswandel zeichnet sich jedenfalls bereits ab: dass Familienpolitik zuallererst den Bedürfnissen des Kindes und der Eltern gerecht werden muss und nicht beliebig nach Kassenlage entschieden werden darf, welche Prioritäten gesetzt werden. Da ist politische Weitsicht gefordert, nicht parteitaktische Kleinkrämerei.

Wie kinderfreundlich eine Gesellschaft ist und bleibt, hängt letztlich von jedem ihrer Mitglieder ab. Ich kann nur hoffen, dass auch die Deutschen wieder lernen, Kinder nicht nur als Armutsrisiko, als Investition oder gar Rentengarantie zu betrachten, sondern als das größte Glück, das zwei Liebenden auf dieser Erde möglich ist.

Ich weiß nicht genau, ob ich im Laufe meines Lebens als Hebamme im Einsatz erst 3985 oder schon 4136 Kinder ans Licht der Welt befördert habe. Doch was es bedeutet, ein gesundes Kind im Arm zu halten, das weiß ich ganz genau: Ich muss nur meinem Enkel Tobias in seine himmelblauen Augen schauen.

Dank

Ich danke allen rund 4000 Frauen, die ich in mehr als 30 Jahren bei ihren Geburten begleitet habe; meinen fabelhaften Hebammenkolleginnen – insbesondere Bärbel, Lucia, Maria, Monika, Nicole, Steffi, Ute und Verena –, die mich in den Kreißsälen Tag und Nacht bedingungslos unterstützt haben. Meinen Hamburger Lieblingsärztinnen Anne und Renate sowie meiner Schwester Ina und ihrem Sohn Michael verdanke ich viele wertvolle Anregungen in guten Gesprächen.

Ich bedanke mich bei allen Frauen, die direkt am Entstehen dieses Buchs beteiligt waren: Nina in Hamburg (Du weißt, was ich meine), meine geniale Mentorin Dr. Hannah Leitgeb von der Agentur »Rauchzeichen« in Berlin, die geduldige Lektorin Margret Trebbe-Plath und die wagemutige Knaus-Programmleiterin Britta Egetemeier, die nie am Erfolg dieses Projekts gezweifelt hat. Ohne den Einsatz meines unerschütterlichen Projektmanagers und »Privatsekretärs« Stephan Clauss wäre dieses Buch allerdings nie fertig geworden.

Literatur

Badinter, Elisabeth: »Die Mutterliebe«, Deutscher Taschen-
buchverlag: München 1984

Badinter, Elisabeth: »Der Konflikt – Die Frau und die Mutter«,
C. H. Beck: München 2010

Beauvoir, Simone de: »Das andere Geschlecht«, Rowohlt:
Reinbek bei Hamburg 1951

Beuys, Barbara: »Familienleben in Deutschland«, Rowohlt:
Reinbek bei Hamburg 1980

Dick-Read, Grantly: »Mutterwerden ohne Schmerz«, Hoffmann und Campe: Hamburg 1967

Duden, Barbara: »Der Frauenleib als öffentlicher Ort«, Luch-
terhand: München 1991

Duden, Barbara: »Die Ungeborenen. Vom Untergang der Ge-
burt im späten 20. Jahrhundert«, in: Schlumbohm, Jürgen;
Duden, Barbara u. a. (Hg.): »Rituale der Geburt«, C. H. Beck:
München 1998

Gaskin, Ina May: »Die selbstbestimmte Geburt«, Kösel: München 2010

Gerr, Elke: »Das große Vornamenbuch«, Humboldt: Hanno-
ver 2011

Gopnik, Alison: »Kleine Philosophen«, Ullstein: Berlin 2010

Grabrucker, Marianne: »Vom Abenteuer der Geburt«, Fischer
Taschenbuch: Frankfurt/Main 1989

Heilmann, Julis; Lindemann, Thomas: »Baby Beschiss«, Hoffmann und Campe: Hamburg 2011

Hüsch, Hans-Dieter: »Von Windeln verweht«, Sanssouci: Zürich 1961

Jun, Gerda: »Kinder, die anders sind«, VEB Verlag Volk und Gesundheit: Berlin 1983

Kaller, Luise: »Bauchgefühl«, List/Ullstein: Berlin 2011

Kamrad, Markus; Musharbash, Yassin; Viering, Jonas: »Wir Wickelprofis«, Wilhelm Heyne Verlag: München 2009

Largo, Remo H.: »Babyjahre«, Piper: München 2010

Leboyer, Frédérick: »Geburt ohne Gewalt«, Mosaik bei Goldmann: München 1999

Linner, Rosalie: »Tagebuch einer Landhebamme«, Bastei-Lübbe: Bergisch Gladbach 1996

Mitscherlich, Alexander: »Auf dem Weg zur vaterlosen Gesellschaft«, Piper: München 1963

Odent, Michel: »Geburt und Stillen«, C. H. Beck: München 2010

Radisch, Iris: »Die Schule der Frauen«, Deutsche Verlags-Anstalt: München 2007

Schlumbohm, Jürgen; Duden, Barbara u. a. (Hg.): »Rituale der Geburt«, C. H. Beck: München 1998

Schönfeldt, Sybil Gräfin: »Kinder brauchen Großmütter«, Piper: München 2010

Sichtermann, Barbara: »Leben mit einem Neugeborenen«, Fischer Taschenbuch Verlag: Frankfurt/Main 2010

Vinken, Barbara: »Die deutsche Mutter«, Piper: München 2001

Wehler, Hans-Ulrich: »Die neue Umverteilung«, C. H. Beck: München 2013

Winterhoff, Michael: »SOS Kinderseele«, C. Bertelsmann Verlag: München 2013

Register